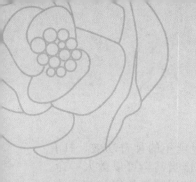

灸人一命：艾灸健康法

JIU REN YI MING: AIJIU JIANKANGFA

柴铁劬　张玉霞　编著

河南科学技术出版社
·郑州·

内容提要

　　艾灸是中华传统医学之精华，有防病、治病、养生延年的神奇功效，具有简、便、验、廉等优点，备受历代医学名家推崇，用得恰当甚至可以救人一命。本书简要介绍了艾灸的相关理论知识，详细介绍了艾灸常用腧穴的定位与功效，重点介绍了艾灸治疗内科、五官科、外科、骨伤科、皮肤科、妇科、小儿科等各科疾病的方法，还提供了日常养生保健的艾灸操作方法。全书语言浅显易懂，配图清晰明了，内容科学实用，取穴准确，图文并茂，可操作性强，可供全科医师、技师、中医药院校学生及中医爱好者阅读。

图书在版编目（CIP）数据

　　灸人一命：艾灸健康法/柴铁劬，张玉霞编著. －2版. －郑州：河南科学技术出版社，2021.4
　　ISBN 978-7-5725-0362-7

　　Ⅰ.①灸⋯　Ⅱ.①柴⋯ ②张⋯　Ⅲ.①艾灸－基本知识　Ⅳ.①R245.81

　　中国版本图书馆 CIP 数据核字（2021）第 051798 号

出版发行：河南科学技术出版社
　　　　　北京名医世纪文化传媒有限公司
　　　　　地址：北京市丰台区万丰路 316 号万开基地 B 座 1-115　　邮编：100161
　　　　　电话：010-63863186　010-63863168
策划编辑：焦万田
文字编辑：张　远
责任审读：周晓洲
责任校对：龚利霞
封面设计：中通世奥
版式设计：崔刚工作室
责任印制：苟小红
印　　刷：河南省环发印务有限公司
经　　销：全国新华书店、医学书店、网店
开　　本：720 mm×1020 mm　1/16　　印张：18.75　　　　字数：317 千字
版　　次：2021 年 4 月第 1 版　　2021 年 4 月第 1 次印刷
定　　价：58.00 元

前　言

近年来,人们越来越关注"养生"的问题,尤其是简便易行、效果显著的传统养生方法更是受到了热烈追捧。在众多的传统养生治病方法中,艾灸正日渐受到关注。

艾灸是中华传统医学之精华,有防病、治病、养生延年的神奇功效,具有简、便、验、廉等优点,备受历代医学名家推崇,用得恰当甚至可以救人一命。中医学向来主张"一针二灸三用药"。明代医学著作《医学入门·针灸》提到:"药之不及,针之不到,必须灸之。"艾灸的治疗机制是利用热力温和地刺激体表腧穴或病变部位,从而起到温通经络、扶正祛邪、防治疾病的效果。艾灸的适用范围很广,既能防病治病,还能美容瘦身,而且不良反应较少,几乎适合所有人群使用。艾灸可以作为家庭养生保健、防病治病的首选方式。

虽然艾灸疗效显著、操作简便,但用法不当就不能起到最佳的效果。只有"对症施灸",才能事半功倍。这就要求人们掌握基本的医学知识。艾灸治疗的重点是经络腧穴。《灵枢·经脉》曰:"经脉者,所以能决生死,处百病,调虚实,不可不通。"概括说来,经络主要具有联系人体内外、运行气血、反映病征、抗御病邪、调整虚实等作用。而腧穴则是脏腑经络气血输注于人体的特殊部位,是疾病的反应点和针灸等治法的刺激点。刺激腧穴具有邻近、远道与整体的作用,即刺激某一腧穴,不仅对其所在位置的病症起作用,还可治疗循经所达的远隔部位的病症。

本书简要介绍了艾灸的相关理论知识,详细介绍了艾灸常用腧穴的定位与功效,重点介绍了艾灸治疗内科、五官科、外科、妇科、小儿科等各科疾病的方法,还提供了日常养生保健的艾灸操作方法。全书语言浅显易懂,配以清晰明了的图片,还附有腧穴定位和常见疾病治疗索引,方便广大读者阅读查找,可作为家庭艾灸保健的入门书和治病养生手册。希望广大养生爱好者都能通过此书,掌握健康的钥匙。

作　者

目 录

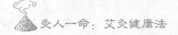

第一章

灸人一命

一、哮喘——哮喘急发不平息,艾灸化痰喘可治

案例 1

李某,女,68 岁,1961 年 11 月 8 日就诊。

患者气上逆而喘息,喉中痰鸣音,不能讲话,神志昏蒙已经半个小时,面色晦暗,舌苔白厚腻,脉沉滑。诊断为痰厥证,治以行气豁痰通神,取穴尺泽、丰隆、中脘,用"寒则留之"针法刺之。但在针刺过程中无气至感,针后症状未能改善,随即用黄豆大小的艾炷直接灸中脘穴 3 壮,灸后患者立刻痰除气消,喘息停止,喉中痰鸣音消失,意识清楚,言语自如。

案例 2

郭某,女,34 岁,1972 年 10 月 3 日就诊。

患者哮喘反复发作 10 余年,每次发作时必须注射止喘药才能平息。来诊时气喘不能平卧,张口抬肩,面色瘀暗,嘴唇发紫,舌淡苔白,脉滑有力。诊断为痰喘证,治宜宣肺化痰平喘,用大艾炷(艾炷大小如半截橄榄核)直接灸双侧肺俞穴、大椎穴各 7 壮,喘息随之停止。局部化脓形成疤痕,后结合中药调理,追踪随访一年哮喘未再发作。

中医点评

内经早有记载,一针二灸三用药,即在治疗疾病过程中,首先应该使用针刺,其次是灸法,然后才是药物。说明针刺、灸法和药物都是治疗疾病的重要方法,在临床上三者结合,恰当使用,能更好治疗疾病。《灵枢·官能篇》又有记载,"针所不为,灸之所宜",即对于针刺不能起到疗效的疾病,艾灸也能治疗,可见艾灸也能广泛用于治疗与预防疾病,其中不少危急重的病证,及时使用艾灸治疗,能起到良好

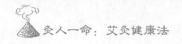
效果。

案例1、2都属于危急重证,若不能及时治疗,患者可能会因缺氧而导致死亡。在案例1中,司徒教授在针下无气至,针刺后症状未能改善的情况下及时想到艾灸,同时根据"腑会中脘穴"之意义,直接灸中脘穴,以温化痰湿,因此而获得奇效。在案例2中,患者哮喘发作,司徒老直接灸肺俞穴宣肺平喘,灸大椎穴通阳化痰,效果显著,后腧穴局部化脓形成瘢痕,疗效更加持之以恒,治愈了顽固发作的哮喘。

(岭南针灸名医司徒铃教授验案:直接灸治疗哮喘病)

二、头痛——风寒湿邪致头痛,灯草艾叶灸局部

 案例

刘某,女,32岁,1999年10月27日来诊。

患者近6年来反复出现头痛,多因着凉受寒而诱发或加重。每次持续几天至十几天,常须服大量镇痛药才能缓解。5天前沐浴后不慎受凉,出现左侧颞部头痛,痛如针刺,时发时止,受寒则痛剧,得热则痛减,头部沉重似有东西包裹。口服镇痛药无明显疗效,遂来就诊。症见精神疲倦,脸色苍白,口唇淡暗,时以手抚按头左颞部,舌质淡,苔薄白,脉浮紧。

取穴:百会、太阳(左)、头维(左)、风池(左)、肺俞(左)、阿是穴、合谷(双侧)。先取50度白酒浸泡过的陈艾叶10~20片,将其紧贴于以上腧穴。嘱患者闭眼,用长寸许的灯心草蘸上麻油,点燃,迅速点刺于艾叶中点。当灯心草触及艾叶中点时火星即会熄灭,此为1次,每穴点刺1~2次。灸完患者即觉疼痛较前减轻,第二天再来复诊后诉疼痛缓解。追访1年未复发。

中医点评

灯心草灸治疗头痛的医案早有记载,如《本草纲目·灯火》载:"治头风胀痛,视头额太阳络脉盛处,以灯心蘸麻油点灯焠之,良。"

患者素来有头痛病史,多因受寒吹风而诱发或加重,遇寒加重,得温痛减,头重如裹,辨证属于风寒湿头痛。灯心草点灸有疏风解表、温经散寒、疏通脉络、畅通气血的作用,取百会、太阳、头维调和经气,合谷、阿是穴镇痛,风池、肺俞祛风散寒而镇痛,灸穴结合,有效治疗头痛。

(王春燕等医师验案:灯草艾叶灸法治疗头痛病)

三、眩晕——头顶百会，眩晕可灸

 案例

苏某，女，35岁，1977年5月29日来诊。

患者反复眩晕发作4年，受寒、吹风可诱发，也可无明显诱发因素而突然发病，发作时头晕剧烈，头皮麻木不仁，视物不清，感觉天旋地转，不能站立，甚至不敢睁眼，晕剧则呕吐。以往每次发作都需要急诊或者住院治疗，诊断为梅尼埃病。现患者眩晕明显，恶心欲呕，不能站立行走，由家人轮椅送至医院就诊。症见痛苦面容，精神疲倦，面色苍白，双目紧闭，手心汗出。舌淡红，胖大，边有齿痕，苔白，脉细滑。

治疗：百会穴压灸。剪去头顶百会穴处一小撮头发，暴露头皮，于局部皮肤处涂抹少量万花油，放上如黄豆大小圆锥形艾炷，线香点燃，缓慢施灸，待灸至患者感觉热痛难忍时取一截艾条（未点燃）直接压于艾炷上，使其熄灭，保持一定力度按压动作约1分钟，使热力慢慢渗透进腧穴内。

刚开始施灸时患者无明显疼痛感，只是感觉局部温热、麻木，继续施灸，直到灸至13壮（13个艾炷）患者始觉头顶热痛，温热感觉沿脊柱下传（督脉）至背部，停灸。患者顿时感觉神清气爽，能站立行走。

次日复诊患者诉无头晕，无恶心呕吐，胃口好转，睡眠佳，继续予百会穴压灸，温热感可以沿着脊柱（督脉）传导至尾骨下（长强穴）。连续治疗3次后痊愈，半年随访未再发作。

 中医点评

直接压灸百会穴治疗梅尼埃病是司徒铃教授多年积累、行之有效的经验；中医学认为，"无痰不作眩""无虚不作眩"，眩晕的发作与痰浊阻滞脉络、气血亏虚不能濡养脑络有关，故治疗以益气提升、化痰止眩为法则。百会穴为督脉经穴，位于巅顶，为阳中之阳，诸阳经合于脑，诸阴经的十二别络也与之相通，故百会穴具有益气升提、降浊止眩的作用。艾叶气味芳香，艾灸具有醒脑开窍、温通气血之功。两者相结合能温益气升提、温化痰浊，使气血上充于脑而脑络不虚，祛除痰浊而不会蒙蔽脑窍，眩晕自止。

（岭南针灸名医司徒铃教授验案：压灸百会穴治疗眩晕病）

四、中风病——急救中风，百会有功

案例

范子墨，男，于1162年5月发病。

患者无明显诱因出现口眼㖞斜，言语不清，右上肢、右下肢麻木无力，不能行走……诊断为中风病，经宋代名医王执中艾灸听会、百会等腧穴后治愈。两年后再发病，自觉胸中憋闷不适，气短乏力，喉中痰多，不能说话，口服中药无明显效果，严重的时候出现意识不清，自觉落身于河水中，几欲窒息。又请王执中诊治，经艾灸百会穴、风池、听会等腧穴后疾病渐渐平复。

从那以后，患者每遇到胸中憋闷、心烦意乱等不适就自己艾灸百会、风池、听会等腧穴以预防中风病发生，屡试屡效。

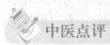

中医点评

艾灸能防治中风病早有记载，百会穴、听会穴、风池穴等腧穴是防治中风病的有效腧穴。百会穴是督脉上的腧穴，督脉能入脑络，益脑生髓，是防治中风病的主穴；中风病的发生常为"内风"引发，即为无外界诱因而出现，中医认为肝和胆腑属于风木之脏，最容易动风动火，引发内风，而风池穴是胆经腧穴，肝胆相为表里经，故能有效防治中风病。听会穴能疏通经络，调畅气机。艾灸能温经通络，故艾灸这些腧穴能防治中风病。此外，涌泉穴、三阴交、阴陵泉等腧穴也常用于防治中风病。

（宋代名医王执中验案：艾灸法治疗中风病）

五、呃逆——呃逆不止，隔姜灸治

案例

陈某，女，42岁，于2010年6月就诊。患者素有神经官能症，反复失眠、烦躁两月余。2个月前因与丈夫争吵后出现呃逆不止，约1小时后可以自行缓解，初时未予重视，此后3～4天发作1次，持续时间1～3小时，经休息或者喝热水后可自行缓解，近1周来病情加重，每天发作4～5次，每次持续时间2个小时以上，呃逆连声，休息和喝热水后不能缓解，发作后精神疲倦，夜晚为甚，彻夜不眠，晨起口干口苦明显，遂由女儿陪同来医院就诊。症见精神疲倦，眉头紧皱，面色暗黄，脸颊雀斑明显，嘴唇暗红，呃逆不止，声音和缓。舌暗红，苔腻微黄，脉弦滑。诊断为呃逆，证属肝郁脾虚，胃气上逆。治疗以疏肝解郁，健脾化湿，和胃降逆为法则。因患者拒绝行针刺治疗,予局部按压太冲、三阴交穴,隔姜灸中脘穴、神阙穴、膈俞穴、膈关穴各 3 壮后患者呃逆较前明显减轻。

第二天复诊时同意针刺太冲穴、三阴交穴,继续予隔姜灸,腧穴同前。连续治疗 5 次后治愈,半年后随访未见复发。

 中医点评

中医学认为,呃逆病机为胃失和降,胃气上逆动膈所致。胃气上逆除了胃本身的病变以外,尚且与肝、肺、肾相关,病因有饮食不节、情志失和、正气虚弱等,常因进食过饱过快或嗜食生冷食物、寒凉药物、湿热肥腻之品,损伤脾胃所致,或与情志不畅,恼怒伤肝,气机不利,以致肝气犯胃所引发。病例中证属后者,治疗上以疏肝解郁、和胃降逆为主,故以按压(或针刺)太冲、三阴交疏肝解郁,隔姜灸中脘、膈俞、膈关穴和胃降逆止呃,灸神阙穴调畅气机。此外,艾叶功善温经散寒,生姜有温胃散寒止呕之效,膈俞、膈关、中脘穴均有降逆止呃功效,故能有效治疗呃逆。

(龚东方医师验案:隔姜灸治呃逆病)

六、噎膈——噎膈不食,四花灸治

 案例

庾某,女,59 岁,1987 年 6 月 15 日初诊。

患者香港人,连续噎膈 40 余天,进食困难,只能进食去渣米汤,在香港多方治疗未见效果,经人介绍找司徒教授医治。症见精神疲倦,面色苍白泛青,毫无光泽,语声低微,手指、身体消瘦,爪甲瘦削,舌体瘦小,暗红,苔少,脉弱。诊断为虚劳血痹。治疗:小艾炷直接灸四花穴,即双侧膈俞穴、胆俞穴。先于腧穴局部皮肤涂抹少量万花油后,取小艾炷(大小如麦粒)置于腧穴上,线香点燃施灸,每穴各灸 7 壮(7 个小艾炷)。灸毕 1 个小时后,患者能进食大半碗米饭。

 中医点评

噎膈是以吞咽食物哽噎不顺,甚则食物不能下咽入胃,食入即吐为主要表现的一种病证。"四花"灸法首见于《外台秘要》,用于治疗精血亏损之骨蒸痨热,定位烦琐,当时并未命名为四花穴,后来《针灸聚英》将其定位为膈俞穴、胆俞穴,左右共四穴,同时用艾炷灸时犹如四朵小花,由此得名。有调畅气机、降逆止呕的功效。司徒教授认为,患者病程较长,体质虚弱,精、气、血皆亏虚,灸法能补益虚损,但宜持之以恒,艾炷宜小,壮数宜少,故予小艾炷灸。

(岭南针灸名医司徒铃教授验案:艾灸四花穴治疗噎膈病)

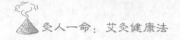

七、带状疱疹——疱疹疼痛不可忍，急求灸法止疼痛

 案例

周某，男，34岁，于1983年6月5日就诊。

患者几天前感觉精神疲倦，头部昏沉，周身不适，不欲饮食，口干口苦。前天夜间感觉右侧腰部至肚脐一带灼热疼痛，昨日晨起发现疼痛处皮肤上有呈簇状发亮水疱，疼痛如针刺，影响工作和休息，遂来医院就诊。症见体温38℃，从肚脐到脊柱见透亮水疱，沿右侧十二肋骨下缘成半带状分布，长约20cm，宽3.5cm，局部发红成条索状。舌质红，苔黄，脉弦细数。诊断为带状疱疹，辨证属肝胆火盛。治疗：棉花灸。令患者左侧卧位，充分暴露患部，取微薄一层医用脱脂棉，充分展开，越薄越好，但不能有空隙(不要人为地将厚棉压成薄片，以免影响疗效)，将薄棉片充分覆盖于疱疹上，令患者闭目，用火柴点燃棉片一端灸之，薄棉片一过性点燃，患者只感觉有轻微灼痛，无须特殊处理。

第二天复诊诉疼痛减轻，见疱疹缩小，颜色变暗，未再治疗，4天后痊愈。

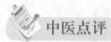 **中医点评**

带状疱疹，中医学称之为腰缠火丹、蛇丹，认为是毒邪结聚而致病。民间有根据发病部位称为蜘蛛丹、蜘蛛疮，曾流传用蜘蛛网覆盖在疱疹上灸治的疗法，后改良为棉花灸法，疗效良好，现代医学临床上亦常有使用。《医宗金鉴》有记载，无论阳毒阴毒，均可用火灸，可以使邪气透发而促进疾病好转，即"郁而发之"，故可以用灸法治疗带状疱疹，除了棉花灸以外，还能用艾条局部悬灸、艾炷直接灸、隔姜灸，均能透发毒邪、导邪外出、除湿镇痛。

（王松荣医师验案：棉花灸治疗带状疱疹）

八、流行性腮腺炎——急性腮炎头面肿，灯心草灸一点中

 案例

汪某，男，16岁，学生，1981年4月10日就诊。

患者恶寒发热，头痛剧烈，右侧腮腺部肿、胀、热、痛2天，前天曾予西药治疗，予安乃近解热镇痛，静脉注射青霉素80万U/天，口服磺胺制剂抗感染治疗，昨天晨起发热增高，腋下体温39.8℃，腮腺部肿胀、发热、疼痛加重，同时左腮也肿大。症见神志清楚，面红高热，倦怠心烦，不欲饮食，强行进食则呕吐，两侧腮腺部漫肿，坚硬，按压时疼痛明显，咀嚼吞咽困难，小便黄，次数少，大便硬结，艰涩难出，舌红，

苔薄黄,脉滑数有力。诊断:西医诊断为流行性腮腺炎;中医诊断为痄腮,辨证属感染风温毒疫,肝胆郁火,壅滞少阳经脉。治疗:灯火点灸双角孙穴,停西药。取灯心草一根,长约5cm,蘸菜籽油少许点燃,对准角孙穴,迅速点灸,听见清脆的爆破声"啪"后快速离开穴位,每穴点灸1~2次即可。灸后局部稍有发红,可自行愈合,不必处理。

第二天复诊,已退热,头痛缓解,无恶寒,腮腺局部肿胀渐见消退,继续灯火点灸治疗;第三天即痊愈。

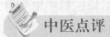

中医点评

灯心草灸又名灯火灸,能疏风清热、消肿解毒、软坚散结。《灵枢》曰:"以火补之者,毋吹其火,须自灭也;以火泻之,疾吹其火,穿其艾,须其火灭也。"说明寒热虚实均可用灸法治疗,灸法不仅可以补虚损,还能泻实邪。其中补虚损时需要让灸火缓慢燃烧,热力慢慢渗透,从而补阳益气;泻实邪时则让灸火快燃快灭,火力强而时间短,从而导邪外出。案例中瞿氏选用灯火灸,直接点灸于穴位上,灸时火力强,施灸时间短,属于泻法范畴,可以疏散疫毒、导邪外出。此外,灯火灸具有疏风清热、消肿解毒、软坚散结之功效,广泛用于外治痄腮(流行性腮腺炎),已经得到中医界的认可。

(瞿润民医师验案:灯心草点灸急性腮腺炎)

九、术后肠麻痹——肠腑不通,艾灸有功

案例

毛某,男,47岁。

患者因胃小弯溃疡久治无效,于1978年9月28日,在硬膜外麻醉下行胃大部切除术,手术顺利。术后7天来,腹胀,无排气排便,肠鸣音弱,胃肠减压抽出液较多。临床诊断为术后肠麻痹。用大承气汤滴肛、针刺双足三里穴及穴位注射新斯的明等方法,胃肠蠕动恢复仍较慢,遂请针灸科会诊。症见精神疲倦,面色㿠白,少气懒言,舌淡红,苔白,脉细弱无力。辨证为元气大伤,阳气不运,大肠传送无力。治疗以益气培元、温阳通腑为原则,予隔药饼灸。取药饼(附子、肉桂粉混合烤制而成)4个,置于气海穴、关元穴、腹结穴(双侧)上,药饼中央放置艾炷如枣核大,点燃施灸。灸1壮(1个艾炷)后,患者即感精神振起,有多次矢气感,但无力排出。继续灸4壮,肠蠕动次数增加,能进食流质饮食,后恢复良好,痊愈出院。

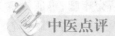

 中医点评

《素问》曰："大肠者，传导之官，变化出焉。"大肠主要负责把粪便等食物残渣和废物排出体外，气虚、气滞、热结、津液不足等都可以直接影响大肠功能，导致不能排便通腑。本案中患者因为手术大伤元气，阳气不足，不能推动脏腑功能运行，故治疗以温阳益气、助运通腑为主。选取气海穴、关元穴大补元气，腹结穴助运通便；药饼为附子、肉桂粉末混合烤制而成，有温里散寒通络之功效；艾灸则有助于温阳通络；三者相结合，疗效显著。此法适用于所有术后、产后肠麻痹，辨证属于阳气虚弱者，若无药饼，可以用隔姜灸或者艾条悬灸，亦有温阳通腑之功效。

（章元龙医师验案：隔药饼灸治疗术后肠麻痹）

十、急性睾丸炎——自灸急解睾丸肿痛

案例

杨某，男，26岁，已婚。于1957年11月4日就诊。

患者于11月3日下午感觉左侧睾丸肿大、疼痛不适，左下腹抽动。就诊时测体温38℃，左侧睾丸较右侧睾丸增大约2倍，触痛明显，质地偏硬。急查血常规示白细胞总数、中性粒细胞总数均升高。诊断为急性睾丸炎。治疗：当即予艾直接非化脓灸左侧阳池穴，取艾绒捻至黄豆大小，备用，在阳池穴表面涂凡士林后，上置艾炷，线香点燃施灸，致患者诉疼痛难忍，用镊子夹走艾炷，更换新艾炷再行施灸，共灸3壮（即3个艾炷）。

灸后4小时患者诉疼痛消失，查体见肿大较前消退，体温降至36.5℃。第二天复诊时诉未再出现疼痛和发热，睾丸亦随之缩小，共灸治7次而痊愈。随访二十余年，未见复发。

中医点评

阳池穴是手少阳三焦经的原穴，位于腕背横纹中，当指伸肌腱的尺侧缘凹陷处，具有清热消肿，通经镇痛之功效；足少阳胆经"循胁里，出气街，绕毛际，横入髀厌中"……手足少阳经同名经相互交通，故可以治疗生殖器病变。杨氏用此法曾治疗204例急性睾丸炎患者，全部治愈。但临床上急性睾丸炎疼痛、肿胀明显，严重影响患者生活，故应及时就诊，专科治疗。艾灸可以作为辅助治疗或者急性镇痛手段，除了阳池穴以外，还能取足少阳胆经、足厥阴肝经腧穴治疗，如大敦穴、曲泉穴、五枢穴、带脉穴等。

（杨丁林医师验案：灸法治疗204例急性睾丸炎）

十一、尿潴留——气虚寒凝尿不出，神阙隔盐葱饼灸

 案例

罗某，女，25岁，孕29周临产，于1979年12月2日入院。

入院时检查为足位，施臀牵引术，会阴侧切助产分娩。产后一直小便不畅，每次不能排空，12月7日开始出现小便完全不能自解，经肌内注射青霉素、新斯的明、0.25%普鲁卡因肾囊封闭、持续加导尿（每4小时开放1次）及内服中药等，已22天不能自行排出小便，于12月29日邀请针灸科会诊。症见患者痛苦面容，少气懒言，腹部胀大如鼓，大汗淋漓，衣服汗湿，舌质淡暗苔白，脉滑无力。辨证属气虚寒凝，膀胱气化失调。治疗：神阙艾灸法。予食盐20g放入肚脐内填平；取葱白两根，洗净捣烂成泥状，用手压成0.3cm厚的葱饼，置于食盐上；取艾绒适量，捻成枣核大小的圆锥状艾炷，放置于葱饼中央，尖端朝上，线香点燃，使火力由大到小，缓缓深燃，直到温热灸感渗透入腹内。

连续燃烧艾炷3壮（3个艾炷）后，病人即能顺利排尿；第二日再会诊时病人精神大为好转，又灸艾炷2壮，第三日病情告愈，出院。

 中医点评

产后尿潴留属于中医学产后癃闭范畴，本案患者病程长（22天）、病情重（完全不能自解小便），结合产后多虚多瘀特点，以及大汗淋漓、少气懒言、脉滑无力的特点，辨证为气虚寒凝，膀胱气化失调，治宜隔盐、隔葱饼灸。隔盐灸能温阳益气，葱饼能达表入里，除了能引导灸感直至病所之外，还能通阳散寒，助膀胱气化，自能控制尿液排泄。

尿潴留除了常见于产后、术后之外，还可由膀胱括约肌痉挛、尿路结石、尿道狭窄、尿路损伤、前列腺增生、脊髓损伤、神经性尿闭等引发，辨证属于虚证、寒证的均可以使用隔盐灸、隔葱饼灸或者隔姜灸、艾条悬灸等通阳益气利小便，除神阙穴以外，还可选取气海穴、关元穴、中极穴、归来穴。

（杨灵泉医师验案：隔盐灸神阙穴治疗产后尿潴留）

十二、痛经——急灸关元子宫穴，通经活血治痛经

 案例

叶某，女，20岁，学生，2010年7月9日来诊。

患者是广州某高校女生，素有痛经史，每次行经4～5天，疼痛多在第2～3天

出现,隐痛为主,时有剧痛,口服镇痛药或热敷后可缓解。现行经第三天,小腹部疼痛剧烈,自觉冷感,喜温喜按,腹痛连及腰骶部,腰膝酸软,站行无力,手足冰凉,疲倦乏力,嗜睡喜卧,口服芬必得无效,遂来就诊,经量不多,颜色暗红,黏稠,夹有血块,块下痛缓。症见精神疲倦,脸色苍白,口唇淡紫,语声低微,手按小腹,手足冰凉,舌质淡,苔白,脉细弱无力。治疗:考虑患者现体质虚弱,不一定能耐受针刺,急予三孔艾灸盒温灸神阙、气海、关元穴,配合红外线灯照射双下肢。约半小时后患者诉疼痛较前明显减轻,经行畅顺,观其面色亦较前红润,精神好转。

1年后随访,患者诉已自购艾灸盒、艾条,每次痛经时自行施灸,效果很好,现在痛经已经明显减轻,每次疼痛时间不超过1天,以隐痛为主。

中医点评

中医学素有"不通则痛"之说,常为痛经的发病原因。由于先天性生理异常,如后位子宫,或者受寒冷潮湿等病理因素的影响,均可能导致胞宫瘀血凝滞,经血排出不畅,遂发生痛经。观案例中患者腹部冷痛,喜温喜按,月经量少色暗,夹有血块,块下痛减,伴有面色苍白,腰膝酸软,手足不温,疲倦乏力,嗜睡喜卧,一派气虚血瘀、寒凝胞宫之证。而艾灸具有温通经脉、散寒暖宫、行气活血功效,故能有效缓解痛经。

(龚东方医师验案:艾盒灸治疗痛经)

十三、崩漏——崩漏经血下不止,隐白大敦艾灸治

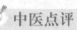

案例

许某,女,37岁,因月经先期伴月经量多反复发作3年余,加重半年,于2010年6月9日就诊。

患者于2006年生育后,坐月子期间没休息好,产后约40天开始来月经,此后每二十多天来月经1次,经期8~10天,大量经血期4~6天,有时候停经2天再次出血。今年年初开始病情加重,约16天来月经1次,经期6~8天,月经量多,颜色淡红,夹有血块,伴有头晕、腰痛、腹痛、全身疲乏。平时精神不振,全身乏力,说话气微,纳少,不欲饮食,晨起腹泻,泻后头晕、腿软无力,经常卧床不起,不能从事家务劳动,夜间失眠,经常彻夜难眠,夜尿2~3次。现行经第7天,月经量仍较多,颜色淡红,夹有血块,头晕明显,无腹痛。症见精神不振,形体消瘦,脸色苍白,嘴唇淡白,声音低微,全腹部未见压痛反跳痛,手足不温,舌质淡红,舌苔薄白,脉沉细。

急查血红蛋白82g/L。西医诊断为功能性子宫出血,中医诊断为崩漏,辨证属于阳气不足,气血两虚,采用回阳固脱、益气摄血之法。予针刺中脘穴、梁门穴、天枢穴、足三里穴、太溪穴,温针灸带脉穴,艾盒灸神阙穴、气海穴、关元穴,小麦粒灸

隐白穴、大敦穴,各灸 3 壮,治疗后患者脸色较前好转,连续治疗 2 天后诉经血停止,头晕好转。叮嘱其继续治疗,隔天 1 次,继续针灸至 6 月 28 日再来月经,月经量较前明显减少,经色鲜红,仍有血块,头晕、腰痛好转;经期第 4 天起继续治疗,第 6 天经血完全干净。因患者要返回湖南,不能坚持就诊,教其平时自行艾灸神阙、气海、关元,每天 1 次,每次 5～15 分钟,经期第 4 天起麦粒灸隐白穴、大敦穴。至 2011 年 2 月份随访,诉每日坚持艾灸,身体状况明显改善,已经能进行家务劳动,月经 27～30 天一行,量不多,颜色鲜红,偶有血块,行经时间不超过 6 天,无头晕、腹痛、腰痛等不适,2011 年 1 月份体检示血红蛋白 110g/L。

中医点评

崩漏是妇科常见疾病之一,包括血崩和漏下两种,大量出血者属于血崩,淋漓不断者属于漏下,严重者均可以导致贫血甚至休克。本案属于前者,根据患者症状、舌脉表现,属于阳气虚弱、气血不足,缘于患者生育胎儿本已气血耗伤较多,加之未能充分休息调养,阳气不足,加重虚损,因此治疗上予回阳固脱、益气摄血为主。取胃经腧穴调补脾胃,顾护后天之本而使生化有源;艾灸气海穴、关元穴、神阙穴益气补阳、回阳救逆;温针灸带脉穴固带调经,麦粒灸隐白穴、大敦穴止血。患者病程长,病情重,治疗不能只争朝夕,而应持之以恒,故嘱其坚持治疗,自灸神阙、气海、关元益气补阳,麦粒灸大敦、隐白穴有直接止血作用,故不宜在经期前 3 天进行(大量血崩除外)。

(笔者验案:针灸结合治疗功能性子宫出血证)

十四、小儿急惊风——小儿急惊风,艾灸亦有功

案例

明朝时期,京城贵族箕川公子的女儿(1 岁)在哭闹时突发惊风病,急忙请针灸名医杨继洲诊治。症见患儿昏迷,呼之不应,双眼紧闭,脸色暗紫,头使劲向后仰,脖子僵硬,不能转动,脊柱后伸强直,手足四肢抽搐,病情危急。急予小艾炷灸中冲、印堂、合谷等穴,灸完几十个小艾炷后患儿才发声哭泣,脸色转红润,躯体及手足四肢恢复正常。

中医点评

小儿急惊风是儿科常见病,临床上以发病急促、神志不清、四肢抽搐为主要症状。引起急惊风的原因较多,常见有高热、突然受到惊吓、饮食不节、呕吐,过度哭闹也会引发。中医学认为本病是因为小儿体质柔弱,突然感受邪气,如风寒、风热、

瘟疫毒气等,邪气循经入里,阳气不得宣泄,实热内郁而引动肝风;或者因为饮食不规律,过饱或者进食过快,致脾胃不足,化生痰湿浊邪,内郁于体内而引发内风;或者突然受到惊吓、神志不安;或剧烈呕吐、过度哭闹导致肝气郁滞,动而生风。治疗宜平肝息风、醒脑开窍、镇静安神。案例中杨氏以艾炷灸为主,取中冲、印堂、合谷等穴治疗,中冲为手厥阴心包经井穴,能泻实热,醒脑开窍;印堂为经外奇穴,位于督脉上,通脑络,能宣通阳气、醒脑开窍;合谷穴为手阳明大肠经原穴,与肺经相表里,可清热宣肺、邪热开窍;故能相得益彰,疗效卓越。

日常中,若急遇小儿急惊风,除及时就医、系统查因、专科治疗外,亦能在赶往医院途中急灸印堂、合谷、大椎、太冲及十二井穴,可用艾条、线香甚至香烟代替艾炷直接悬灸,或者点按以上腧穴,均能泻热止惊、醒脑开窍。

(明代名医杨继洲验案:艾灸治疗小儿急惊风)

十五、小儿呕吐——小儿呕吐亦可从灸论治

案例 1

张某,男,7岁,于2009年7月12日上午就诊。

患儿自昨日下午进食冰凉西瓜,2个小时后出现呕吐2次,第一次呕吐物为所进食物,第二次为混浊涎沫,量不多,不欲饮食,今晨仍有恶心感,遂由家长带至医院就诊。症见精神尚可,面色淡黄,口唇淡红,时有打嗝,舌淡红,苔白,脉细。诉胃脘部隐痛,压之不适感,下腹部稍胀,无压痛,肠鸣音6次/分,全腹未见包块。治疗以温中散寒,降逆止呕为治疗原则,隔姜悬灸中脘穴、神阙穴、关元穴各5分钟,配合红外线等照射。取直径约2cm,厚约0.3cm的鲜生姜片,用三棱针在姜片上扎5～6个小孔,放置于患儿中脘穴、神阙穴、关元穴上,点燃艾条,在距离穴位皮肤约3cm处悬灸,各灸5分钟。

治疗后局部皮肤潮红,无须特殊处理。患儿诉恶心感消失。次日其母特来报告患儿已无呕吐,能自行上学。

(笔者验案:隔姜灸治疗小儿呕吐)

案例 2

王某,男,6岁,于1994年2月13日就诊。

患儿反复呕吐已经近2年,平素体质虚弱,形体消瘦,疲倦乏力,受寒受风及饮食稍有不慎即发呕吐,呕吐物为所进食物。曾在医院行系统检查,未发现器质性病变,拟诊断为神经性呕吐及消化不良,屡经中西药治疗未愈。症见形体消瘦,精神倦怠,脸色白中泛黄,嘴唇淡红,舌质淡红,苔白腻,脉细弱无力。治疗:灯心草灸。取穴:内关穴、隐白穴、足三里穴,均双侧取穴。取灯心草一段,长约5cm,蘸少许麻

油后点燃,对准穴位后迅速按下,听见一声清脆爆响后立即离去,每穴点灸 1～2 次,灸后局部皮肤发红,不予处理。

连续治疗 3 天后呕吐即止,5 个月后追访未复发。

中医点评

小儿呕吐发生的原因,以饮食伤胃、脾胃虚寒、肝气犯胃及胃中积热为多见,其病变在胃,与肝脾相关,治疗上以和胃降逆为主。

案例 1 中患儿进食西瓜后出现呕吐,呕吐物为所进食物及混浊涎沫,面色淡黄,口唇淡红,时有打嗝,舌淡红,苔白,脉细。诉胃脘部隐痛,压之不适感,辨为饮食伤胃、寒湿致呕。中脘穴位于胃脘部附近,且是祛痰湿要穴;神阙穴、关元穴能温阳元气,散寒祛湿;生姜能祛风散寒,温胃止呕。故治以隔姜灸中脘穴、神阙穴、关元穴,共助温胃散寒止呕之功效。

小儿顽固呕吐多属于先天禀赋薄弱,后天之本未能及时充养,肾脾胃俱虚,中阳不运,气失和降,以致病情反复发作,迁延难愈。治疗上应温中健脾、和逆降胃。案例 2 中党氏所取得内关穴为八脉交会穴之一,合于胃、心、胸,灸之能温中和胃;隐白穴为足太阴脾经井穴,足三里为足阳明胃经下合穴,两者结合能健脾温胃,和中止呕。灯心草灸刺激较大,加之灸疮存在,刺激时间较长,适用于顽固性呕吐。

(党建卫医师验案:灯草灸治疗小儿顽固呕吐)

十六、小儿腹泻——小儿腹泻最常见,艾灸治疗简验便

案例

谢某,男,10 个月,就诊时间 1999 年 6 月。

其母代诉:患儿 3 天前出现腹泻,大便次数 3～6 次,粪便呈乳白色,夹有黏液及未消化食物,阵发性哭闹,惊恐不安,身体蜷曲,频繁蹬足,不欲饮食。症见测腋下体温 37.3℃。精神尚可,面色苍白无华,腹部皮肤发凉,无包块,无压痛,指纹淡红色。西医诊断:消化不良性腹泻;中医诊断:小儿腹泻,辨证属于脾胃虚弱。治疗:隔姜灸、小儿推拿。具体操作:①隔姜灸:取直径约 2cm,厚约 0.3cm 的鲜生姜片,用三棱针在姜片上扎 5～6 个小孔,放入温水中浸泡约 1 分钟,取出后擦去上面水分,置于小儿神阙穴(肚脐眼)上,点燃艾条,在距离神阙穴约 3cm 处悬灸,灸至皮肤潮红。②小儿推拿:以大拇指推脾经、推大肠以补益脾胃;以肚脐眼为中心,逆时针摩腹部以调和肠腑;推上七节骨、揉龟尾穴和肠止泻。

治疗期间患儿无哭闹,神情舒适。次日复诊,其母代诉已无腹泻,晨起解大便 1 次,便质软,成形,无黏液及未消化食物,为巩固疗效,继续治疗 1 次,随访以后未再发作。

中医点评

中医学认为肚脐为先天之结缔，后天之气舍，位于中下焦之间，与脾、胃、肾关系最为密切，内联系十二经脉，为经络之总枢纽。刘氏用隔姜灸神阙穴由经络循行到达病所，起到疏风通络、温经散寒、止泻镇痛的作用。

现代医学认为，肚脐下腹膜有丰富的神经末梢，且无脂肪组织庇护，屏障功能薄弱，因此，艾灸神阙穴可以直接作用于肚脐下丰富的末梢神经和肠壁上的末梢神经，通过对神经功能的调节而增强机体免疫机制，提高抗病能力。

小儿推拿治疗又称小儿按摩，是以中医理论为指导，应用推拿手法及穴位作用于小儿体表，以调整脏腑、经络气血功能，从而达到防治疾病的目的的一种保健治疗方法。小儿推拿治疗适应证广泛，几乎所有疾病均能适用，且操作简单，基本上常用的手法如按、揉、推、摩等日常生活中极为常用，绝大多数人能很好掌握。治疗期间小儿感觉舒适，无任何不良反应，可以广泛用于日常保健和防病治病。临床实践证明治疗小儿腹泻配合推拿宜及早进行，手法要轻柔持久，忌动作粗暴。

（刘晓峰医师验案：艾灸和推拿疗法结合治疗小儿腹泻）

十七、小儿脱肛——小儿腹泻易脱肛，艾灸按摩其效良

案例

李某，男，18 个月，1990 年 5 月 10 日上午就诊。

患儿平素肠胃欠佳，纳食少，大便溏烂。5 天前因家长喂食西瓜后出现腹泻，反复发作，今晨出现直肠脱出。症见患儿哭闹不止，哭声较小，精神疲倦，面色青白，形体消瘦，腹部松弛，皮肤弹性减退，直肠脱出肛门外约 3cm，黏膜充血，略呈暗红色，微肿，局部见少量黄白色黏液。舌淡红，苔白，脉细弱。治疗：令其母将患儿横伏于双膝上，臀部稍高于头部，左手轻轻揉按龟尾穴（位于尾椎骨端），右手持无菌纱布缓缓推助直肠回纳于肛门内。予快速针刺长强、上巨虚、孔最穴，快进快出不留针，点燃艾条悬灸足三里、神阙穴、七节骨、长强穴各 5 分钟。

次日复诊，其母诉未见小儿直肠再脱出，共治疗 4 次，3 个月后随访未见复发。

中医点评

小儿脱肛也称小儿直肠脱垂，一般发生于断乳以后的儿童。因为小儿的骨盆腔内的支持组织发育不全，不能对直肠承担充分的支持作用，加之小儿骶骨弯曲尚未长成，直肠成垂直状态，因久病、体弱、营养不良、腹泻、用力大便等因素，直肠黏膜下层与周围组织、肛门括约肌松弛而成脱肛。中医学认为幼儿脏腑娇嫩，形气未

充,如饮食劳逸失调,久病体弱,则脾胃受损,中气亏虚下陷而收摄提托无力,致肛肠不固而脱出。治疗上宜补益中气、升阳举陷,是艾灸的功效之一,故宜用艾灸治疗。同时,因为小儿肌肤娇嫩,灸疗期间应注意温度,谨防烫伤,可以配合局部腧穴按摩以促使幼儿放松配合治疗。

（梁立安医师验案:艾灸结合按摩治疗小儿脱肛）

第二章

灸法基础

第一节 灸法概述

灸法是针灸疗法的重要组成部分,《医学入门·针灸》载:"药之不及,针之不到,必须灸之。"说明灸法有其独特的疗效。

一、灸法的概念

灸法,古称灸焫。广义的灸法主要指借助灸火的热力给人体以温热性刺激,通过经络腧穴的作用,以达到防治疾病的目的的一种方法。施灸的材料很多,一般以艾叶为主要燃料。《说文解字》说:"灸,灼也……以艾燃火,按而灼也。"因此,狭义灸法主要是用艾绒为主要材料,点燃后放置体表腧穴或病变部位进行烧灼、温熨,借灸火和药物的共同作用给人体以温热刺激,起到温通经络、扶正祛邪、防治疾病的作用。

二、灸法的起源与发展

自从人类开始使用火以后,在长期的医疗实践过程中,就逐步形成和发展了灸法。较为普遍的观点认为在原始社会,在烘火取暖、烧烤食物时,火源产生的温热感觉给原始人类予舒适的感觉,尤其是在寒冷的季节,这使一些因寒冷而导致的痼疾得到了缓解,久之则产生了烤火疗病的认识。或者是在用火的过程中,可能发生了皮肤的灼烧烫伤等现象,却意外地发现减轻或消除了原有的疾病,并在不断发生的过程中积累了经验,由此产生了灸法。这种观点虽然还缺乏史学资料证实,但颇具说服力。

至今为止,灸法的具体文献记载可追溯到春秋战国时期。1973年湖南长沙马王堆三号汉墓出土的帛书《足臂十一脉灸经》《阴阳十一脉灸经》等均有灸法的记载,在同时代的不少非医学书籍中,也有不少灸疗的记述,因此可以推断出在我国春秋战国时期,灸法不仅作为一种主要疗法应用于临床,而且盛行于民间。

到先秦两汉时期,灸法与针刺、砭石、药物并列,各有所施,广泛应用于医疗临床及民间生活。产生于秦汉之际的医学巨著《黄帝内经》,把灸疗作为一个重要的内容进行了系统论述。它首先提出了灸法的地域起源，《素问·异法方宜论》云："北方者，天地所藏之域也，其地高陵居，风寒冰冽，其民乐野处而乳食，藏寒而生满病，其治宜灸炳，故灸满者，亦从北方来。"说明灸疗的产生与我国北方人居住条件、生活习俗和发病特点有关，灸疗的作用具有起陷下、补阴阳、逐寒邪、畅通经脉气血等多个方面，灸疗的适应证包括外感病、内伤病、脏病、寒热病、痈疽、癫狂等；强调"针所不为，灸之所宜"（《灵枢·官能》）；还提到灸法的补泻及禁忌证，"以火补者，毋吹其火，须自灭也；以火泻者，疾吹其火，传其艾，须其火灭也"（《灵枢·背腧》）；指出阴阳俱不足或阴阳俱盛者、阳盛亢热及息积等证不宜使用灸法；为灸法的发展奠定了坚实的基础。

从两晋至唐宋时期，是灸法发展的鼎盛时期，灸疗专著大量出现，灸法也开始运用于急危重病的治疗，还发明了隔盐灸、隔蒜灸、川椒灸、蜡灸、瓦甑灸、隔豆豉饼灸、隔泥饼灸、隔附片灸、隔商陆饼灸等施灸方法，并出现了专门负责施灸的医师，称"灸师"。

金元时期，由于针法的深入研究和日益推广，灸法的发展受到一定影响。但以金元四大家为首的不少医家，在灸法的巩固和完善方面，仍做出了巨大的贡献。

明清时期是我国针灸医学逐步走向衰落的时期，此时重针轻灸的现象更为严重，但尽管如此，灸法亦有了一定程度的发展，具体表现为综合总结了灸治疗法的运用和发展，并出现了一批总结性医籍，如《岐伯灸经》《亡名氏灸经》《曹氏灸方》《曹氏灸经》《雷氏灸经》《崔氏骨蒸病方》《亡名氏新集明堂灸法》《杨氏灸经》《黄帝灸经明堂》《亡名氏灸经背相》《神灸经纶》《针灸集成》《医学入门》《医方类聚》《局方》等。此外，明清两代医家在继承前人灸法的基础上进行了大胆的改革与创新，产生了艾条灸、雷火神针、太乙神针、桃枝灸、桑枝灸、药锭灸、灯火灸、阳燧灸等新型灸疗方法，并开始注重使用灸疗器械，如灸板、灸罩、银灸盏等，现代用的温灸杯、温灸筒、温灸盒等均是在此基础上发展而来的。

新中国成立以后，灸法又开始引起医学界的注意，在灸法防病治病、临床疗效观察、机制研究、适应证等方面都有了新的发展。

首先是灸法广泛用于预防疾病和日常保健，即"治未病"，可防治病种迅速增多，截至 2000 年底，有关文献载述的用灸法防治各类病证超过 200 种，包括人体各个系统的常见病、多发病。

其次是灸法防治的病种已突破传统病证和常见病多发病，已开始用于难治性疾病预防和治疗，如桥本氏甲状腺炎、硬皮病、慢性溃疡性结肠炎、类风湿关节炎、精虫减少症、肿瘤、脾肿大、骨结核等，相关文献报道灸法能明显改善其临床症状、体征，取得较为确切的效果。

与此同时，灸法临床疗效观察日益客观化、标准化，为灸法的科学性提供了依据，提高了人们对灸法的认识，并进行了大量动物实验研究灸法的作用机制，取得了具有里程碑意义的成就。如艾灸治疗休克,在大样本观察中不仅观察到灸治后患者收缩压、脉压显著增加,指尖温度上升,肛—指温度下降,外周毛细血管灌流改善等,还在动物实验上观察了艾灸关元穴对失血性休克家犬血流动力学和动脉血氧运输量的影响,从而获得较为全面和深刻的认识。另如应用麦粒灸与隔附子饼灸治疗慢性乙型病毒性肝炎,通过多指标大样本的反复研究,揭示出艾灸可有效地调整此类患者的免疫系统功能,从而抑制乙肝病毒复制,减轻或修复肝细胞病理损害,促进病情改善。在辨证施灸治疗原发性高血压预防中风的过程中,通过系统观察,发现灸治3个月后患者血压下降并保持相对稳定,全血比黏度改善、纤维蛋白溶解系统恢复平衡,从而预防中风的发生。在灸法对免疫系统的调节上,已证实艾灸对机体细胞免疫和体液免疫功能均有不同程度的影响,而且这种调节作用是双向的。在血液系统方面,通过动物实验和临床观察发现,灸后可增加白细胞和红细胞的数量。艾灸对微循环功能、血液流变学和血流动力学均有明显的影响。并可缩短血液凝固时间和提高血小板减少症患者的血小板计数。在对代谢作用的影响方面,动物实验发现艾灸对注入大量氢化可的松所致的核酸和蛋白质代谢紊乱有改善作用,艾灸还可抑制脂肪变性的进程及调节微量元素的代谢等。

近10年来,随着科学卫生知识的宣传普及和人们健康意识的提高,养生保健日益受到人们的推崇,灸法以其操作简便、易学易懂、疗效颇佳、安全性高而深受大众欢迎。

三、灸法的分类

常用灸法	艾灸	艾炷灸	直接灸	瘢痕灸
				无瘢痕灸
			间接灸	隔姜灸
				隔蒜灸
				隔盐灸
				隔附子饼灸
				……
		艾条灸	悬起灸	温和灸
				雀啄灸
				回旋灸
			实按灸	太乙针灸
				雷火针灸
		温针灸		
		温针器灸		
	其他灸法	灯火灸	药线灸	
			灯心草灸	
		天灸	白芥子灸	
			蒜泥灸	

四、灸法的作用机制及治疗原则

灸法的作用,包括了腧穴、灸火和灸材三者的综合作用。

腧穴是人体脏腑经络气血输注于体表的部位,刺激穴位,可以疏通经络、调节脏腑功能。同时,由于经络的循行联系,腧穴不但能治疗穴位所在部位局部的病症,还能治疗远隔部位的病痛,即"经脉所过,主治所及"。

《灵枢·官能篇》曰:"阴阳皆虚,火自当之……经陷下者,火则当之;结络坚紧,火所治之。"《素问·调经论》云:"血气者,喜温而恶寒,寒则泣不能流,温则消而去之。"可见,灸火温热提升,能透达腧穴深部,起到温通经络、升阳举陷、活血化瘀的作用。

随着灸法的发展,施灸的材料也多种多样,常见的有艾条、艾绒、灯心草、药线、桃木、苍术、核桃等,最常用的是艾叶制成的艾绒或艾条。《本草从新》说:"艾叶苦辛,性温。熟热,纯阳之性,能回垂绝之阳,通十二经,走三阴,理气血,逐阴寒,暖子宫……以之灸火,能透诸经而除百病。"可知艾叶气味芳香,味辛,微苦,具有纯阳之性,能温通经络,散寒祛湿。

腧穴、灸火与艾叶相结合,具有温经通络、祛风解表、温中散寒、活血化瘀、益气升阳等功效,其适应范围以寒证、虚证、阴证为主,对慢性病及阳气虚寒者尤为适宜。故《灵枢·异法方宜论》云:"藏寒生满病,其治宜灸焫。"《本草纲目》载:"艾叶能灸百病。"

五、灸法的适应证

1. 温经通络

适用于寒凝血滞、经络痹阻所致的风寒湿痹痛、痛经、闭经、寒疝、腹痛、腹泻等。

2. 祛风散寒

适用于风寒外袭之表证,症见恶寒发热,恶寒重,发热轻,鼻塞流涕等。

3. 温肾健脾

适用于脾肾阳虚之五更泄泻、完谷不化、遗尿遗精、阳痿早泄、小儿五迟五软等。

4. 益气升阳

适用于气虚下陷之疲倦乏力、倦怠嗜睡、内脏下垂、子宫脱垂、肛门脱出、崩漏等。

5. 回阳固脱

适用于阳气虚脱之面色苍白、大汗淋漓、四肢厥冷、脉微欲绝,二便失禁等。

6. 防病保健

《千金要方·针灸上》曰:"凡入吴蜀地宦游,体上常须两三处灸之,勿令疮暂瘥,则瘴疠、温疟、毒气不能着人。"可见艾灸用于保健源远流长,能用于预防体虚易感、风寒湿邪侵袭等。

六、灸法的注意事项

1. 施灸顺序

一般宜先灸上部,后灸下部;先背部,后腹部;先灸阳经,后灸阴经。

2. 体位选择

可取卧位或者坐位,以体态自然、肌肉放松、施灸部位明显暴露、艾炷放置平稳为准。

3. 施灸分寸

根据体质和需要施灸,取穴要精准,勿取穴过多,灸时火力集中,热力易于渗透腧穴,忌爆灸乱灸。

4. 施灸禁忌

无论外感还是里热炽盛或者阴虚火旺证一律禁灸;高热、抽搐或者极度衰竭、虚弱者亦不宜施灸。心脏局部、大血管处、皮肤浅薄部位、睾丸、乳头、阴部不宜施灸,面部、关节活动处不宜瘢痕灸,妊娠妇女腰部、下腹部禁忌施灸。对艾条或者艾烟过敏者禁灸。

5. 施灸防护

施灸过程应防止灸火烧伤衣物、床褥等。施灸完毕后应熄灭灸火,以防火灾发生。对反应迟钝之人,要控制好灸量,以防灼伤。

6. 灸后调护

灸后不可马上饮茶,可喝适量温开水,灸后 4 个小时内不宜洗澡,8 个小时内禁止食用生冷油腻之品。

七、异常情况的处理

1. 晕灸

在灸治中,出现晕灸现象极为罕见,若一旦出现晕灸,轻者感觉精神疲倦,头晕目眩,恶心呕吐;重者突然出现心慌气短,面色苍白,冷汗淋漓,四肢厥冷等。此时应该立即停止灸治,扶患者平卧,头部放低,松解衣带,注意保暖。轻者静卧片刻,给予温开水即能缓解;不能缓解者,在行上述处理后可指按急救穴,如人中、百会穴。在症状缓解后,仍然需要适当休息。

2. 灸疱

若灸治后出现水疱,可用无菌针刺破水疱,用医用棉签吸干水疱中的渗出液,涂上红汞水或者甲紫即可。注意保护起疱处皮肤,避免衣服摩擦或者用手抓挠。

3. 灸疮

直接灸时会遗留灸疮。灸毕,可揩尽灰烬,在灸穴上敷贴淡膏药,每天换药膏一次。待 5～7 天后,灸穴处出现无菌性化脓现象,有少量分泌物,可每 1～2 天更换干敷料或者贴新的膏药。疮面要保持清洁,避免污染。经过 30～40 天,灸疮结痂脱落,局部可能留下瘢痕。

第二节 经络概述

一、经络的含义、组成、分布规律

经络是人体内运行气血的通道,包括经脉和络脉。经,有路径的含义,为直行的主干;络,有网络的含义,为侧行的分支。《灵枢·脉度》指出:"经脉为里,支而横者为络。"经络纵横交错,遍布全身,是人体重要的组成部分。

经络系统包括十二经脉、奇经八脉及附属于十二经脉上其他经络分支,其中十二经脉和奇经八脉中的任、督脉合称为十四经脉,在临床上最为常用。

经络系统	经脉	十二经脉	手三阴经	手太阴肺经
				手厥阴心包经
				手少阴心经
			手三阳经	手阳明大肠经
				手少阳三焦经
				手太阳小肠经
			足三阳经	足阳明胃经
				足少阳胆经
				足太阳膀胱经
			足三阴经	足太阴脾经
				足厥阴肝经
				足少阴肾经
		奇经八脉	督脉、任脉	
			冲脉、带脉	
			阴维脉、阳维脉	
			阴跷脉、阳跷脉	
		十二经别	十二经脉的附属部分	
		十二经筋		
		十二皮部		
	络脉	十五络脉	十四经脉之络	
			脾之大络	
		孙络		
		浮络		

二、十二正经循行及主治

(一)手太阴肺经

手太阴肺经为十二经脉气血流注的始发经,联系的脏腑器官有胃、喉咙和气管,属肺,络大肠。本经起于中焦(腹部),向下联络大肠,回过来沿着胃上口穿过膈肌,入属肺,从肺系横行出于胸壁外上方,出腋下,沿上肢内侧前缘下行,过肘窝入寸口上鱼际,直出拇指桡侧端少商穴。其分支从前臂列缺穴处分出,沿掌背侧走向食指桡侧端,经气于商阳穴与手阳明大肠经相接(图1)。

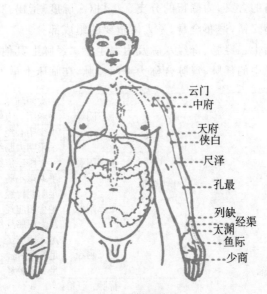

云门
中府

天府
侠白

尺泽

孔最

列缺
经渠
太渊
鱼际
少商

图 1　**手太阴肺经**

体表循行路线:起于胸部外上方的中府穴,沿着上肢内侧前缘下行,止于拇指桡侧端的少商穴

本经主治:①咳嗽、喘息、咯血、咽喉疼痛等肺系疾病;②胸部满闷,上臂、前臂的内侧(经脉所过处)疼痛或厥冷,掌心发热等病症。

(二)手阳明大肠经

手阳明大肠经于食指与手太阴肺经衔接,起于食指桡侧端,经过手背行于上肢伸侧前缘,上肩,至肩关节前缘,向后与督脉在大椎穴处相会,再向前下行入锁骨上窝(缺盆),进入胸腔络肺,通过膈肌下行,入属大肠。其分支从锁骨上窝上行,经颈部至面颊,入下齿中,回出夹口两旁,左右交叉于人中穴,至对侧鼻翼旁,经气于迎香穴处与足阳明胃经相接(图2)。

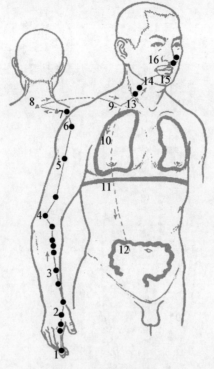

图 2　**手阳明大肠经**

体表循行路线：起于食指桡侧端（商阳穴），沿着上肢外侧前缘向上循行，经过肩、颈、面部，左右两经脉在人中穴交叉而过，止于对侧的鼻翼（迎香穴）

本经主治：①肠胃病；②头面五官疾病、热病、皮肤病、神智病。

小知识：手阳明大肠经是气血旺盛的经脉，能调理人体气血（增强阳气或把多余的火气去掉），所以能治疗热病、皮肤病、神志病；其经脉循行上至头面部，所以能治疗头面五官疾病，如面瘫、头痛、面痛等。

（三）足阳明胃经

足阳明胃经在鼻旁与手阳明大肠经衔接，夹鼻上行，至鼻根部，与足太阳膀胱经相交于目内眦，向下沿鼻柱外侧，入上齿中，还出，环绕嘴唇，在颏唇沟承浆穴处左右相交，退回沿下颌骨后下缘经下颌角上行过耳前，沿发际，到额前神庭穴。其下行支脉沿喉咙向下后行，左右交会并与督脉在大椎穴处相会，折向前行，入缺盆，深入体腔，下行穿过膈肌，属胃，络脾。其直行主干从缺盆出体表，沿乳中线下行，夹脐两旁旁开 2 寸，下行至腹股沟处的气街穴，沿大腿前侧，至膝髌，沿下肢胫骨前缘下行至足背，入足第 2 趾外侧端厉兑穴。另一分支从足背上冲阳穴分出，前行入足大趾内侧端，经气于隐白穴与足太阴脾经相接（图 3）。

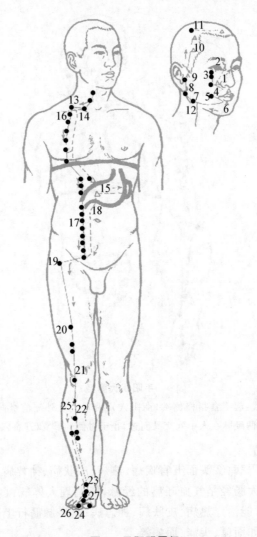

图 3　足阳明胃经

　　体表循行路线：起于眶下缘的承泣穴，沿着面颊下行，经过嘴角（地仓穴），到下颌角前方（颊车穴）分为两支：分支 1：沿颈前外侧、耳前上行至前额角（头维穴）。分支 2：进入缺盆，在胸部沿前正中线旁开 4 寸直线下行，至腹部沿前正中线旁开 2寸下行，经下肢外侧前缘，止于第 2 趾外侧端厉兑穴

　　本经主治：①胃肠病；②头面五官病、神志病、皮肤病、热病；③经脉所过处的其他病症。

　　小知识：足阳明胃经也是气血旺盛的经脉，能调理人体气血（增强阳气或把多余的火气去掉），治疗热病、皮肤病、神志病；其经脉循行上至头面部，所以能治疗头面五官疾病，如面瘫、头痛、面痛等。

（四）足太阴脾经

足太阴脾经在足大趾与足阳明胃经衔接，起于足大趾内侧端隐白穴，沿内侧赤白肉际、内踝前、小腿内侧中线、大腿内侧前线上行，进入腹部，属脾，络胃。向上穿过膈肌，沿食道两旁，连舌本，散舌下。其分支从胃别出，上行通过膈肌，注入心中，经气于此与手少阴心经相接（图4）。

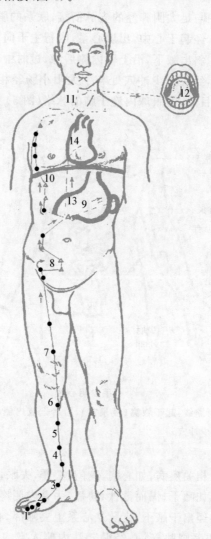

图 4　足太阴脾经

体表循行路线：起于足大趾内侧端隐白穴，沿足内侧赤白肉际上行至内踝前，沿着小腿内侧中线上行，在内踝上8寸处，与足厥阴肝经相交，继而沿大腿内侧前缘上行至腹部，沿腹前正中线旁开4寸继续上行至前胸，沿胸前正中线旁开6寸上行，止于腋中线第6肋间大包穴

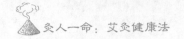

本经主治：①脾胃病；②妇产科病；③经脉所过处的其他病症。

小知识：中医学认为脾主运化，为后天之本，对于维持运化食物、化生水谷精微及气血等精华物质起着重要的作用，故脾经能治疗脾胃疾病。女子以血为用，故能治疗妇产科病。

(五)手少阴心经

手少阴心经在心中与足太阴脾经的支脉衔接，联系的脏腑、器官有心系、食管、目系，属心，络小肠。本经起于心中，出属心系，内行主干向下穿过膈肌，联络小肠；外行主干，从心系上肺，斜出腋下，沿上臂内侧后缘，过肘中，经掌后锐骨端，进入掌中，沿小指桡侧至末端，经气于少冲穴处与手太阳小肠经相接。支脉从心系向上，挟着咽喉两旁，连系于目系，即眼球内连于脑的脉络(图5)。

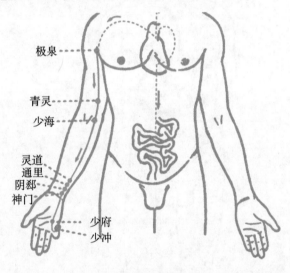

极泉
青灵
少海
灵道
通里
阴郄
神门
少府
少冲

图5　**手少阴心经**
体表循行路线：起于腋窝(极泉穴)，沿着上肢内侧后缘下行，止于
小指桡侧端(少冲穴)

本经主治：①心系相关疾病，如心痛，胸闷，心悸，失眠，烦躁，神志失常等；②经脉所过处的其他病症，如咽干，渴而欲饮，胁痛，手臂内侧疼痛，掌中热痛等。

小知识：手少阴心经出于腋下、支脉从心系上夹咽部，心经有热则咽干，阴液耗伤则渴而欲饮，不能濡养则胁痛；心经循臂臑内侧入掌内后廉，心经有邪，经气不利，故手臂内侧疼痛，掌中热痛。心脉痹阻则心痛；心失所养，心神不宁，则心悸，胸闷，失眠，烦躁；心主神明，心神被扰，则神志失常。这些疾病都可以通过手少阴心经调治。

(六)手太阳小肠经

手太阳小肠经在手小指与手少阴心经相衔接,联系的脏腑、器官有食管、横膈、胃、心、小肠、耳、目内外眦。本经起于手小指尺侧端少泽穴,沿手背、上肢外侧后缘,过肘部,到肩关节后面,绕肩胛部,左右交会并与督脉在大椎穴处相会,前行入缺盆,深入体腔,络心,沿食道,穿过膈肌,到达胃部,下行,属小肠。其分支从面颊部分出,向上行于眼下,至目内眦,经气于睛明穴与足太阳膀胱经相接(图6)。

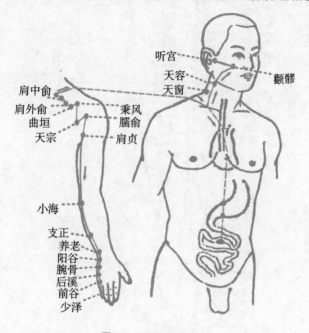

图6 **手太阳小肠经**

体表循行路线:起于小指尺侧(少泽穴),沿着上肢外
侧后缘上行至肩、颈、面颊,止于耳前(听宫穴)

本经主治:咽痛、下颌肿、耳聋、中耳炎、眼痛、头痛、扁桃体肿痛、失眠、落枕、肩痛、腰扭伤,目黄及经脉循行经过的肩臂痛等。

(七)足太阳膀胱经

足太阳膀胱经在内眼角与手太阳小肠经衔接,联系的脏腑、器官有目、鼻、脑,属膀胱,络肾。本经脉分支从头顶部分出,到耳上角部,直行经脉从头顶部行至枕骨处,进入颅腔,络脑,出脑后下行到项部,交会于大椎穴,再分左右沿肩胛内侧,脊柱两旁,到达腰部,进入脊柱两旁的肌肉,深入体腔,络肾,属膀胱;一分支从腰部分出,沿脊柱两旁下行,穿过臀部,从大腿后侧外缘下至腘窝中;另一分支从项分出下行,经肩胛骨内侧,从附分穴挟脊下行至髀枢,经大腿后侧至腘窝中与前一支脉会合,然后下行穿过腓肠肌,出走于足外踝后,沿足背外侧缘至小趾外侧端,交于足少阴肾经(图7)。

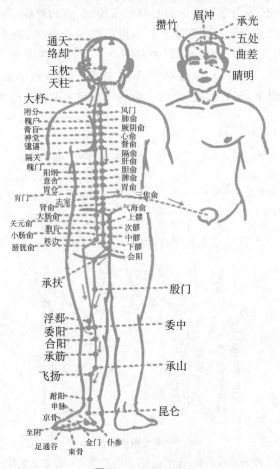

图 7　**足太阳膀胱经**

体表循行路线:起于目内眦(睛明穴),经过前额、头部循行至颈项部,在颈项部分为两个分支,分支1沿腰背骶中线旁开1.5寸下行,至大腿背部正中(殷门、委中穴)。分支2沿腰背骶中线旁开3寸下行,至大腿外侧后方(浮郄、委阳穴)。分支1分支2会合于腘窝中(委中穴),沿着小腿外侧后缘下行至外踝后,沿足外侧赤白肉际循行,止于足小趾外侧端(至阴穴)

本经主治:①外感疾病,如恶寒发热,鼻塞流涕,头重闷痛等;②经筋所生病,如颈项强直,脊背痛,腰背疾病,股膝踝关节病变、腓肠肌痉挛等;③神志病,如癫痫,昏迷、躁狂、抑郁等;④脏腑疾病,如小便不利,少腹胀满,遗尿不止等;⑤经脉所过处的其他病症,鼻疾,目黄,头痛,痔疮,腰腿不适等。

小知识:足太阳膀胱经主一身之表,外邪侵袭,本经首当其冲,则恶寒,发热,鼻塞,流涕,头痛,可以通过太阳经驱散外邪;经筋为病,则颈脊强直,关节活动不利,肌肉痉挛等,太阳为巨阳,经筋即以足太阳之筋为首,所以足太阳膀胱经可以治疗经筋所生病;膀胱经入络脑部,脑为元神之府,主精神意识,所以膀胱经可以治疗神志病;治疗脏腑相关疾病和经脉循行疾病是经络的主要作用。

(八)足少阴肾经

足少阴肾经在足小趾与足太阳膀胱经衔接,联系的脏腑器官有喉咙、舌、肝、肺、心,属肾,络膀胱。本经起于足小趾下面,斜行于足心,沿内踝后缘进入足跟,向上沿下肢内侧后缘进入脊内,穿过脊柱,属肾,络膀胱。本经脉直行于腹腔内,从肾上行,穿过肝和膈肌,进入肺,沿喉咙,到舌根两旁。本经脉一分支从肺中分出,络心,注于胸中,交于手厥阴心包经(图8)。

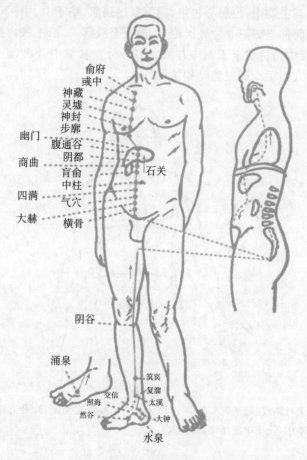

图 8　**足少阴肾经**
体表循行路线:起于足底(涌泉穴),斜行于足心,出行于舟骨粗隆下,沿
内踝后缘绕行一圈至交信穴,沿下肢内侧后缘上行至腹,沿腹部前中线旁开
0.5寸上行至胸,沿胸前正中线旁开2寸上行,止于锁骨下缘(俞府穴)

本经主治：①脏腑疾病，如口燥咽干、饥不欲食、小便频数、夜尿频多、心烦失眠、恐惧不安、腰膝酸软、萎软无力、肢体厥冷、水肿、泄泻、腹胀、便秘等；②生殖系统疾病，如月经不调、阴挺、带下、不孕、滑胎、产褥疾病及遗精、遗尿、不育；③生长发育异常疾病，五迟五软病、侏儒症、脑瘫、智力发育不全、早衰等；④经脉循行部位出现的病症，足底腰腿疼痛、腹痛、胸闷等。

小知识：肾为先天之本，肾所藏之精为生殖之精，主司身体生长发育和生殖功能，故调理肾气、补养肾精可以治疗生殖系统疾病和生长发育异常疾病。

（九）手厥阴心包经

手厥阴心包经在胸中与足少阴肾经衔接，联系的脏腑、器官：心包、三焦、心、喉咙、贲门。本经起于胸中，出属心包络，向下穿过膈肌，络于上、中、下三焦。其分支从胸中分出，出胁部当腋下3寸处天池穴，向上至腋窝下，沿上肢内侧中线入肘，过腕部，入掌中，沿中指桡侧至末端中冲穴。另一分支从掌中分出，沿无名指尺侧端行，经气于关冲穴与手少阳三焦经相接（图9）。

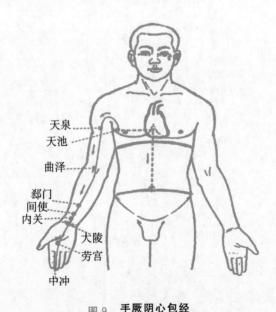

天泉
天池
曲泽
郄门
间使
内关
大陵
劳宫
中冲

图9 **手厥阴心包经**

体表循行路线：起于乳头外侧1寸（天池穴），经腋窝至上臂，沿上臂内侧中线向下至手掌中，止于中指指尖（中冲穴）

本经主治：①心脉疾病，如心痛胸闷、心烦失眠、心悸心慌、喜笑无常、癫狂、中风昏迷、小儿惊风、眩晕耳鸣、面红目赤、呃逆呕吐、口舌生疮、口臭等；②经脉循行部位出现的病症，如胁肋胀痛、肘臂挛痛、手腕麻木等。

小知识:心包为心之外卫,代心受邪,所以手厥阴心包经能调治心脉疾病,心脉病变也可以首先反应于手厥阴心包经上。

(十)手少阳三焦经

手少阳三焦经在无名指与手厥阴心包经衔接,属三焦,络心包,联系的脏腑、器官有三焦、心包、耳、眼、肺、膈。本经起自无名指尺侧端,经过手背、腕部、前臂、肘尖、上臂、肩部,在大椎穴处与督脉相会;又前行进入锁骨上窝,分布在两乳之间,脉气散布联络心包,向下贯穿膈肌,遍及上、中、下三焦。其分支从两乳之间处分出,出锁骨上窝,经颈至耳后、耳上角,转而向下至面颊、眼眶下。另一支脉从耳后进入耳中,出行至耳前,到达外眼角,与足少阳胆经相接(图10)。

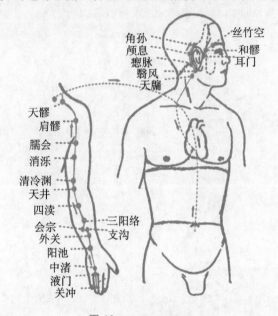

图 10　**手少阳三焦经**

体表循行路线:起于手无名指尺侧端(关冲穴),沿手四五指间循行经过手背,沿上肢外侧正中线上行至肩、颈部,从后往前绕耳朵循行,止于外眼角(丝竹空穴)

本经主治:①脏腑病,如胸闷不舒、呕恶嗳气、胃脘胀痛、食不下、腹部胀满不适、黄疸、大便不通、小便不利或小便频数、心烦失眠、心痛心悸;②经脉病,如口舌僵硬、说话不流利、耳聋耳鸣耳胀耳闭、颈部咽喉肿痛、肘关节痉挛或松弛不用,小指、无名指功能障碍等。

小知识:三焦是上焦、中焦、下焦的合称,其功能是通行诸气,疏通水道,运行水液,所以三焦有疾则诸气和水液运行不畅,出现胸闷不舒、呕恶嗳气、胃脘胀痛、食不下、腹部胀满、黄疸、大便不通、小便不利或小便频数等症状,均可从手少阳三焦经调治。

(十一)足少阳胆经

足少阳胆经在目外眦与手少阳三焦经衔接,属胆,络肝,联系的脏腑、器官有肝、胆、目、耳、膈。本经起于目外眦(眼外角),向上到达额角部,向下行至耳后、颈、肩、胸腹侧面、下肢、足背,至足第四趾外侧端(窍阴穴)。有三分支;一支从耳后穿过耳中,经耳前到眼角外;一支从外眼角分出,下走大迎穴,与手少阳三焦经会合于目眶下,下经颊车和颈部进入锁骨上窝,继续下行胸中,穿过膈肌,络肝属胆,沿胁肋到耻骨上缘阴毛边际(气冲穴),横入髋关节;一支从足背分出,沿第1~2跖骨间到大拇指甲后,交与足厥阴肝经(图11)。

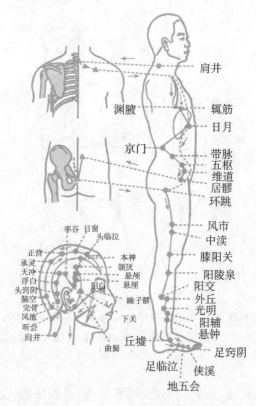

图 11　足少阳胆经

体表循行路线:起于目外眦旁(瞳子髎穴),绕耳朵前后、头颞部循行至颈(风池穴),经肩井穴进入锁骨上窝,行至腋下(渊腋穴),沿胸腹侧面下行至下肢,沿外侧正中线下行至外踝前,经足背,止于第四趾外侧端(足窍阴穴)

本经主治:①脏腑病,如口苦呕恶、胆怯易惊、失眠多梦、黄疸、眼干眼痛、心胁闷痛、情志不舒、发热等肝胆疾病;②经脉病,如头痛、颞痛、缺盆痛、颈肿、腋下肿痛、下肢软弱无力、跛行等。

　　小知识:胆为奇恒之腑,主要生理功能为贮藏排泄胆汁和主决断,所以胆腑疾病可以表现为黄疸、口苦、呕吐黄绿苦水、胆怯易惊、失眠多梦等。肝胆相表里,故肝系疾病也能通过足少阳胆经上反应和调治。

(十二)足厥阴肝经

　　足厥阴肝经在足大趾甲后与足少阳胆经衔接,属肝,络胆,联系的脏腑、器官有肝、胆、肺、胃、阴器、目系、喉咙、唇内。本经起于足大趾甲后丛毛处,沿足背、小腿、大腿上行,进入阴毛中,绕阴器,至小腹,挟胃两旁,属肝,络胆,向上穿过膈肌,分布于胁肋部,沿喉咙的后边,向上进入鼻咽部,上行连接目系出于额,上行与督脉会于头顶部。本经脉一分支从目系分出,下行于颊里,环绕在口唇的里边。又一分支从肝分出,穿过膈肌,向上注入肺,交于手太阴肺经(图12)。

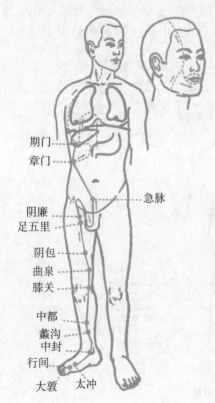

期门
章门
急脉
阴廉
足五里
阴包
曲泉
膝关
中都
蠡沟
中封
行间
大敦　太冲

图 12　**足厥阴肝经**

体表循行路线:起于足大趾甲后丛毛处(大敦穴),沿足背1、2趾间上行至内踝前1寸处(中封穴),沿小腿内侧前缘上行至外踝尖上8寸与足太阴脾经相交,沿下肢内侧中线上行至下腹部腹股沟搏动处(急脉穴),沿腹侧、胸胁上行,止于胸胁第6肋间隙,正中线旁开4寸处(期门穴)

本经主治：①脏腑病，如口苦呕恶、胆怯易惊、失眠多梦、黄疸、眼干眼痛、心胁闷痛、情志不舒、发热等肝胆疾病；②泌尿生殖系统疾病，如月经不调、带下病、不孕、滑胎、产后诸病、遗精、遗尿、癃闭、疝气、生殖器疼痛等；③经脉循行部位出现的其他病症，如下肢痹痛等。

小知识：肝主疏泄，肝经环绕阴器而循行，与男子排精和女子排卵行经密切相关，《格致余论·阳有余阴不足论》云："主闭藏者肾也，司疏泄者肝也。"指出了男子精液的贮藏与施泄，是肝肾二脏之气的闭藏与疏泄作用相互协调的结果，肝气的疏泄功能发挥正常，则精液排泄通畅有度；肝失疏泄，则排精不畅。女子的按时排卵，也是肝气疏泄和肾气闭藏功能相互协调的体现，故有"女子以肝为先天"之说。因此，肝经可以治疗男女生殖系统相关疾病。

三、任督二脉循行及主治

（一）督脉

督脉起于胞中，下出会阴，沿脊柱里边直向上行，至项后风府穴处进入颅内，络脑，并由项沿头部正中线，上行巅顶，沿前额正中，鼻柱正中，至上唇系带处（图13）。

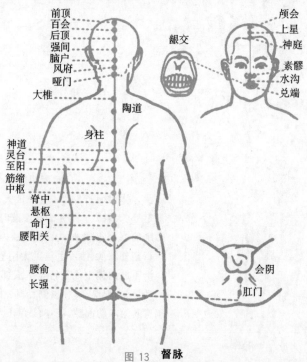

图 13 **督脉**

体表经脉循行：起于尾骨尖下（长强穴），沿脊柱上行至头顶（百会穴），从头顶下行至前额正中、鼻柱、人中沟，止于上唇系带与齿龈间（龈交穴）

督,本义为观察、审察,引申为总督、统率,故督脉有统率全身阳气之义,为"阳脉之海"。

本经主治:①神志病、热病,如癫、狂、痫、喜笑无常、中风、昏迷、抽搐、小儿惊痫,身热不解、高热神昏、潮热骨蒸等;②虚寒性疾病,如顽固性泄泻、腹痛肠鸣、腹满呕吐、喘咳、月经不调、带下、尿频遗尿、早泄、遗精阳痿等;③经脉循行部位出现的病症,如腰骶、背、头项等局部病症及相应的内脏病症。

小知识:督脉入络脑,督领全身阳气、统率诸阳经的作用,故能治疗神志病、热病和虚寒性疾病。

(二)任脉

任脉起于胞中,下出会阴,向上前行至阴毛部位,沿腹部和胸部正中线直上,经咽喉,至下颌,环绕口唇,沿面颊,分行至目眶下(图14)。

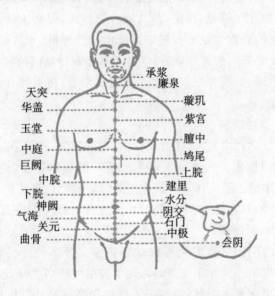

图 14 **任脉**

体表经脉循行:起于前后阴之间(会阴穴),沿前正中线上行,止于颏唇沟中间凹陷处(承浆穴)

任,通"妊",指妊养,顾名思义,任脉与妊养胎儿有关;任脉主要行于身前正中,与六阴经皆有联系,具有调节全身诸阴经经气的作用,为"阴脉之海"。

本经主治:①生殖系疾病,如经带胎产诸疾,阳痿、早泄、遗精、遗尿、疝气、小便频数或癃闭不通等;②下腹部疾病,下腹胀满、少腹疼痛、泄泻或便秘、盆腔包块等及五脏相关疾病。

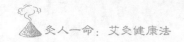

小知识：任脉的主要功能是妊养胞胎，与生殖功能直接相关，故能调治生殖系疾病；诸阴经均直接或间接交汇于任脉，任脉有调理阴脉之气的作用，脏病治阴，故能调理五脏相关疾病。

四、经络的作用及临床应用

（一）经络的作用

《灵枢·经脉》指出："经脉者，所以能决生死，处百病，调虚实，不可不通。"概括说明了经络系统在生理、病理和防治疾病等方面的重要性，包括联系人体内外和运行气血、反映病候、抗御病邪、调整虚实等作用。

1. 沟通内外，网络全身

人体的五脏六腑、五官九窍、四肢百骸、皮肉筋骨等组织器官，各自有不同的生理功能，之所以能相互联系，互相配合，共同进行作用，保持人体协调统一，都是依靠经络系统的联络沟通而实现的。经络系统中十二经脉、十二经别及十五络脉在人体体表与脏腑及脏腑间的相互联系，奇经八脉加强经脉间的相互沟通，共同构成了以十二经脉为主体，分散为三百六十五络遍布全身，将人体各部分紧密相连、内外相依的网络系统。

2. 运行气血，调理阴阳

《灵枢·本藏》曰"经络者，行气血而营阴阳，濡筋骨，利关节。"可见经络具有运行气血、调理阴阳的作用。气血是人体生命活动的基本物质，通过经络的营运作用，气血源源不断地输送至人体各个脏腑组织器官，即"内灌脏腑，外濡腠理"，使机体内的脏腑和体表的五官九窍、皮肉筋骨均能息息相通，协调一致。

3. 反映证候，抗御病邪

临床上，经络的阴阳气血盛衰可出现寒热虚实等多种证候表现，疾病由表及里，由三阳经传入三阴经的变化规律亦体现了经络与经络之间，经络与脏腑之间的相互联系。同时，当病邪侵袭时，遍布于人体的经络系统，尤其是广泛分布于体表的孙络发挥了重要的抗御外邪的作用，经气的充盛及邪气的盛衰共同决定了人体发病的可能，即"正气存内，邪不可干，邪之所凑，其气必虚"。

4. 传导感应，调整虚实

经气行于经络中，通过针刺、温灸等刺激能作用于人体，通过经气的传导作用，能调整人体脏腑虚实，从而起到防病治病，保持健康的作用。

（二）经络的临床应用

经络理论在临床上的应用主要体现在诊断疾病和治疗疾病两个方面。诊断方面包括经络诊法和分经辨证；治疗方面包括循经取穴和分经用药，即根据经络来选取不同的腧穴或者药物进行治疗。

1. 经络诊法

《灵枢·经水》曰："审、切、循、扪、按、视其寒温盛衰而调之。"即通过审查、指切、推循、扪按及通过观察局部寒热温凉、气血盛衰变化等不同现象来观察和发现疾病。如在诊查某些疾病的过程中,常可以发现在经络循行路线上或者在经气聚集的某些穴位上有皮肤形态、色泽的变化或者硬结、条索状物等阳性反应物,或者痛、麻、痹、酸、胀等异常感觉,这些都有助于疾病的诊断。近年来在经络诊法基础上发展和改良而来的较为客观的检测方法,皮肤温度、皮肤电阻、红外热现象等使经络诊法更加直观化、客观化、现代化。

2. 分经辨证

《素问·皮部论》曰："皮有分布,脉有纲纪,筋有结络,骨有度量,其所生病各异。"指出皮肤的分布各异,筋骨肌肉的有起有结,骨骼连属的长短差异,都是以经脉为纲纪的,并且以此来分析其所发生的不同证候。在所主疾病中,各经脉既有其循行所过部位的外经病,又有其相关脏腑病证,这对于疾病的诊断和治疗都有着极为重要的作用。

通过分经辨证可以对经脉气血盛虚、经气厥逆畅阻观察辨证,明确病位,了解疾病的性质、程度、发展和预后,对疾病的诊断和指导治疗有重要意义。

3. 循经取穴

在经络理论指导下,根据经脉循行选取适当的腧穴治疗疾病是经络学说在临床上的广泛应用。如《四总穴歌》所说的"肚腹三里留,腰背委中求,头项寻列缺,面口合谷收",是典型的循经取穴的具体运用。

4. 药物归经

药物按照其主治性能归入某经脉,简称为药物归经,是在经络基础上发展起来的理论指导,在临床上得到广泛应用。如清代名医徐灵胎《医学源流论》曰："如柴胡治寒热往来,能愈少阳之病;桂枝治畏寒发热,能愈太阳之病;葛根治肢体大热,能愈阳明之病……因其能治何经之病,后人即指为何经之药。"

经络不仅在人体的生理功能调控上具有重要的作用,也能显著体现于病理变化和调治疾病过程中,以经络理论为依据,能有效指导辨证归经、针灸治疗及辨证施药。

第三节 腧穴概述

一、腧穴概述

腧穴是脏腑经络气血输注于人体的特殊部位,是渗灌气血、神气聚会、通调营

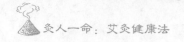

卫的场所,也是疾病的反应点和针灸等治法的刺激点。

(一)腧穴的分类

一般将归属于十四经系统的称"经穴",未归入十四经的经验效穴称"经外奇穴",还有按压痛点取穴的称"阿是穴"。

1. 经穴

凡归属于十二经脉和任、督脉的腧穴,统称为"经穴"。经穴均有具体的腧穴名称和固定的位置,分布在十四经循行路线上,有明确的针灸主治证。

2. 奇穴

凡是未归入十四经穴范围,而有着具体的位置和名称的经验效穴,统称为"经外奇穴",简称"奇穴"。这类腧穴的主治范围比较单一,多数对某些病证有着特殊疗效,如胆囊穴治疗急慢性胆囊炎,定喘穴治疗哮喘等。

3. 阿是穴

阿是穴,又称天应穴、不定穴等,通常是指该处既不是经穴,又不是奇穴,只是按压痛点取穴。这类腧穴既无具体名称,又无固定位置,而是以压痛或其他反应点作为刺灸的部位。阿是穴多在病变位置附近。

(二)腧穴的作用

1. 诊断

腧穴有反映病证、协助诊断的作用。《灵枢·邪客》曰:"肺心有邪,其气留于两肘;肝有邪,其气留于两腋;脾有邪,其气留于两髀;肾有邪,其气留于两腘。"张介宾《类经》云:"凡病邪久留不移者,必于四肢八溪之间有所结聚,故当于节之会处索而刺之。"可知腧穴在病理状态下具有反映病候的作用。如患有肺脏疾病的人,常在中府穴、肺俞穴等处出现压痛、过敏或者硬结;患有胃肠疾病的人在足三里、上巨虚、下巨虚等腧穴有酸胀、压痛、冷感等感觉异常或者有结节、条索状物。因此,在临床上常用观察局部皮肤温度、颜色,或者通过触摸按压、电阻测定、肤温测定等方法,察其腧穴的皮肤色泽变化、局部压痛、感觉过敏、肿胀、冷热温凉、皮下硬结、条索状物、瘀斑瘀点、丘疹、脱屑、肌肉凹陷或者凸起等来协助诊断,有助于诊断疾病,明确定位和指导治疗。

2. 治疗

腧穴有接受刺激防治疾病的作用。如通过针刺、艾灸、按摩等刺激方法作用于腧穴,可以通调经脉气血、调节气血阴阳、和调脏腑,从而扶正祛邪。腧穴的治疗作用有以下 3 个方面的特点。

(1)邻近作用:这是经穴、奇穴和阿是穴所共有的主治作用,即腧穴都能治疗其所在部位及邻近部位的病证,如耳区的耳门、听宫、听会、翳风、角孙穴都能治疗耳部疾病;胃部的中脘、下脘、建里、梁门穴均能治疗胃部疾病;面区的上关、下关、地仓、颊车、颧髎穴均能治疗面疾。此外,邻近作用还可以包括较宽的范围,如头区腧穴都能治疗头部疾病,相应俞募穴能治疗脏腑疾病等。

(2)远道作用:这是经穴,尤其是十二经脉在四肢肘关节、膝关节以下的腧穴的主治作用特点。这些腧穴不仅能治疗局部疾病,还能治疗本经循行所到达的远隔部位的疾病,即"经脉所过,主治所及"。如足三里不仅能治疗下肢疾病(如膝关节痛、下肢萎软无力等),还能治疗胃肠及更高部位的病证(如腹痛、呕吐、喘咳)。委中穴不仅能治疗下肢疾患,还能治疗腰腿、肩背不适等。

(3)整体作用:临床实践表明,针灸某些腧穴,可起整体性的调治作用或者双向调节作用。如合谷、曲池、大椎穴可以治疗外感疾病;足三里、气海、关元穴能增强人体防卫、提高免疫功能。又如泄泻时,针刺天枢穴能止泻;便秘时,针刺天枢穴能通便;心动过速时,刺激内关穴能减慢心率;心动过缓时则能增加心率。腧穴的整体作用是远道作用的扩大,也是临床经验的积累和总结。

(三)常用取穴方法

1. 骨度分寸法

骨度分寸法始见于《灵枢·骨度》篇,它将人体的各个部位分别规定其折算长度。作为量取腧穴的标准。如前后发际间为 12 寸,两乳间为 8 寸,胸骨体下缘至脐中为 8 寸,脐孔至耻骨联合上缘为 5 寸,肩胛骨内缘至背正中线为 3 寸,腋前(后)横纹至肘横纹为 9 寸,肘横纹至腕横纹为 12 寸,股骨大粗隆(大转子)至膝中为 19 寸,膝中至外踝尖为 16 寸,胫骨内侧髁下缘至内踝尖为 13 寸,外踝尖至足底为 3 寸(表 1)。

表 1　常用骨度分寸表

分部	部位起点	常用骨度	度量法	说明
头部	前发际至后发际	12 寸	直量	如前后发际不明,从眉心量至大椎穴作 18 寸。眉心至前发际 3 寸,大椎至后发际 3 寸
胸腹部	两乳头之间	8 寸	横量	胸部与胁肋部取穴直寸,一般根据肋骨计算,每一肋两穴间作 1 寸 6 分
	胸剑联合至脐中	8 寸	直量	
	脐中至耻骨联合上缘	5 寸		
背腰部	大椎以下至尾骶	21 椎	直量	背部直寸根据脊椎定穴,肩胛骨下角相当第 7(胸)椎,髂嵴相当第 16 椎(第 4 腰椎棘突)。背部横寸以两肩胛内缘作 6 寸
上肢部	腋前纹头至肘横纹	9 寸	直量	用于手三阴、手三阳经的骨度分寸
	肘横纹至腕横纹	12 寸		

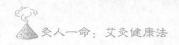

（续 表）

分部	部位起点	常用骨度	度量法	说明
下肢部	耻骨上缘至股骨内上髁上缘	18寸	直量	用于足三阴经的骨度分寸
	胫骨内侧髁下缘至内踝尖	13寸		
	股头大转子至膝中	19寸	直量	用于足三阳经的骨度分寸；"膝中"前面相当犊鼻穴，后面相当委中穴；臀横纹至膝中，作14寸折量
	膝中至外踝尖	16寸		

2. 解剖标志法

(1)骨性标志：在项、背和腰部正中线有一纵沟，上起枕外隆凸，下至骶骨中点。在此沟内可触摸到各椎骨棘突的尖端，其中第7颈椎棘突在低头时隆起明显。在背部上方肩胛骨的下角约平第7肋骨或肋间隙，两下角连线通过第6胸椎棘突尖，可作为计数肋骨和椎骨的标志。在腰部两侧可触及髂嵴，两侧髂嵴最高点的连线通过第3、4腰椎棘突之间的凹陷。沿胸壁前正中线可触摸到胸骨柄、胸骨体和剑突；胸骨柄与胸骨体愈合处横行隆起，称为胸骨角，平第2肋骨。在耳廓后方可摸到乳突。在外耳门前方颧弓下方为下颌关节，张口时现一凹窝并可摸到下颌小头向前移动。肱骨内、外上髁在肘关节两侧稍上方，内上髁突出较明显。在肘后可摸到尺骨鹰嘴；自尺骨鹰嘴向下可摸及尺骨全长，末端终于尺骨小头和茎突。当大腿前屈或交叉时，股骨大转子在大腿上部外侧突出明显。髌骨位于膝前皮下，髌韧带两侧的凹陷称为内膝眼和外膝眼。胫骨粗隆两侧可摸到胫骨内、外侧髁，在胫骨外侧髁稍后下，可摸到腓骨小头。小腿前面可摸到胫骨前嵴和胫骨内侧面，沿内侧面向下延续为内踝。腓骨下端为外踝。

(2)肌性标志：肌肉发达的人可在项部和背上部隐约看到斜方肌的轮廓，在背下部可看到背阔肌的轮廓，在腰骶部可看到纵沟两侧肌性隆起，为骶棘肌的轮廓。胸大肌位于胸前壁外上部。三角肌从三面包裹肱骨上端，使肩部形成圆隆的外形。肱二头肌在臂的前面，肱三头肌在臂的后面。臀大肌使臀部形成膨隆外形。在小腿后面上部，有由腓肠肌和比目鱼肌的肌性部分形成的小腿三头肌的肥大隆起。

(3)皮肤标志：在上唇外面的中线上有一纵行浅沟，称为人中沟。在颊与上唇的分界处有一斜行浅沟，称鼻唇沟。当臂下垂于躯干两侧时，在臂与胸部之间有向上的腋前纹，与背部之间有腋后纹。屈肘时，在肘窝出现肘窝横纹。屈腕时，在腕掌侧出现腕掌侧横纹，伸腕时，在腕背侧出现腕背侧横纹。在腘窝处有腘窝横纹。

3. 手指同身寸

是以患者的手指为标准,进行测量定穴的方法。临床常用以下 3 种。

(1)中指同身寸:是以患者的中指中节屈曲时内侧两端横纹头之间作为 1 寸,可用于四肢部取穴的直寸和背部取穴的横寸。

(2)拇指同身寸:是以患者拇指指关节的横度作为 1 寸,亦适用于四肢部的直寸取穴。

(3)横指同身寸:又名"一夫法",是令患者将食指、中指、无名指和小指并拢,以中指中节横纹处为准,四指测量为 3 寸。

4. 简便取穴法

临床上常用一种简便易行的取穴方法,如两耳尖直上取"百会",两手虎口交叉取"列缺",垂手中指端取"风市"等。

二、十四经脉常用腧穴

(一)手太阴肺经

1. 中府　Zhōngfǔ

【定位】　在胸外侧部,云门下 1 寸,平第 1 肋间隙处,距前正中线 6 寸(图 15)。

【解剖】　当胸大肌、胸小肌处,内侧深层为第 1 肋间内、外肌;上外侧有腋动、静脉,胸肩峰动、静脉;布有锁骨上神经中间支,胸前神经分支及第 1 肋间神经外侧皮支。

【特性】　肺的募穴,手、足太阴经交会穴。

【功效】　止咳平喘,清泻肺热,健肺补气。

【主治】　咳嗽,气喘,肺胀满,胸痛,肩背痛,喉咙肿痛。

【附注】　《千金方》:"中府,阳交,主喉痹,胸满塞寒热。"

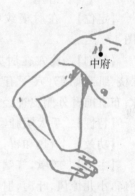

图 15　**中府取穴**
仰卧位,在胸壁的外上部肩胛骨喙突下凹陷中取穴

2. 云门　Yúnmén

【定位】　在胸外侧部,肩胛骨喙突上方,锁骨下窝凹陷处,距前正中线 6 寸(图 16)。

【解剖】　穴下有胸大肌,皮下有头静脉通过,深部有胸肩峰动脉分支;布有胸前神经的分支臂丛外侧束、锁骨上神经中后支。

【功效】　清肺理气,泻四肢热。

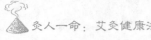

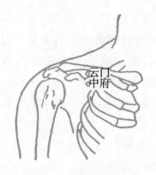

图 16　**云门取穴**

正坐位，以手叉腰，当锁骨外端下缘出现的三角
形凹陷的中点处取穴

【主治】　咳嗽，气喘，胸中烦痛，肩背痛，肩关节周围炎。

【附注】　肺及支气管疾病时常在此处过敏压痛。

3. 尺泽　Chǐzé

【定位】　在肘横纹中，肱二头肌腱桡侧凹陷处
（图 17）。

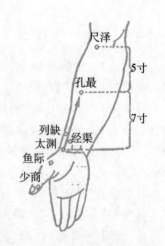

【解剖】　腧穴在肘关节，当肘二头肌腱之外方，
肱桡 肌起始部；穴下有桡侧返动、静脉分支及头静
脉；布有前臂外侧皮神经，直下为桡神经。

【特性】　手太阴肺经合穴。

【功效】　清热和胃，通络镇痛。

【主治】　咳嗽，气喘，咳血，潮热，胸部胀满，咽喉
肿痛，小儿惊风，吐泻，肘臂挛痛。

【附注】　①《肘后歌》："鹤膝肿劳难移步，尺泽能
舒筋骨痛。"②《玉龙歌》："筋急不开手难伸，尺泽从来
要认真。"③《灵光赋》："吐血定喘补尺泽。"

图 17　**尺泽取穴**

手掌向上，微屈肘，在肘横
纹上，肱二头肌腱桡侧缘处
取穴

4. 孔最　Kǒngzuì

【定位】　在前臂掌面桡侧，当尺泽与太渊连线
上，腕横纹上 7 寸处（图 18）。

【解剖】　穴下有肱桡肌，在旋前圆肌上端之外
缘，桡侧腕长、短伸肌的内缘；有头静脉，桡动、静脉；布有前臂外侧皮神经，桡神经
浅支。

【特性】　手太阴经郄穴。

【功效】　清热止血，润肺理气。

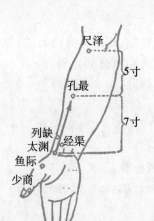

图 18 **孔最取穴**
伸臂仰掌,于尺泽与太渊的连线上,
距太渊穴 7 寸处取穴

【主治】 咳嗽,气喘,咳血,咽喉肿痛,肘臂挛病,痔疾。

【附注】 ①《千金方》:"孔最,主臂厥热痛汗不出,皆灸刺之,此穴可以出汗。" ②现代文献报道,针刺、艾灸孔最穴能治疗肺癌晚期出血,对过敏性哮喘有平喘作用,还能改善因吸烟导致的肺部血流改变,具有良好的良性调节作用,保护心肺功能。

5. **列缺** Lièquē

【定位】 在前臂桡侧缘,桡骨茎突上方,腕横纹上 1.5 寸,当肱桡肌与拇长展肌腱之间(图 19)。

【解剖】 腧穴在肱桡肌腱与拇长展肌腱之间,桡侧腕长伸肌腱内侧;穴下有头静脉,桡动、静脉分支;布有前臂外侧皮神经和桡神经浅支的混合支。

【特性】 手太阴经络穴;八脉交会穴之一,通于任脉。

【功效】 止咳平喘,通经活络,利水通淋。

【主治】 头痛,口眼㖞斜,项强,咳嗽,气喘,咽喉肿痛,齿痛,热淋(小便灼热,淋漓不尽)。

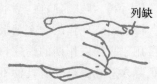

图 19 **列缺取穴**
两手虎口自然交叉,一手食指按在另一手的桡骨茎突上,当食指尖到达之凹陷处取穴

【附注】 ①《针灸甲乙经》:"主汗出,四肢暴肿。" ②《千金方》:"男子阴中疼痛溺血,精出,灸列缺五十壮。" ③《四穴总歌》:"头项寻列缺。"

6. 太渊 Tàiyuān

【定位】 在腕掌侧横纹桡侧，桡动脉搏动处(图20)。

【解剖】 腧穴位于桡侧腕屈肌腱的外侧，拇展长肌腱内侧；穴下有桡动、静脉；布有前臂外侧皮神经和桡神经浅支混合支。

【特性】 手太阴肺经输穴、原穴；八会穴之脉会。

【功效】 止咳化痰，通调血脉。

【主治】 咳嗽，气喘，咳血，胸痛，咽喉肿痛，腕臂痛，无脉症。

【附注】 ①《针灸甲乙经》："呕血振寒嗌干，太渊主之。"②《玉龙赋》："咳嗽风痰，太渊、列缺宜刺。"③《医宗金鉴》："太渊……主治牙齿疼痛，手腕无力疼痛及咳嗽风痰，偏正头疼等症。"

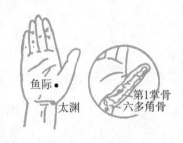

图20 **太渊取穴**
仰掌，在腕横纹上，于桡动脉桡侧凹陷处取穴

7. 鱼际 Yújì

【定位】 在手拇指本节(第1掌指关节)后凹陷处，约当第1掌骨中点桡侧，赤白肉际处(图21)。

【解剖】 穴下有拇短展肌和拇指对掌肌；血管当拇指静脉回流支；布有前臂外侧皮神经和桡神经浅支混合支。

【特性】 手太阴肺经荥穴，五行属火。

【功效】 清热，利咽。

【主治】 咳嗽，咳血，咽喉肿痛，失音，发热，鼻出血，乳汁不通，乳腺炎。

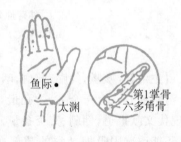

图21 **鱼际取穴**
仰掌，在第1掌指关节后，掌骨中点，赤白肉际处取穴

【附注】 现代医学文献报道，针刺鱼际穴能治疗咳嗽，配合天突、大椎、肺俞等穴可用于哮喘发作期的治疗，单纯鱼际穴对哮喘而伴有口干舌燥者亦有良效。艾灸鱼际穴对乳腺炎伴有乳汁不通者疗效显著。

8. 少商 Shàoshāng

【定位】 在手拇指末节桡侧，距指甲角0.1寸(图22)。

【解剖】 穴下有指掌固有动、静脉所形成的动、静脉网；布有前臂外侧皮神经和桡神经浅支混合支，正中神经的掌侧固有神经的末梢神经网。

【特性】 手太阴肺经井穴。

【功效】 解表清热，通利咽喉，苏厥开窍。

【主治】 咽喉肿痛，咳嗽，发热，中暑，昏迷，癫狂，小儿惊风。

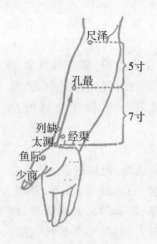

图 22 **少商取穴**

在拇指桡侧,距指甲角 0.1 寸处取穴

【附注】 ①《千金方》:"少商,大陵主咳逆喘。"②《针灸大成》:"咽喉肿痛,少商、天突、合谷。"③《针灸图翼》:少商,可泄诸脏之热、颈肿、雀目不明、中风。④现代文献报道,少商点刺放血治疗重症肺炎所致的高热有较快退热作用;中风急性期放血和恢复期麦粒灸有助于肢体功能恢复。

(二)手阳明大肠经

1. 商阳 Shāngyáng

【定位】 在手食指末节桡侧,距指甲角 0.1 寸(指寸)(图 23)。

【解剖】 穴下为皮肤、皮下组织、指甲根。皮薄,由正中神经指掌侧固有神经的指背支分布,还有来自指掌侧固有动脉的指背支,并有同名静脉、神经伴行,与对侧同名动脉互相吻合,形成血管网。

【特性】 手阳明大肠经井穴,五行属金。

【功效】 清热解表,苏厥开窍。

【主治】 咽喉肿痛,牙痛,腮腺炎,发热,昏迷,食指端麻木,耳聋。

【附注】 ①《针灸铜人》:商阳主咳喘支肿。②《医宗金鉴》:"商阳主刺卒中风,暴仆昏沉痰塞壅。"

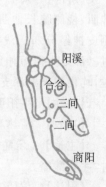

图 23 **商阳取穴**

在食指桡侧,距指甲角 0.1 寸处取穴

2. 合谷 Hégǔ

【定位】 在手背,第 1、2 掌骨间,当第 2 掌骨桡侧的中点处(图 24)。

【解剖】 穴下为皮肤、皮下组织、第一骨间背侧肌、拇收肌。皮肤由桡神经支的指背侧神经分布,皮下组织内有桡神经浅支及其分支和背静脉网桡侧部。

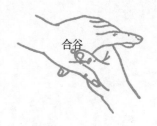

图 24　合谷取穴

简便取法:以 1 手的拇指指间关节横纹,放在另一手拇、食指之间的指蹼缘上,当拇指尖下是穴

【特性】 手阳明大肠经原穴。

【功效】 镇静止痛,通经活络,清热解表。

【主治】 头面疾病(头痛、目赤肿痛、鼻塞、鼻衄、牙痛、三叉神经痛、耳聋、痄腮、面瘫等),热病无汗,疼痛性疾病(痛经、胃痛、腰痛等),便秘,小儿惊风,狂躁,半身不遂,指挛臂痛及精神紧张等。

【附注】 ①《太平圣惠方》:"目不明,生白翳,皮肤痂疥,遍身风疹,可针合谷穴。"②《千金翼方》:"产后脉绝不还,针合谷,三分,急补之。"③《针灸铜人》:妇人妊娠不可针合谷,损胎气。④现代医学文献报道,合谷穴有明显镇痛、调理胃肠功能、预防产后出血和催产的功效。

3. 偏历 Piānlì

【定位】 屈肘,在前臂背面桡侧,当阳溪与曲池连线上,腕横纹上 3 寸(图 25)。

【解剖】 穴下为皮肤、皮下组织、前臂筋膜、拇短伸肌、桡侧腕长伸肌腱、拇长展肌腱。皮肤由前臂外侧皮神经分布。浅筋膜较薄,有头静脉的起始部经过。深处为拇短伸肌腱、桡侧腕长伸肌腱、拇长展肌腱,均由桡神经深支支配。

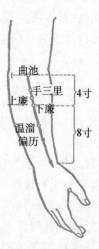

图 25　偏历取穴

侧腕屈肘,在阳溪与曲池的连线上,阳溪上 3 寸处取穴

【特性】 手阳明大肠经络穴。

【功效】 清热利尿,通经活络。

【主治】 牙痛,耳聋,耳鸣、面瘫,咽喉肿痛、水肿,手背酸痛。

【附注】 偏历穴为手阳明大肠经络穴,与手太阴肺经相沟通,且入耳中,会于耳中大脉,故能治疗牙痛、耳聋、耳鸣、面瘫、咽喉肿痛等疾病。

4. 手三里 Shǒusānlǐ

【定位】 在前臂背面桡侧,当阳溪与曲池连线上,肘横纹下 2 寸(图 26)。

【解剖】 穴下为皮肤,皮下组织,前臂筋膜,桡侧腕长、短伸肌,旋后肌。皮肤由前臂外侧皮神经分布。深处为浅筋膜,桡侧腕长、短伸肌、旋后肌,以上诸肌均由桡神经深支支配。

【功效】 通经活络,清热明目,调理肠胃。

【主治】 腹痛,腹泻消化不良,肩臂腰背痛,上肢麻痹,半身不遂。

【附注】 ①《针灸甲乙经》:"肠腹时寒,腰痛不得卧,手三里主之。"②《针灸铜人》:"手三里治手臂不仁,肘挛不伸。"③《针灸通玄指要赋》:"肩背患,责肘前之三里。"④现代文献报道,多数肩周炎患者的患侧手三里穴处有明显压痛,故在此针刺、艾灸、点按均有治疗作用。

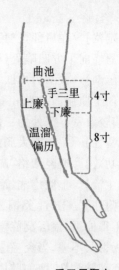

图 26 **手三里取穴**
侧腕屈肘,在阳溪与曲池的连线上,曲池下 2 寸处取穴

5. 曲池 Qūchí

【定位】 在肘横纹外侧端,屈肘,当尺泽与肱骨外上髁连线中点(图 27)。

【解剖】 穴下为皮肤、皮下组织、前臂筋膜、桡侧腕长、短伸肌、肱桡肌、肱肌。皮肤由臂后神经分布。皮下筋膜内还有前臂外侧皮神经经过。深处为桡侧腕长、短伸肌,桡神经干、肱肌,以上诸肌除肱肌由肌皮神经支配外,其他肌肉则由桡神经深支支配。

【特性】 手阳明大肠经合穴,五行属土。

【功效】 清热和营,降逆活络。

【主治】 热病(发热、咽痛、咳嗽、目赤、压痛),半身不遂,肩痛不举,肘膝关节肿痛,风疹,湿疹,荨麻疹,丹毒,腹痛吐泻,癫狂。

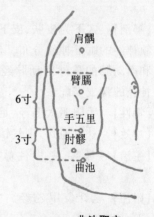

图 27 **曲池取穴**
屈肘成直角,当肘弯横纹尽头处

【附注】 ①《医宗金鉴》:"曲池主治中风,手挛筋缩,痹风疟疾,先寒后热等证。"②《千金方》:取穴"瘾疹,灸曲池二穴,随年壮。"③《针灸甲乙经》:曲池可主:伤寒余热不尽,胸中满,耳前痛,齿痛,目赤痛,颈肿,寒热,渴饮则汗出,目不明,腕急,身热,惊狂,癫痫吐舌。④《治病十一证歌》:"肘膝疼时刺曲池,进针一寸相宜,左病针右右针左,依此三分泻气奇。"

6. 肩髃 Jiānyú

【定位】 在肩部,三角肌上,臂外展,或向前平伸时,当肩峰前下方凹陷处(图28)。

【解剖】 穴下为皮肤、皮下组织、三角肌、三角肌下囊、冈上肌腱。皮肤由锁骨上神经的外侧支分布。浅筋膜较致密。深处为三角肌、冈上肌腱。

【特性】 手阳明大肠经、阳跷脉之交会穴。

【功效】 通经活络,疏散风热。

【主治】 上肢疼痛、活动不利、荨麻疹。

【附注】 ①《针灸铜人》:"唐库狄钦,若患风痹,手臂不得伸引,诸医莫能愈,甄权针肩髃二穴;若风病筋骨无力久不差,当灸。"②现代文献报道,按揉肩髃穴能改善动脉弹性,增加肢体的血液循环,使血管的流通量增加,血管周围阻力减少。

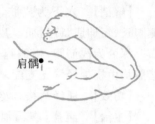

图 28　**肩髃取穴**

将上臂外展平举,肩关节部即可呈现出两个凹窝,前面一个凹窝中即为本穴

7. 迎香 Yíngxiāng

【定位】 在鼻翼外缘中点旁,当鼻唇沟中(图29)。

【解剖】 穴下为皮肤、皮下组织、提上唇肌。皮肤由上颌神经的眶下神经分布。皮下组织内有面神经的分支和面动脉的鼻外侧动脉经过。深处为提上唇肌,由面神经的颊支支配。

【特性】 手阳明大肠经、足阳明胃经交会穴。

【功效】 祛风通窍,理气镇痛。

【主治】 鼻塞、急慢性鼻炎、过敏性鼻炎、鼻窦炎、嗅觉减迟、面神经麻痹等。

【附注】 《针灸甲乙经》:"鼻鼽不利,窒洞气塞,喝僻多洟,鼽衄有痈,迎香主之。"

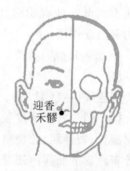

图 29　**迎香取穴**

在鼻翼外缘中点旁开,当鼻唇沟中取穴

(三)足阳明胃经

1. 承泣 Chéngqì

【定位】 在面部,瞳孔直下,当眼球与眶下缘之间(图30)。

【解剖】 穴下为皮肤、皮下组织、眼轮匝肌、下睑板肌、下斜肌、下直肌。皮肤由上颌神经的眶下神经分布。

【特性】 阳跷脉、任脉、足阳明胃经交会穴。

【功效】 散风清热,明目止泪。

【主治】 五官科系统疾病:急慢性结膜炎,近视,远视,散光,青光眼,色盲,夜盲症,睑缘炎,角膜炎,视神经炎,视神经萎缩,白内障,视网膜色素变性,眶下神经痛。

【附注】 ①《针灸甲乙经》:"目不明,泪出,目眩晕,瞳子痒,远视晃晃,昏夜无见,目瞤动,与项口参相引,喝僻口不能言,刺承泣。"②《针灸铜人》:"承泣,禁不宜针,针之令人目乌色,可灸三壮,炷如大麦,忌如常法。"

2. 地仓 Dìcāng

【定位】 在面部,口角外侧,上直瞳孔(图31)。

【解剖】 穴下为皮肤、皮下组织、口轮匝肌、笑肌和颊肌、咬肌。皮肤由上、下颌神经的分支双重支配,表情肌由面神经的分支支配,而咬肌则由下颌神经的咬肌神经支配。

【特性】 阴跷脉、阳跷脉、手阳明大肠经、足阳明胃经交会穴。

【功效】 祛风镇痛,舒筋活络。

【主治】 面神经麻痹,面肌痉挛,三叉神经痛,口角炎,小儿流涎。

【附注】 ①《针灸甲乙经》:"口缓不收,不能言语,手足痿躄不能引,地仓主之。"②《针灸大成》:"地仓主偏风口喝,目不得闭,脚肿,失音不语,饮水不收,水浆漏落,眼瞤动不止,瞳子痒……"

3. 下关 Xiàguān

【定位】 在面部耳前方,当颧弓与下颌切迹所形成的凹陷中(图32)。

【解剖】 穴下为皮肤、皮下组织、腮腺、咬肌、颞下窝。皮肤由下颌神经的耳颞神经分布。在皮下组织内,有横行于腺体实质内的血管,主要有上颌动静脉、面横动静脉、面神经及其神经丛。

【特性】 足阳明胃经、足少阳胆经交会穴。

【功效】 消肿镇痛,聪耳通络。

【主治】 牙痛,颞颌关节功能紊乱,下颌关节脱位,下颌关节炎,咬肌痉挛,耳聋,耳鸣,面神经麻痹,三叉神经痛。

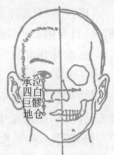

图30 承泣取穴

正坐位,两目正视,瞳孔之下0.7寸,当眼球与眶下缘之间取穴

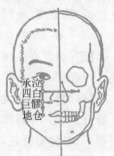

图31 地仓取穴

正坐或仰卧,眼向前平视,于瞳孔垂线与口角水平线之交点处取穴

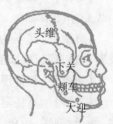

图32 下关取穴

正坐或侧伏,在颧弓下缘凹陷处,下颌骨髁状突梢的前方,闭口取穴

【附注】 ①《针灸甲乙经》："失欠，下齿龋，颊肿，下关主之。"②《针灸铜人》："偏风，口目㖞，牙车脱臼。"③《针灸图翼》："耳鸣耳聋，痛痒出脓。"

4. 乳根 Rǔgēn

【定位】 在胸部，当乳头直下，乳房根部，第5肋间隙，距前正中线4寸（图33）。

【解剖】 穴下为皮肤、皮下组织、胸大肌、腹外斜肌、第5肋间结构。其深面，除胸内筋膜、胸膜和肺外，左侧穴位内侧有心包及其内的心脏，右侧则有膈、肝的上缘。

【功效】 宽胸利气，通乳化瘀。

【主治】 乳汁不足，乳腺炎，哮喘，慢性支气管炎，胸膜炎，肋间神经痛，臂丛神经痛。

5. 不容 Bùróng

【定位】 在上腹，当脐中上6寸，距前正中线2寸（图34）。

【解剖】 穴下为皮肤、皮下组织、腹直肌鞘及腹直肌、第7肋间结构、胸横肌、胸膜腔、膈肌；再深入，右侧有肝脏，左侧为胃。

【功效】 调中和胃，理气镇痛。

【主治】 胃炎，胃扩张，呕吐，消化不良，腹痛，肋间神经痛，肩臂部诸肌痉挛或萎缩。

6. 梁门 Liángmén

【定位】 在上腹部，当脐中上4寸，距前正中线2寸（图35）。

【解剖】 穴下为皮肤、皮下组织、腹直肌鞘及鞘内腹直肌、腹横筋膜、腹膜下筋膜。

【功效】 和胃理气，健脾调中。

【主治】 胃痉挛，溃疡病，胃炎，胃神经官能症，肠炎，痢疾，消化不良。

【附注】 ①《针灸甲乙经》："胁下积气结痛，梁门主之。"②《针灸大成》："梁门主胁下积气，食饮不思，大肠滑泄，完谷不化。"

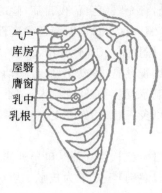

气户
库房
屋翳
膺窗
乳中
乳根

图33 乳根取穴

仰卧位，乳头直下，在第5肋间隙中取穴

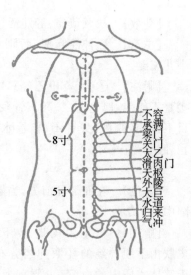

8寸

5寸

不容
承满
梁门
关门
太乙
滑肉门

巨阙
上脘
中脘
建里
下脘
水分
神阙

图34 **不容取穴**

仰卧位，在脐上6寸，巨阙穴（任脉）旁开2寸处取穴

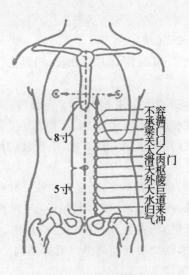

图 35　**梁门取穴**

仰卧位,在脐上 4 寸,中脘
穴(任脉)旁开 2 寸处取穴

7. 天枢 Tiānshū

【定位】　在腹中部,脐中旁开 2 寸(图 36)。

【解剖】　穴下为皮肤、皮下组织、腹直肌鞘前层、腹直肌、腹直肌鞘后层、腹横筋膜、腹膜下筋膜。腹腔内穴位相对应的器官是大网膜、小肠。

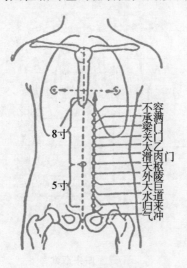

图 36　**天枢取穴**

仰卧位,在脐中旁开 2 寸处取穴

【特性】 大肠募穴。

【功效】 调中和胃,理气健脾。

【主治】 急性胃肠炎,小儿腹泻,痢疾,便秘,胆囊炎,肝炎,痛经,子宫内膜炎,内异症。

【附注】 ①《针灸大成》:"天枢主妇人女子癥瘕,血结成块,漏下赤白,月事不时。"②《针灸甲乙经》:"腹胀肠鸣,气上冲胸,不能久立,腹中切痛,濯濯,冬日重感于寒则泄,当脐而痛,肠胃间游气切痛,食不化,不嗜食,身肿,侠脐急,天枢主之。"

8. 归来 Guīlái

【定位】 在下腹部,当脐中下 4 寸,距前正中线 2 寸(图 37)。

【解剖】 穴下为皮肤、皮下组织、腹直肌鞘前层、腹直肌、腹直肌鞘后层、腹横筋膜、腹膜下筋膜(腹膜壁层)。在腹膜外脂肪组织层中,有髂外血管、腹壁下动静脉、生殖股神经和髂外的淋巴结及其连属淋巴管等结构。

【功效】 活血化瘀,调经镇痛。

【主治】 ①妇产科系统疾病:月经不调,痛经,盆腔炎,白带,闭经,卵巢炎,子宫内膜炎;②泌尿生殖系统疾病:睾丸炎,小儿腹股沟疝,阴茎痛,男女生殖器疾病。

【附注】 ①《针灸大成》:"归来主小腹奔豚,卵上入腹,引茎中痛,七疝,妇人血脏积冷"。②现代文献报道,针灸归来穴可以治疗尿潴留、慢性附件炎,对尿潴留时间长者可加灸神阙。

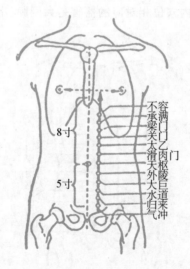

图 37 归来取穴

仰卧位,在水道下 1 寸,中极穴

(任脉)旁开 2 寸处取穴

9. 梁丘 Liángqiū

【定位】　屈膝,在大腿前面,当髂前上棘与髌底外侧端的连线上,髌底上 2 寸(图 38)。

【解剖】　穴下为皮肤、皮下组织、股外侧肌。皮肤由股外侧皮神经和股神经前皮支双重分布。

【特性】　足阳明胃经郄穴。

【功效】　理气和胃,通经活络。

【主治】　胃病,腹泻,乳腺炎,痛经,风湿性关节炎,髌上滑囊炎,髌骨软化症,膝关节病变。

【附注】　①《针灸甲乙经》:"大惊乳痛,梁丘主之。"②《针灸大成》:"梁丘主膝脚腰痛,冷痹不仁,跪难屈伸,足寒,大惊,乳肿痛。"③现代医学文献报道,艾灸梁丘穴可以治疗急性胃痛、急性腹泻。

10. 犊鼻 Dúbí

【定位】　屈膝,在膝部,髌骨与髌韧带外侧凹陷中(图 39)。

【解剖】　穴下为皮肤、皮下组织、膝关节囊。皮肤有股前皮神经分布。深层有膝关节腔。

【功效】　通经活络,消肿镇痛。

【主治】　膝关节炎,膝部神经痛或麻木,脚气,下肢瘫痪,足跟痛。

11. 足三里 Zúsānlǐ

【定位】　在小腿前外侧,当犊鼻下 3 寸,距胫骨前缘 1 横指(中指)(图 40)。

【解剖】　穴下为皮肤、皮下组织、胫骨前肌、长伸肌、小腿骨间膜。皮肤由腓肠外侧皮神经分布。

【特性】　足阳明胃经合穴,五行属土;胃下合穴。

【功效】　健脾和胃,扶正培元,通经

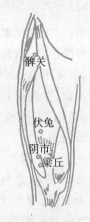

图 38　**梁丘取穴**

正坐屈膝位,在膝髌上外缘上 2 寸凹陷处,当髂前上棘与髌骨外上缘之连线上取穴

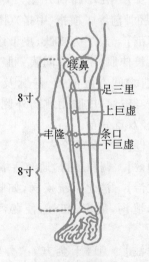

图 39　**犊鼻取穴**

正坐屈膝位,在髌骨下方,髌韧带外侧凹陷处取穴

活络,升降气机。

【主治】 ①消化系统疾病:胃病,肠炎,十二指肠溃疡,胰腺炎,阑尾炎,肠梗阻,肝炎,消化不良,小儿厌食等;②妇科病:月经不调,盆腔炎;③生殖系统病:遗尿,阳痿,遗精;④神经系统病:头痛,失眠,神经衰弱等。

【附注】 ①《四穴总歌》:"肚腹三里留。"②《太平圣惠方》:"凡人三十岁以上,若不灸三里,令气上眼间,所以三里下气也。"③《通玄指要赋》:"三里却五老之羸瘦、冷痹肾败。"④《灵枢》:"邪在脾胃……皆调于三里。"⑤现代研究表明,足三里穴能增强机体免疫力,调节血细胞。

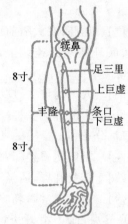

图 40 **足三里取穴**

正坐屈膝位,于外膝眼(犊鼻)直下一夫(3寸),距离胫骨前嵴1横指处取穴。或用手从膝盖正中往下摸取胫骨粗隆,在胫骨粗隆外下缘直下1寸处是穴

12. 上巨虚 Shàngjùxū

【定位】 在小腿前外侧,当犊鼻下6寸,距胫骨前缘1横指(中指)(图41)。

【解剖】 穴下为皮肤、皮下组织、胫骨前肌、长伸肌、小腿骨间膜。胫骨前肌和长伸肌之间有胫前动、静脉及伴行的腓深神经经过。皮肤由腓肠外侧皮神经和隐神经双重分布。

【特性】 大肠下合穴。

【功效】 调和肠胃,通经活络。

【主治】 消化系统疾病,如阑尾炎,胃肠炎,泄泻,痢疾,疝气,便秘,消化不良等。

【附注】 ①《千金方》:"骨髓冷疼痛,灸上廉七十壮。"②《针灸甲乙经》:"大肠有热,肠鸣腹痛,侠脐痛,食不化,喘,不能久立,巨虚上廉主之。"③现代研究表明,上巨虚能治疗急性肠炎、阑尾炎。

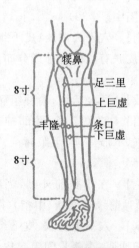

图 41 **上巨虚取穴**

正坐屈膝位,于外膝眼(犊鼻)直下两夫(6寸),距离胫骨前嵴1横指处取穴

13. 下巨虚 Xiàjùxū

【定位】 在小腿前外侧,当犊鼻下 9 寸,距胫骨前缘 1 横指(中指)(图 42)。

【解剖】 穴下为皮肤、皮下组织、胫骨前肌(腱)、(踇)长伸肌、小腿骨间膜。胫骨前肌和长伸肌之间有胫前动、静脉及伴行的腓深神经经过。皮肤由腓肠外侧皮神经和隐神经双重分布。

【功效】 小肠下合穴。

【功效】 调肠胃,通经络,安神志。

【主治】 消化系统疾病,如急慢性肠炎,急慢性肝炎,胰腺炎等;癫痫,精神病,肋间神经痛;下肢瘫痪,下肢麻痹痉挛。

【附注】 ①《针灸甲乙经》:"乳痈惊痹,胫肿,足跗不收,跟痛,巨虚下廉主之。"②《灵枢》:"小肠病者,小腹痛,腰脊控睾而痛……取之巨虚下廉。"

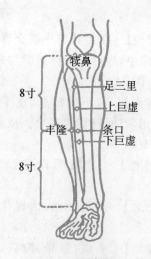

图 42 **下巨虚取穴**

正坐屈膝位,在犊鼻下 9 寸,距胫骨前嵴约 1 横指处。当犊鼻与解溪穴的连线上取穴

14. 丰隆 Fēnglóng

【定位】 在小腿前外侧,当外踝尖上 8 寸,条口外,距胫骨前缘 2 横指(中指)(图 43)。

【解剖】 穴下为皮肤、皮下组织、趾长伸肌、腓骨长肌、腓骨短肌。针由皮肤、皮下组织进外侧缘处,入趾长伸肌由伴行于胫前动、静脉的腓深神经支配,腓骨长、短肌由腓浅神经支配。

【特性】 足阳明胃经络穴。祛痰要穴。

【功效】 健脾化痰,和胃降逆,开窍。

【主治】 咳嗽,痰多,哮喘,头痛,眩晕,癫狂病,下肢痿痹,水肿。

【附注】 ①《千金方》:"丰隆,丘墟主胸痛如刺。"②《玉龙歌》:"痰多宜向丰隆刺。"③《针灸甲乙经》:"厥头痛,面浮肿,烦心,狂见鬼,善笑不休,发于外有所大喜,喉痹不能言,丰隆主之。"

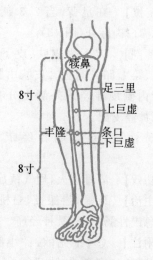

图 43 **丰隆取穴**

正坐屈膝位,在犊鼻下 8 寸,距胫骨前嵴约 2 横指处

15. 解溪 Jiěxī

【定位】 在足背与小腿交界处的横纹中央凹陷中,当(踇)长伸肌腱与趾长伸肌腱之间(图44)。

【解剖】 穴下为皮肤、皮下组织、小腿十字韧带、胫腓韧带联合。皮肤由腓浅神经分布。

【特性】 足阳明胃经经穴,五行属火。

【功效】 舒筋活络,清胃化痰,镇惊安神。

【主治】 头痛,眩晕,癫狂,腹胀,便秘,下肢痿痹,足踝肿痛。

【附注】 ①《针灸甲乙经》:"热病汗不出,善噫,腹胀满,胃热谵语,解溪主之。"②《千金方》:"解溪、阳跷主癫痫。"③《百症赋》:"惊悸怔忡,取阳交、解溪勿误。"

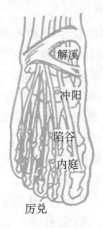

图44 **解溪取穴**

正坐垂足或仰卧位,平齐外踝高点,在足背与小腿交界处的横纹中,(踇)长伸肌腱与趾长伸肌腱之间处取穴

16. 内庭 Nèitíng

【定位】 在足背,当2、3趾间,趾蹼缘后方赤白肉际处(图45)。

【解剖】 穴下为皮肤、皮下组织、趾短伸肌、第2跖骨间隙。皮肤由腓浅神经的足背内侧皮神经的外侧支分布。肌肉由腓深神经支配。

【特性】 足阳明胃经荥穴,五行属水。

【功效】 清胃泻火,理气镇痛。

【主治】 牙痛,齿龈炎,扁桃体炎,胃痉挛,急慢性肠炎,三叉神经痛。

【附注】 ①《玉龙歌》:"小腹胀满气攻心,内庭二穴要先针。"②《针灸甲乙经》:"四厥,手足闷者,使人久持之,逆冷胫痛,腹胀皮痛,善伸数欠,恶人与水,振寒,嗌中引外痛,热病汗不出,下齿痛,恶

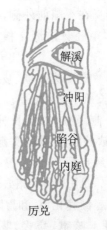

图45 **内庭取穴**

正坐垂足或仰卧位,在第2跖趾关节前方,2、3趾缝间的纹头处取穴

寒目急,喘满寒栗,龈口噤僻,不嗜食,内庭主之。"

17. 厉兑 Lìduì

【定位】 在足第 2 趾末节外侧,距趾甲角 0.1 寸(指寸)(图 46)。

【解剖】 穴下为皮肤、皮下组织、趾长伸肌第 2 趾肌腱的外侧束。皮肤由腓浅神经的足背骨侧皮神经的外侧支分布。趾长伸肌及第 2 趾伸肌由腓深神经支配。

【特性】 足阳明胃经井穴,五行属金。

【功效】 清热和胃,苏厥醒神,通经活络。

【主治】 休克,癫痫,癔病,鼻炎,牙痛,扁桃体炎,胃炎,下肢麻痹。

【附注】 ①《千金方》:"厉兑、条口、三阴交,主胫寒不得卧。"②《神应经》:"尸厥如死及不知人事,灸厉兑三壮。"③《百症赋》:"梦魇不宁,厉兑相谐于隐白。"

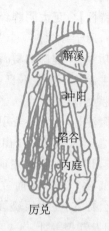

图 46 **厉兑取穴**
正坐垂足或仰卧位,
在第 2 趾外侧,距趾甲角
0.1 寸处取穴

(四)足太阴脾经

1. 隐白 Yǐnbái

【定位】 在足大趾末节内侧,距趾甲角 0.1 寸(图 47)。

【解剖】 穴下为皮肤、皮下组织、(踇)趾纤维鞘、(踇)长伸肌腱内侧束。

【特性】 足太阴脾经井穴,五行属木。

【功效】 调经统血,健脾定惊。

【主治】 ①出血性疾病:月经量多,牙龈出血,出鼻血,尿血,便血,吐血。②消化疾病:消化道出血,腹膜炎,胃肠炎。③癫狂,梦魇,多梦,惊风等。

【附注】 ①《杂病穴法歌》:"尸厥百会一穴美,更针隐白效昭昭。"②《针灸甲乙经》:"气喘,热病,衄不止,烦心善悲,腹胀,暴泄,膈中闷,呕吐,不欲饮食,隐白主之。"

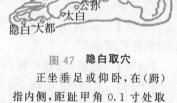

图 47 **隐白取穴**
正坐垂足或仰卧,在(踇)指内侧,距趾甲角 0.1 寸处取穴

2. 公孙 Gōngsūn

【定位】 在足内侧缘,当第 1 跖骨基底的前下方,赤白肉际(图 48)。

【解剖】 穴下为皮肤、皮下组织、(踇)展肌(腱)、(踇)短屈肌。皮肤由腓浅神经的分支,足背内侧皮神经的内侧支和隐神经双重分布。浅筋膜内有血管网及少量的脂肪。

【特性】 足太阴脾经络穴。八脉交会穴之一,通于冲脉。

【功效】 健脾和胃,调理冲任。

【主治】 消化不良,胃肠痉挛,胃肠炎,腹膜炎,肝炎。

【附注】 ①《针灸甲乙经》:"凡好太息,不嗜食,多寒热,汗出,病至则善呕,呕已乃衰,即取公孙及井俞。"②《标幽赋》:"脾冷胃疼,泻公孙而立愈。"③《医宗金鉴》:"公孙穴,主治痰壅胸膈,肠风下血,积块及妇人气蛊等证。"

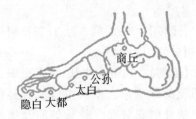

图 48　公孙取穴

正坐垂足或仰卧位,在第 1 跖骨基底前下缘,赤白肉际处取穴

3. 三阴交　Sānyīnjiāo

【定位】 在小腿内侧,当足内踝尖上3寸,胫骨内侧缘后方(图 49)。

【解剖】 穴下为皮肤、皮下组织、趾长屈肌(腱)、(踇)长屈肌(腱)。皮肤由隐神经分布。皮下组织内有隐神经和起于足背静脉网内侧的大隐静脉,神经和静脉并行。

【特性】 足太阴脾经、足厥阴肝经、足少阴肾经交会穴。

【功效】 健脾胃,益肝肾,调经带。

【主治】 ①消化疾病:消化不良,胃肠痉挛,胃肠炎,腹膜炎,肝炎。②泌尿生殖疾病:月经失调,功能性子宫出血,痛经,更年期综合征,阴道炎,盆腔炎,子宫下垂,尿道炎,尿失禁。③神经系统疾病:癫痫,精神分裂症,神经衰弱,抑郁症。

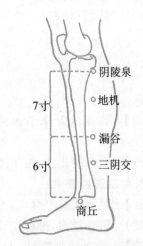

图 49　三阴交取穴

正坐或仰卧位,在内踝高点上3寸,胫骨内侧面后缘取穴

【附注】 ①《针灸甲乙经》:"足下热,胫痛不能久立,湿痹不能行,三阴交主之。"②《胜玉歌》:"阴交针入下胞衣。"③《资生经》:"足踝以上病,宜灸三阴交、绝骨、昆仑。"④《杂病穴法歌》:"呕噎阴交不可饶,死胎阴交不可缓。"

4. 地机 Dìjī

【定位】 在小腿内侧,当内踝尖与阴陵泉的连线上,阴陵泉下 3 寸(图50)。

【解剖】 穴下为皮肤、皮下组织、三头肌、趾长屈肌、胫骨后肌。皮肤由隐神经分布。皮下组织内的脂肪组织增多,有隐神经和大隐静脉伴行经过。

【特性】 足太阴脾经郄穴。

【功效】 健脾渗湿,调经止带。

【主治】 ①泌尿生殖疾病:痛经,功血,月经不调,盆腔炎,遗精遗尿;②消化疾病:胃肠炎,消化不良等。本穴出现压痛可提示消化系统疾病。

【附注】 ①《针灸甲乙经》:"溏瘕,腹中痛,脏痹,地机主之。"②《针灸大成》:"主腰痛不可俯仰,溏泄,腹胁胀,水肿腹坚,不嗜食,女子癥瘕,按之如汤沃股内至膝。"

5. 阴陵泉 Yīnlíngquán

【定位】 在小腿内侧,当胫骨内侧髁后下方凹陷处(图51)。

【解剖】 穴下为皮肤、皮下组织、缝匠肌(腱)、半膜肌及半腱肌(腱)。皮肤由隐神经分布。皮下组织内除隐神经之外,还有与神经伴行的大隐静脉。

【特性】 五输穴之合穴,五行属水。

【功效】 健脾渗湿,益肾固精,清利通络。

【主治】 ①泌尿生殖系统疾病:尿潴留,尿失禁,尿路感染,肾炎,水肿,遗精,阳痿,腰痛,月经不调;②消化疾病:胃肠炎,消化不良等。

【附注】 ①《针灸甲乙经》:"妇人阴中痛,少腹坚急痛,阴陵泉主之。"②《百

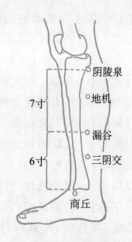

图 50　**地机取穴**

正坐或仰卧位,在阴陵泉直下 3 寸,当阴陵泉与三阴交的连线上,胫骨内侧面后缘处取穴

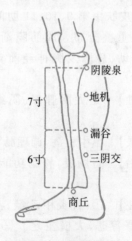

图 51　**阴陵泉取穴**

正坐屈膝或仰卧位,在胫骨内侧髁后下方约平胫骨粗隆下缘处取穴

《症赋》："阴陵水分去水肿之脐盈。"③《杂病穴法歌》："心胸痞满阴陵泉，小便不通阴陵泉。"

6. 血海 Xuèhǎi

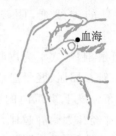

【定位】 屈膝，在大腿内侧，髌底内侧端上 2 寸，当股四头肌内侧头的隆起处(图 52)。

【解剖】 穴下为皮肤、皮下组织、股四头肌内侧肌（股内侧肌）。皮肤由股前皮神经分布。浅筋膜和大腿前阔筋膜内脂肪较厚，有隐神经和大隐静脉行经。

图 52 **血海取穴**
正坐屈膝，左手掌按在右髌骨上，掌心对准髌骨顶端，拇指向内侧，当拇指尖所到之处是穴

【功效】 调经统血，健脾化湿。

【主治】 ①妇科病：月经不调，痛经，不孕；②皮肤病：湿疹，荨麻疹，皮肤瘙痒症，神经性皮炎；③膝关节炎，下肢溃疡。

【附注】 ①《针灸甲乙经》："妇人漏下，若血闭不通，逆气胀，血海主之。"②《医学入门》："此穴极治妇人血崩，血闭不通。"③《胜玉歌》："热疮臁内年年发，血海寻来可治之。"

7. 大横 Dàhéng

【定位】 在腹中部，脐中旁开 4 寸(图 53)。

【解剖】 穴下为皮肤、皮下组织、腹外斜肌、腹内斜肌、腹横肌、腹横筋膜、腹膜下筋膜。皮肤由第 9、10、11 肋间经神经的前皮支重叠分布。浅筋膜渐薄，内有腹壁浅动、静脉及胸神经前支和外侧支。

【特性】 足太阴脾经、阴维脉交会穴。

【功效】 温中止泻，调理肠胃。

【主治】 胃肠炎，胃肠功能紊乱，便秘。

【附注】 ①《针灸甲乙经》："大风逆气，多寒善悲，大横主之。"②《千金方》："四肢不可举动，多汗洞痢，灸大横随年壮。"

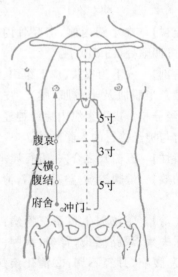

图 53 **大横取穴**
仰卧位，在脐中(神阙)旁开 4 寸处取穴

(五)手少阴心经

1. 少海 Shàohǎi

【定位】 屈肘,在肘横纹内侧端与肱骨内上髁连线的中点处(图54)。

【解剖】 穴下为皮肤、皮下组织、旋前圆肌、肱肌。皮肤由前臂内侧皮神经分布。在皮下组织内有贵要静脉,该静脉接受前臂正中静脉或肘正中静脉的注入。

【特性】 手少阴心经合穴,五行属水。

【功效】 养阴清心,宁心安神。

【主治】 心悸、心痛、心慌,癫狂,头晕头痛,肾经衰弱,手臂痛、麻木。

【附注】 ①《针灸甲乙经》:"风眩头痛,少海主之。"②《百症赋》:"且如两臂顽麻,少海就傍于三里。"③《针灸大成》:"少海主肘挛腋胁下痛,四肢不得举。"

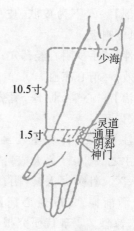

图54 **少海取穴**

屈肘,在肘横纹尺侧纹头凹陷处取穴

2. 通里 Tōnglǐ

【定位】 前臂掌侧,当尺侧腕屈肌腱的桡侧缘,腕横纹上1寸(图55)。

【解剖】 穴下为皮肤、皮下组织、桡侧腕屈肌、指深屈肌、旋前方肌。

【特性】 手少阴心经络穴。

【功效】 清心火,安心神。

【主治】 心痛、心悸,怔忡,舌强不语,暴喑,面红,虚烦不眠,盗汗,腕臂痛。

【附注】 ①《针灸铜人》:"治悲恐,目眩,头痛。"②《医宗金鉴》:"主治温病,面热无汗,懊恼,心悸恐慌。"

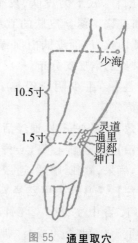

图55 **通里取穴**

仰掌,在尺侧腕屈肌腱桡侧缘,当神门与少海连线上,腕横纹上1.5寸处取穴

3. **阴郄** Yīnxì

【定位】 在前臂掌侧,当尺侧腕屈肌腱的桡侧缘,腕横纹上 0.5 寸(图 56)。

【解剖】 穴下为皮肤、皮下组织、尺侧腕屈肌桡侧缘。

【特性】 手少阴心经郄穴。

【功效】 清心凉血。

【主治】 心痛,惊悸,骨蒸盗汗,吐血,衄血、失音。

【附注】 ①《针灸甲乙经》:"惊,心痛,阴郄主之。"②《针灸大成》:"阴郄主鼻衄,吐血。"③《针灸铜人》:"阴郄治是失喑不能言,洒淅振寒,厥逆心痛,霍乱胸中满,衄血,惊恐。"④现代研究报道,针刺阴郄穴,对实验性家兔的急性心肌缺血有显著改善作用。

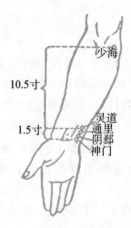

图 56 **阴郄取穴**

仰掌,在尺侧腕屈肌腱桡侧缘,腕横纹上 0.5 寸处取穴

4. **神门** Shénmén

【定位】 在腕部,腕掌侧横纹尺侧端,尺侧腕屈肌腱的桡侧凹陷处(图 57)。

【解剖】 穴下为皮肤、皮下组织、尺侧腕屈肌腱桡侧缘。皮肤的皱纹致密,形成腕远侧横纹,该部皮肤由前臂内侧皮神经和尺神经的掌皮支分布。

【特性】 手少阴心经输穴,五行属土;心经原穴。

【功效】 宁心安神,通经活络。

【主治】 心烦,心痛,心悸,惊悸,失眠,健忘,痴呆,癫狂,嗜睡,遗尿。

【附注】 ①《针灸甲乙经》:"遗溺,关门及神门、委中主之。"②《针灸铜人》:"疟,心烦。"③《针灸大成》:"神门主心性痴呆,健忘。"

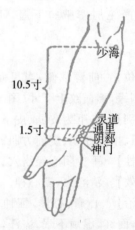

图 57 **神门取穴**

仰掌,在尺侧腕屈肌桡侧缘,腕横纹上取穴

5. **少冲** Shàochōng

【定位】 在手小指末节桡侧,距指甲根 0.1 寸(指寸)(图 58)。

【解剖】 穴下为皮肤、皮下组织、指甲根。皮薄,由尺神经的指背支分布。皮下筋膜较致密,有少量的纤维束连于皮肤的真皮层和指骨的骨膜。除有尺神经的指背支经过外,还有指掌侧固有动脉的指背支和掌背动脉的指背动脉形成的血管网。

【特性】 手少阴心经井穴,五行属木。

【功效】 清热息风,醒神开窍。

【主治】 热病,昏迷,心悸,心痛,癫狂,胸胁痛,胸满气急,手挛臂痛。

【附注】 ①《百症赋》:"发热仗少冲、曲池之津。"②《针灸图翼》:"少冲主心火炎上,眼赤。"③《针灸大成》:"少冲主热病烦满,上气咽干渴,目黄。"

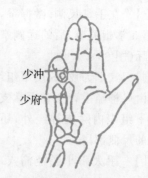

图 58 **少冲取穴**

微握拳,掌心向下,小指上翘,在小指桡侧,距指甲角 0.1 寸处取穴

(六)手太阳小肠经

1. 少泽 Shàozé

【定位】 在手小指末节尺侧,距指甲根角 0.1 寸(指寸)(图 59)。

【解剖】 穴下为皮肤、皮下组织、指甲根。

【特性】 手太阳小肠经井穴,五行属金。

【功效】 清热利咽,通乳开窍。

【主治】 乳腺炎,乳汁分泌不足,昏迷,热病,头痛,目赤,咽喉肿痛,耳聋,耳鸣。

【附注】 ①《医宗金鉴》:"少泽主鼻衄不止,妇人乳肿。"②《百症赋》:"攀睛攻少泽、肝俞之所。"③《针灸甲乙经》:"振寒,小指不用,寒热汗不出,头痛,喉痹,舌卷,口中热,烦心,心痛,臂内廉及胁痛,瘛疭,聋,咳,口干,头痛不可顾,少泽主之。"

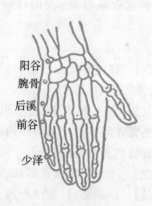

图 59 **少泽取穴**

微握拳,掌心向下,伸小指,在小指尺侧,距指甲角 0.1 寸处取穴

2. 后溪 Hòuxī

【定位】 在手掌尺侧，微握拳，当小指本节(第5掌指关节)后的远侧掌横纹头赤白肉际(图60)。

【解剖】 穴下为皮肤、皮下组织、咬肌。皮肤由尺神经手背支和手掌支双重分布。皮下组织内除皮神经外，还有手背静脉网的尺侧部。

【特性】 手太阳小肠经输穴，五行属木。

【功效】 清心安神，通经活络。

【主治】 头颈背腰僵硬疼痛，手臂疼痛麻木，目赤耳聋，咽喉肿痛，盗汗，癫狂。

【附注】 ①《针灸甲乙经》："寒热颈颔肿，后溪主之；狂互引癫疾数发，后溪主之。"②《太平圣惠方》："后溪主肘臂腕重难屈伸，五指尽痛，不可掣也。"③《拦江赋》："后溪专治督脉病，癫狂此穴治还轻。"

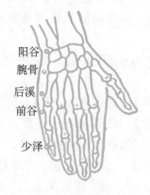

图60 **后溪取穴**
微握拳，在第5掌指关节尺侧后方，第5掌骨小头后缘，赤白肉际处取穴

3. 养老 Yǎnglǎo

【定位】 在前臂背面尺侧，当尺骨小头近端桡侧凹陷中(图61)。

【解剖】 穴下为皮肤、皮下组织、前臂筋膜、前臂骨间膜。皮下组织内有皮神经、贵要静脉和头静脉的伴行。

【特性】 手太阳小肠经郄穴。

【功效】 清利头目，通络舒筋。

【主治】 头痛，眼痛，目视不明，急性腰痛，落枕，颈椎病。

【附注】 ①《针灸甲乙经》："肩痛欲折，臑如拔，手不能自上下，养老主之。"②《针灸铜人》："养老主目视不明。"③《玉龙经》："养老主肩背强急，眼痛。"

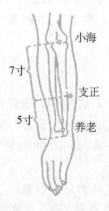

图61 **养老取穴**
掌心向下，用另一手指按捺在尺骨小头的最高点上；然后掌心转向胸部，当手指滑入的骨缝中是穴

4. 肩贞 Jiānzhēn

【定位】 在肩关节后下方，臂内收时，腋后纹头上1寸（指寸）(图62)。

【解剖】 穴下为皮肤、皮下组织、三角肌筋膜、三角肌、肱三头肌、大圆肌、背阔肌。皮肤由腋神经的下支臂上外侧皮神经分布。皮下组织致密，富有脂肪。

【功效】 聪耳，通络。

【主治】 耳鸣，耳聋，肩背疼痛麻木、活动不利，乳腺疾病。

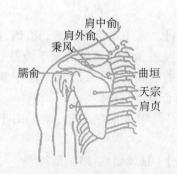

图62 **肩贞取穴**

正坐垂肩位，在肩关节后下方，当上臂内收时，当腋后纹头直上1寸处取穴

【附注】 ①《针灸甲乙经》："寒热，项疬，适耳鸣无闻，引缺盆肩中热痛，手臂麻痹不举，肩贞主之。"②《针灸大成》："肩贞主伤寒寒热，耳鸣耳聋，缺盆肩中热痛，风痹，手足麻木不举。"③《类经图翼》："肩贞主颔肿。"

5. 天宗 Tiānzōng

【定位】 在肩胛部，当冈下窝中央凹陷处，与第4胸椎相平 (图63)。

【解剖】 穴下为皮肤、皮下组织、斜方肌筋膜、斜方肌、冈下肌。皮厚，由第3、4、5胸神经后支的外侧皮神经重叠分布。皮下组织内布有旋肩胛动、静脉的分支。

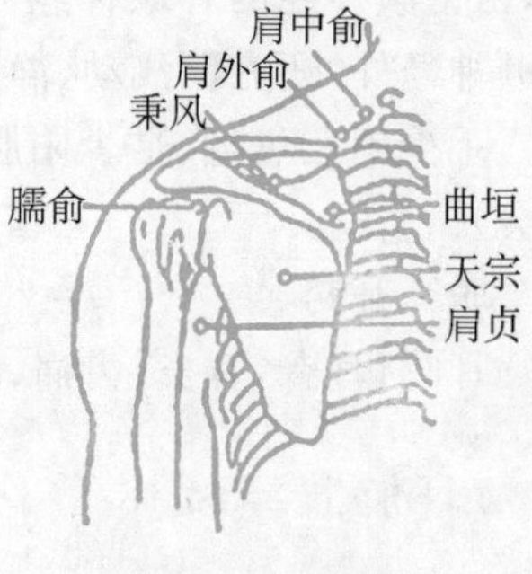

图63 **天宗取穴**

正坐或俯伏位，在冈下缘与肩胛骨下角的等分线上，当上、中1/3交点处

【功效】 舒筋活络，理气消肿。

【主治】 乳腺炎，乳腺增生，肩背痛，气喘。

【附注】 ①《针灸甲乙经》："肩重，肘臂痛不可举，天宗主之。"②《针灸铜人》："肩胛痛，臂肘外后廉痛，颊颔肿，天宗主之。"

6. 颧髎 Quánliáo

【定位】 在面部，当目外眦直下，颧骨下缘凹陷处（图64）。

【解剖】 穴下为皮肤、皮下组织、颧肌、咬肌、颞肌。皮肤由上颌神经的眶下神经分布。皮下组织内的筋膜疏松，以纤维束连于真皮和肌质，其间有面横动、静脉经过。

【特性】 手少阳三焦经、手太阳小肠经交会穴。

【功效】 祛风镇痉，清热消肿。

【主治】 面瘫，目痛，齿痛，三叉神经痛，面部其他疾病。

【附注】 ①《针灸铜人》："口㖞，面赤目黄，眼睑动不止，颧髎主之。"②《循经考穴编》："天吊风，口眼㖞斜睑动。"

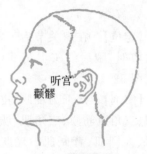

图64 **颧髎取穴**
正坐或仰卧位，在目外眦直下，颧骨下缘凹陷处取穴

7. 听宫 Tīnggōng

【定位】 在面部，耳屏前，下颌骨髁状突的后方，张口时呈凹陷处（图65）。

【解剖】 穴下为皮肤、皮下组织、外耳道软骨。皮肤薄，由下颌神经的耳颞神经分布。皮下组织内除耳颞神经外，还有颞浅动、静脉。

【特性】 手少阳三焦经、足少阳胆经与手太阳小肠经交会穴。

【功效】 聪耳开窍。

【主治】 耳鸣，耳聋，耳炎，齿痛，头痛。

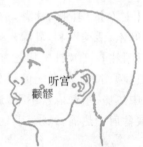

图65 **听宫取穴**
正坐或仰卧位，在耳屏与下颌关节之间，微张口呈凹陷处取穴

（七）足太阳膀胱经

1. 攒竹 Cuánzhú

【定位】 在面部，当眉头陷中，眶上切迹处。

【解剖】 穴下为皮肤、皮下组织、枕额肌、眼轮匝肌（图66）。

【功效】 清热明目，祛风通络。

【主治】 头痛，眉棱骨痛，目视不明，目赤肿痛，眼睑睑动，近视，眼睑下垂，面瘫，腰痛。

【附注】 ①《针灸甲乙经》："头风病，鼻衄衄，眉头痛，泣出，善嚏。"②《针灸铜人》："攒竹治

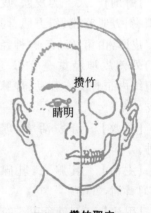

图66 **攒竹取穴**
正坐仰靠或仰卧位，在眉毛内侧端，眶上切迹处取穴

眼中赤痛及睑眮动。"③《针灸大成》: "攒竹主目晄晄,视物不明,泪出目眩,瞳子痒,目懵,眼中赤痛及眼睑眮动不得卧。"

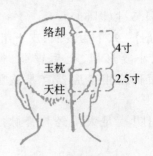

图 67　**天柱取穴**

正坐低头或俯卧位,在项后发际旁1.3寸,当内斜方肌之外侧取穴

2. 天柱 Tiānzhù

【定位】　在项部,大筋(斜方肌)外缘之后发际凹陷中,约当后发际正中旁开 1.3 寸(图 67)。

【解剖】　穴下为皮肤、皮下组织、项筋膜、斜方肌、头夹肌、头半棘肌、头后大直肌。皮肤厚而坚韧,由枕下神经皮支分布。

【功效】　清头目,强筋骨。

【主治】　头痛,眩晕,神经衰弱,失眠,颈椎病,腰扭伤,眼痛,鼻炎,鼻出血,咽喉炎等。

【附注】　①《针灸甲乙经》:"咽肿难言,天柱主之。"②《千金方》:"天柱,主不知香臭。"③《针灸大成》:"天柱主项强不可回顾。"

3. 大杼 Dàzhù

【定位】　在背部,当第1胸椎棘突下,旁开 1.5 寸(图 68)。

【解剖】　穴下为皮肤、皮下组织、斜方肌、菱形肌、上后锯肌、骶棘肌。皮肤由第7颈神经和第1、2胸神经后支的内侧支分布。浅筋膜致密,由脂肪及纤维束组成。

【特性】　手足太阳经之交会穴;八会穴之一,骨会大杼。

【功效】　强筋骨,清邪热。

【主治】　颈腰椎病,腰扭伤,膝关节骨质增生,哮喘,肺炎,咽炎,感冒,头痛,癫痫。

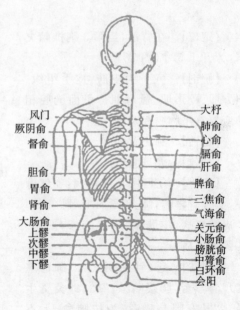

图 68　**大杼取穴**

正坐低头或俯卧位,在第 1 胸椎棘突下,督脉旁开 1.5 寸处取穴

4. 风门 Fēngmén

【定位】　在背部,当第2胸椎棘突

下,旁开1.5寸(图69)。

【解剖】 穴下为皮肤、皮下组织、斜方肌、小菱形肌、上后锯肌、骶棘肌。里面胸腔相参应器官是胸膜腔及肺。

【特性】 足太阳经与督脉之交会穴。

【功效】 宣肺疏风,益阳固表。

【主治】 感冒,咳嗽,发热,哮喘,头痛,颈椎病,荨麻疹。

【附注】 ①《针灸甲乙经》:"督脉、足太阳之会,主风眩头痛。"②《针灸铜人》:"风门主伤寒颈项强。"③《针灸大成》:"风门主发背痈疽,身热,上气喘气,咳逆胸背痛。"

5. 肺俞 Fèishù

【定位】 在背部,当第3胸椎棘突下,旁开1.5寸(图70)。

【解剖】 穴下为皮肤、皮下组织、斜方肌、菱形肌、骶棘肌。里面胸腔相参应器官是胸膜腔及肺。

【特性】 肺之背俞穴。

【功效】 调理肺气。

【主治】 ①呼吸系统疾病:支气管炎,支气管哮喘,肺炎,百日咳,肺气肿。②皮肤疾病:皮肤瘙痒,荨麻疹,湿疹。③颈背腰痛。

【附注】 ①《针灸铜人》:"肺俞主传尸骨蒸劳,肺痿咳嗽。"②《针灸资生经》:"凡有喘与哮者,为按肺俞,无不酸痛疼,皆为缪刺肺俞,令灸而愈。"③《千金图翼》:"肺俞主泻五脏之热也。"

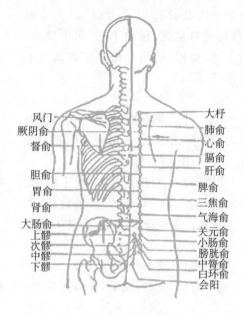

图69　风门取穴

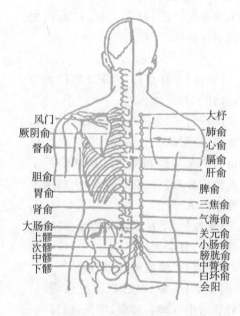

图70　肺俞取穴

俯卧位,在第3胸椎棘突下,身柱(督脉)旁开1.5寸处取穴

6. 厥阴俞 Juéyīnshù

【定位】　在背部,当第 4 胸椎棘突下,旁开 1.5 寸(图 71)。

【解剖】　穴下为皮肤、皮下组织、斜方肌、菱形肌、骶棘肌。该穴正对第 4 肋间隙。胸腔相参应器官是胸膜腔及肺。

【特性】　心包之背俞穴。

【功效】　宽胸理气,活血镇痛。

【主治】　心绞痛,心肌炎,风湿性心脏病,心外膜炎,神经衰弱,肋间神经痛。

7. 心俞 Xīnshù

【定位】　在背部,当第 5 胸椎棘突下,旁开 1.5 寸(图 72)。

【解剖】　穴下为皮肤、皮下组织、斜方肌、骶棘肌。皮肤由第 4～6 胸神经后支的内侧支重叠分布。该穴深部为第 5 肋间隙。胸腔相参应器官是胸膜腔及肺。

【特性】　心的背俞穴。

【功效】　宽胸理气,通络安神。

【主治】　冠心病,心绞痛,风湿性心脏病,心房纤颤,心动过速,心动过缓,失眠,神经衰弱,肋间神经痛,精神分裂症,癫痫,癔病。

【附注】　①《针灸甲乙经》:"寒热心痛,循循然,与背相引而痛,心俞主之。"②《针灸大成》:"心俞主呕吐不下食,健忘。"③《千金图翼》:"心俞主泻五脏之热。"

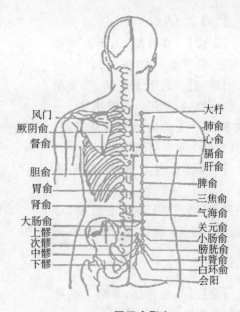

图 71　**厥阴俞取穴**

俯卧位,在第 4 胸椎棘突下,旁开 1.5 寸处取穴

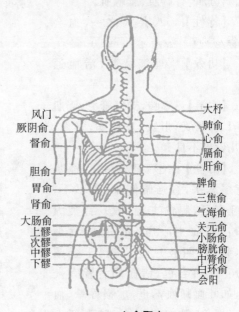

图 72　**心俞取穴**

俯卧位,在第 5 胸椎棘突下,神道(督脉)

旁开 1.5 寸处取穴

8. 督俞 Dūshù

【定位】 在背部，当第6胸椎棘突下，旁开1.5寸（图73）。

【解剖】 穴下为皮肤、皮下组织、斜方肌、骶棘肌。皮肤由第5～7胸神经后支的内侧支重叠分布。该穴深部为第6肋间结构。

【功效】 理气通络，温阳通脉。

【主治】 冠心病，心绞痛，心动过速，胃炎，膈肌痉挛，乳腺炎等。

9. 膈俞 Géshù

【定位】 在背部，当第7胸椎棘突下，旁开1.5寸（图74）。

【解剖】 穴下为皮肤、皮下组织、斜方肌、背阔肌、骶棘肌。

【特性】 八会穴之一，血会膈俞。

【功效】 理气宽胸，活血通脉。

【主治】 哮喘，支气管炎，膈肌痉挛，胃肠炎，肝炎，皮肤病，贫血，小儿营养不良。

【附注】 ①《针灸甲乙经》："背痛恶寒，脊强俯仰难，食不下，呕吐多涎，膈俞主之。"②《针灸大成》："膈俞主心痛，周痹，吐食翻胃，骨蒸，四肢怠堕。"③《千金图翼》："此血会也，诸血病者皆宜灸之，如吐血衄血不止，虚损昏晕，血热妄行，心肺二经呕血，脏毒便血不止。"

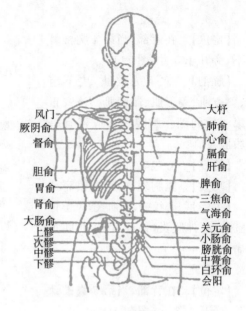

图73 督俞取穴

俯卧位，在第6胸椎棘突下，灵台（督脉）旁开1.5寸处取穴

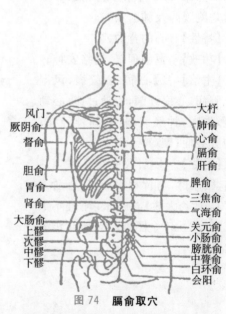

图74 膈俞取穴

俯卧位，肩胛骨下角平对第7胸椎棘突，于棘突下旁开1.5寸处取穴

10. 肝俞 Gānshù

【定位】 在背部,当第9胸椎棘突下,旁开1.5寸(图75)。

【解剖】 穴下为皮肤、皮下组织、斜方肌、背阔肌、骶棘肌。皮肤由第8～10胸神经后支外侧支重叠分布。穴位深部对第9肋间隙,胸、腹腔内则对应胸膜腔、肺、膈、肝、脾与胃。

【特性】 肝之背俞穴。

【功效】 疏肝利胆,养血明目。

【主治】 肝炎,胆囊炎,胃炎,胃痉挛,黄疸,眼睛干涩,眼疲劳,青光眼,夜盲症,神经衰弱症,肋间神经痛,精神病,妇科疾病。

【附注】 ①《针灸甲乙经》:"肝胀者,肝俞主之,亦取太冲。"②《千金方》:"肝俞、脾俞、志室,主两胁急痛。"③《针灸铜人》:"目生白翳,肝俞主之。"

11. 胆俞 Dǎnshù

【定位】 在背部,当第10胸椎棘突下,旁开1.5寸(图76)。

【解剖】 穴下为皮肤、皮下组织、背阔肌、下后锯肌、骶棘肌。皮肤由第9～11胸神经后支外侧支分布。腧穴在胸、腹腔内对应胸膜腔、肺、膈、肝、脾与胃。

【特性】 胆之背俞穴。

【功效】 疏肝利胆,清热化湿。

【主治】 肝炎,胆囊炎,胆石症,胆道蛔虫症,黄疸,肋间神经痛,失眠,癔病,高血压等。

【附注】 ①《针灸甲乙经》:"胸满呕无所出,口苦舌干,饮食不下,胆俞主之。"②《针灸铜人》:"胆俞治食不下,目黄。"③《针灸大成》:"胆俞主头痛,振寒汗不出,腋下肿胀。"

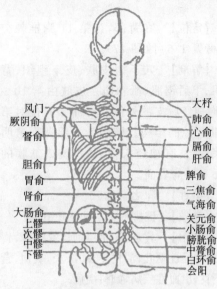

图 75 **肝俞取穴**

俯卧位,在第9胸椎棘突下,筋缩(督脉)旁开1.5寸处取穴

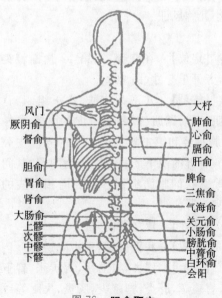

图 76 **胆俞取穴**

俯卧位,在第10胸椎棘突下,中枢(督脉)旁开1.5寸处取穴

风门
厥阴俞
督俞
胆俞
胃俞
肾俞
大肠俞
上髎
次髎
中髎
下髎

大杼
肺俞
心俞
膈俞
肝俞
脾俞
三焦俞
气海俞
关元俞
小肠俞
膀胱俞
中膂俞
白环俞
会阳

12. 脾俞 Píshù

【定位】 在背部，当第 11 胸椎棘突下，旁开 1.5 寸（图 77）。

【解剖】 穴下为皮肤、皮下组织、背阔肌、下后锯肌、骶棘肌。皮肤由第 10～12 胸神经后支的外侧支分布。穴位对第 11 肋间隙的结构。胸膜为一层薄而透明的浆膜，富有神经末梢，被覆胸内筋膜的内面和肺的表面。

【特性】 脾之背俞穴。

【功效】 健脾和胃，利湿升清。

【主治】 胃肠炎，胃下垂，胃痉挛，胃出血，神经性呕吐，消化不良，肝炎，贫血，营养不良，出血性疾病，妇科疾病。

【附注】 ①《千金方》："肝俞、脾俞、志室，主两胁急痛。"②《百症赋》："听宫，脾俞，祛残心下之悲凄。"③《针灸大成》："脾俞主腹胀、引胸背痛，多食身瘦……黄疸，善欠，不嗜食。"④《医宗金鉴》："脾俞主小儿脾风证。"

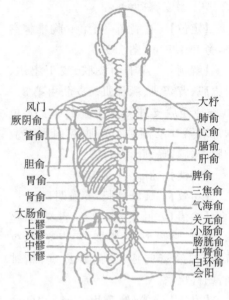

图 77　**脾俞取穴**

俯卧位，在第 11 胸椎棘突下，脊中（督脉）旁开 1.5 寸处取穴

13. 胃俞 Wèishù

【定位】 在背部，当第 12 胸椎棘突下，旁开 1.5 寸（图 78）。

【解剖】 穴下为皮肤、皮下组织、背阔肌、下后锯肌、骶棘肌。皮肤由第 11～12 胸神经和第 1 腰神经后支的外侧支分布。背部的浅下筋膜可以分为两层，其间有蜂窝状的脂肪组织。腹腔内相对应的器官为肾。

【特性】 胃之背俞穴。

【功效】 和胃健脾，理中降逆。

【主治】 胃炎，胃溃疡，胃扩张，胃下垂，胃痉挛，肝炎，腮腺炎，肠炎，失眠等。

【附注】 ①《针灸甲乙经》：胃中寒胀，食多身体羸瘦，腹中满而鸣，胃俞主

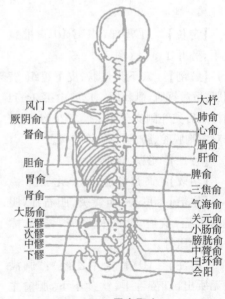

图 78　**胃俞取穴**

俯卧位，在第 12 胸椎棘突下，督脉旁开 1.5 寸处取穴

之。②《针灸大成》：胃俞主霍乱，胃寒，腹胀而鸣，反胃呕吐，不嗜食，多食羸瘦，目不明，胸胁支满。③《千金图翼》：小儿羸瘦食少，取胃俞。

14. 三焦俞 Sānjiāoshù

【定位】 在腰部，当第 1 腰椎棘突下，旁开 1.5 寸（图 79）。

【解剖】 穴下为皮肤、皮下组织、背阔肌、下后锯肌、骶棘肌。皮肤由第 10~12 胸神经和第 1~12 腰神经后支的外侧支分布。

【特性】 三焦之背俞穴。

【功效】 调理三焦，利水强腰。

【主治】 ①泌尿生殖系统疾病：肾炎，尿潴留，遗精；②消化系统疾病：胃肠炎，胃痉挛，消化不良；③腰肌劳损，腰椎间盘突出等局部疾病。

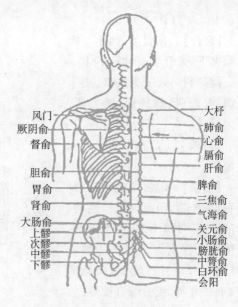

图 79　**三焦俞取穴**

俯卧位，在第 1 腰椎棘突下，督脉旁开 1.5 寸处取穴

15. 肾俞 Shènshù

【定位】 在腰部，当第 2 腰椎棘突下，旁开 1.5 寸（图 80）。

【解剖】 穴下为皮肤、皮下组织、背阔肌、骶棘肌、腰方肌、腰大肌。

【特性】 肾之背俞穴。

【功效】 益肾助阳，强腰利水。

【主治】 ①泌尿生殖病：肾炎，肾绞痛，肾下垂，尿失禁，尿路感染，阳痿，早泄，遗精，精液缺乏，月经不调，不孕不育；②哮喘，耳聋，贫血，肋间神经痛，脑血管病后遗症等。

【附注】 ①《千金方》："肾俞、内关，主面赤热。"②《针灸大成》："肾俞主虚劳羸瘦，耳聋肾虚，水脏久冷，心腹胀满胀急，两胁满引少腹急痛。"

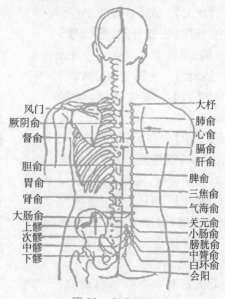

图 80　**肾俞取穴**

俯卧位，腰围最小处一般平对第 2 腰椎棘突，于棘突下凹陷旁开 1.5 寸处取穴

16. 气海俞 Qìhǎishù

【定位】 在腰部,当第3腰椎棘突下,旁开1.5寸(图81)。

【解剖】 穴下为皮肤、皮下组织、背阔肌、骶棘肌、腰方肌、腰大肌。

【功效】 益肾壮阳,调经镇痛。

【主治】 ①泌尿生殖病:肾下垂,尿失禁,阳痿,早泄,遗精,精液缺乏,月经不调,不孕不育,功能性子宫出血,痛经;②腰骶神经根炎,坐骨神经痛,腰肌劳损,下肢瘫痪,疲劳综合征等。

17. 大肠俞 Dàchángshù

【定位】 在腰部,当第4腰椎棘突下,旁开1.5寸(图82)。

【解剖】 穴下为皮肤、皮下组织、背阔肌、骶棘肌、腰方肌、腰大肌。

【特性】 大肠之背俞穴。

【功效】 理气降逆,调和肠胃。

【主治】 肠炎,便秘,小儿消化不良,骶髂关节炎,骶棘肌痉挛,腰肌劳损,泌尿系感染等。

【附注】 ①《千金方》:"大肠俞,治风,腹中雷鸣,肠澼泄利。"②《针灸铜人》:"大肠俞,治腰痛,肠鸣,腹胀。"③《针灸大成》:"大肠俞主脊强不得俯仰,腰痛,腹中气胀,绕脐切痛,多食神瘦。"

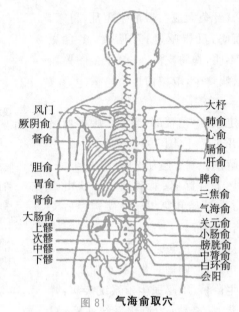

图 81 **气海俞取穴**

俯卧位,在第3腰椎棘突下,督脉旁开1.5寸处取穴

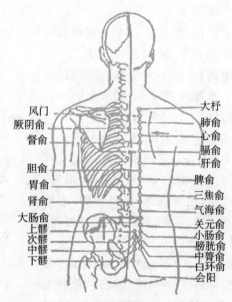

图 82 **大肠俞取穴**

俯卧位,髂嵴高点约平第4腰椎棘突下,于其下凹陷旁开1.5寸处取穴

18. 关元俞 Guānyuánshù

【定位】 在腰部,当第5腰椎棘突下,旁开1.5寸(图83)。

【解剖】 穴下为皮肤、皮下组织、背阔肌、骶棘肌、腰方肌、腰大肌。

【功效】 培补元气,调理下焦。

【主治】 尿失禁,尿潴留,泌尿系感染,便秘,肠炎,盆腔炎,痛经,月经不调,阳痿,早泄,精液不足,腰肌劳损,下肢瘫痪,疲劳综合征等。

19. 小肠俞 Xiǎochángshù

【定位】 在骶部,当骶正中嵴旁1.5寸,平第1骶后孔(图84)。

【解剖】 穴下为皮肤、皮下组织、背阔肌、骶棘肌。

【特性】 小肠之背俞穴。

【功效】 通调二便,清热利湿。

【主治】 肠炎,便秘,痔疮,遗尿,遗精,盆腔炎,月经不调,骶髂关节病。

20. 膀胱俞 Pángguāngshù

【定位】 在骶部,当骶正中嵴旁1.5寸,平第2骶后孔(图85)。

【解剖】 穴下为皮肤、皮下组织、背阔肌、骶棘肌。其深面为骶髂关节。

【特性】 膀胱之背俞穴。

【功效】 清热利湿,通经活络。

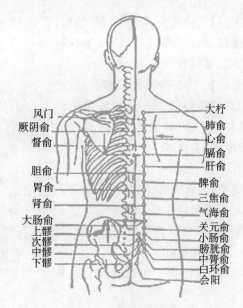

图 83 **关元俞取穴**

俯卧位,在第5腰椎棘突下,督脉旁开1.5寸处取穴

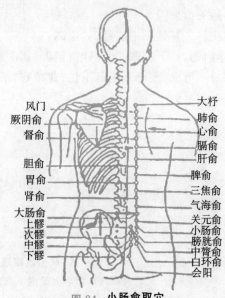

图 84 **小肠俞取穴**

俯卧位,当髂后上棘内下缘约平第1骶后孔,于督脉旁1.5寸处取穴

【主治】 膀胱炎,尿失禁,尿潴留,肠炎,便秘,痔疮,腰骶神经痛,坐骨神经痛,下肢瘫痪等。

【附注】 ①《千金方》:"膀胱俞,治坚结积聚。"②《针灸铜人》:"膀胱俞治风痨腰脊痛。"③《针灸大成》:"膀胱俞主小便赤黄,遗溺。"

21. 次髎 Cìliáo

【定位】 在骶部,当髂后上棘内下方,适对第2骶后孔处(图86)。

【解剖】 穴下为皮肤、皮下组织、骶棘肌、第2骶后孔。

【功效】 补益下焦,强腰利湿,调经固带。

【主治】 月经不调,子宫脱垂,痛经,盆腔炎,不孕,阴道炎,便秘,尿潴留,腰痛,腰骶关节炎,坐骨神经痛,下肢瘫痪,膝关节炎等。

【附注】 ①《针灸甲乙经》:"次髎,主女子赤白沥,心下积胀。"②《针灸铜人》:"次髎,治疝气下坠,腰脊痛不可转摇,急引阴器,痛不可忍,腰已下至足不仁,背腠寒,小便赤淋,心下坚胀。"

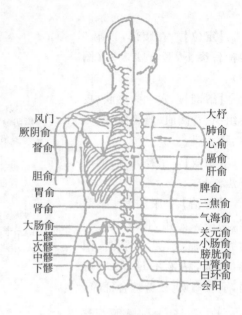

图 85 **膀胱俞取穴**

俯卧位,髂后上棘内下缘约平第1骶后孔,往下适对第2骶后孔、后正中线旁开1.5寸处取穴

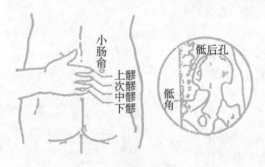

图 86 **次髎取穴**

俯卧位,髂后上棘内下缘约平第1骶后孔,往下适对第2骶后孔处取穴

22. 会阳 Huìyáng

【定位】 在骶部,尾骨端旁开0.5寸(图87)。

【解剖】 穴下为皮肤、皮下组织、骶棘肌。

【功效】 清热利湿,益肾固带。

【主治】 腹泻,便秘,痔疮,阳痿,早泄,前列腺炎,阴部瘙痒、湿疹、神经性皮炎,坐骨神经痛等。

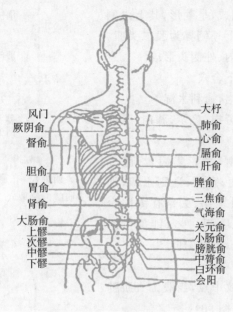

图 87 **会阳取穴**

俯卧位或跪伏位,在尾骨下端两旁,督脉旁

0.5 寸处取穴

23. 承扶 Chéngfú

【定位】 在大腿后面,臀下横纹的中点(图 88)。

【解剖】 穴下为皮肤、皮下组织、阔筋膜、坐骨神经、内收大肌。

【功效】 通便消痔,舒筋活络。

【主治】 便秘,痔疮,坐骨神经痛,腰骶神经根炎,下肢瘫痪等。

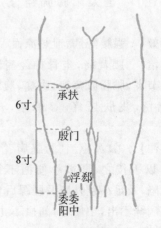

图 88 **承扶取穴**

俯卧位,在臀横纹正中取穴

24. 委阳 Wěiyáng

【定位】 在腘横纹外侧端,当股二头肌腱的内侧(图89)。

【解剖】 穴下为皮肤、皮下组织、腓总神经。腘窝由肌、腱围成,呈菱形,其上内侧界为半膜肌、半腱肌,上外侧界为股二头肌。下界分别由腓肠肌的内、外侧头形成。

【特性】 三焦之下合穴。

【功效】 舒筋活络,通利水湿。

【主治】 腰背肌劳损、痉挛,膝痛,腓肠肌痉挛,肾炎,膀胱炎。

【附注】 ①《灵枢》:"三焦病者,腹气满,小腹尤坚不得小便,窘急,溢则水留,即为胀,候在足太阳之外大络,大络在太阳少阳之间,亦见于脉,取委阳。"②《针灸甲乙经》:"委阳治腰痛引腹,不得俯仰。"

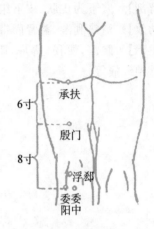

图 89　委阳取穴

俯卧位,在腘横纹外侧端,股二头肌腱内缘取穴

25. 委中 Wěizhōng

【定位】 在腘横纹中点,当股二头肌腱与半腱肌肌腱的中间(图90)。

【解剖】 穴下为皮肤、皮下组织、腘窝、腘斜韧带。腘窝中央由浅入深有胫神经、腘静脉、腘动脉。

【特性】 足太阳膀胱经合穴,五行属土。

【功效】 强腰舒筋,泄热凉血。

【主治】 腰背痛,坐骨神经痛,下肢瘫痪,膝关节炎,腓肠肌痉挛,腹痛,腹泻,尿失禁,尿潴留,皮肤瘙痒,荨麻疹,丹毒,疔疮等。

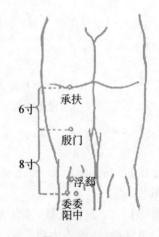

图 90　委中取穴

俯卧位,在腘窝横纹中央,股二头肌腱与半腱肌肌腱的中间处取穴

【附注】 ①《灵枢》:"膀胱病者,小腹偏肿而大,以手按之,即欲小便而不得,肩上热,若脉陷,及足小趾外廉及胫踝后皆热,取委中央。"②《千金图翼》:"委中穴,血郄也,凡热病汗不出,小便难,衄血不止,脊强反折,瘛疭癫疾,足热厥逆不得屈伸,取其经血立愈。"

26. **膏肓俞** Gāohuāngshù

【定位】　在背部,当第 4 胸椎棘突下,旁开 3 寸(图 91)。

【解剖】　穴下为皮肤、皮下组织、斜方肌筋膜、斜方肌、菱形肌、第 4 肋间隙。

【功效】　补虚益损,调理肺气。

【主治】　咳嗽,气喘,盗汗,虚劳羸瘦,健忘,遗精。

【附注】　①《千金方》:"膏肓俞,无所不治,主羸瘦虚损,梦中失精,上气咳逆,狂惑忘误。"②《针灸铜人》:"膏肓俞主发狂健忘。"③《百症赋》:"痨疾传尸,趋魄户、膏肓之路。"④《针灸聚英》:"膏肓,主发狂,健忘,痰病。"

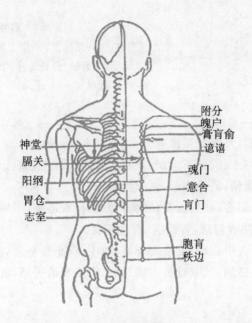

神堂
膈关
阳纲
胃仓
志室

附分
魄户
膏肓俞
谚语
魂门
意舍
肓门
胞肓
秩边

图 91　**膏肓俞取穴**

俯卧位,两手抱肘,平第 4 胸椎棘突下,督脉

旁开 3 寸,当肩胛骨脊柱缘处取穴

27. **膈关** Géguān

【定位】　在背部,当第 7 胸椎棘突下,旁开 3 寸(图 92)。

【解剖】　穴下为皮肤、皮下组织、斜方肌、背阔肌、骶棘肌。

【功效】　宽胸理气,和胃降逆。

【主治】　肋间神经痛,膈肌痉挛,胃出血,肠炎。

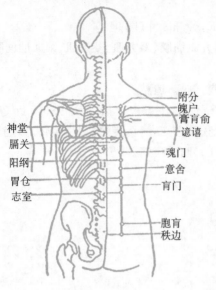

神堂
膈关
阳纲
胃仓
志室

附分
魄户
膏肓俞
譩譆
魂门
意舍
肓门
胞肓
秩边

图 92　**膈关取穴**

俯卧位,平第 7 胸椎棘突下,至阳(督脉)旁开 3 寸,当肩胛骨脊柱缘处取穴

28. 志室 Zhìshì

【定位】　在腰部,当第 2 腰椎棘突下,旁开 3 寸(图 93)。

【解剖】　穴下为皮肤、皮下组织、背阔肌、骶棘肌、腰方肌。

【功效】　益肾固精,清热利湿,强壮腰膝。

【主治】　遗精,阳痿,前列腺炎,肾炎,膀胱炎,尿道炎,下肢瘫痪,腰肌劳损,第 3 腰椎横突综合征,阴囊湿疹,肾绞痛,消化不良。

【附注】　①《针灸甲乙经》:"腰痛脊满,胁中痛,小腹坚急,志室主之。"②《针灸铜人》:"志室主小便淋漓。"③《针灸大成》:"志室主梦遗失精,淋沥。"

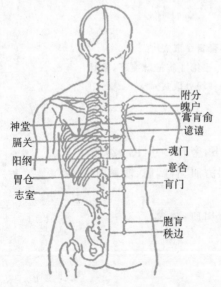

神堂
膈关
阳纲
胃仓
志室

附分
魄户
膏肓俞
譩譆
魂门
意舍
肓门
胞肓
秩边

图 93　**志室取穴**

俯卧位,平第 2 腰椎棘突下,命门(督脉)旁开 3 寸处取穴

29. 合阳 Héyáng

【定位】 在小腿后面,当委中与承山的连线上,委中下 2 寸(图 94)。

【解剖】 穴下为皮肤、皮下组织、小腿三头肌、跖肌、腘肌。浅筋膜内,小隐静脉经外踝后下方升至小腿后面,穿腘筋膜注入腘静脉。

【功效】 舒筋通络,调经止带,强健腰膝。

【主治】 功能性子宫出血,月经不调,痛经。腰背痛,腓肠肌痉挛。

30. 承山 Chéngshān

【定位】 在小腿后面正中,委中与昆仑之间,当伸直小腿或足跟上提时腓肠肌肌腹下出现尖角凹陷处(图 95)。

【解剖】 穴下为皮肤、皮下组织、小腿三头肌、(踇)长屈肌、胫骨后肌。皮肤由腓肠神经和股后皮神经重叠分布。

【功效】 理气镇痛,舒筋活络,消痔。

【主治】 腰肌劳损,坐骨神经痛,腓肠肌痉挛,下肢瘫痪,痔疮,脱肛,小儿惊风,痛经。

【附注】 ①《针灸铜人》:"承山可治霍乱转筋,大便难。"②《针灸大成》:"脚气膝肿,胫痠脚跟痛,取承山。"

31. 飞扬 Fēiyáng

【定位】 在小腿后面,当外踝后,昆仑穴直上 7 寸,承山外下方 1 寸处(图96)。

【解剖】 穴下为皮肤、皮下组织、小腿三头肌、胫骨后肌。小隐静脉起自足背静脉网的外侧部,经外踝后下方,至小腿后面中线上行,与腓肠神经伴行。

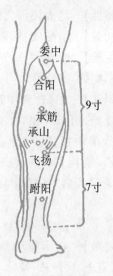

图 94 **合阳取穴**

俯卧或正坐垂足位,在委中直下 2 寸,当委中与承山的连线上取穴

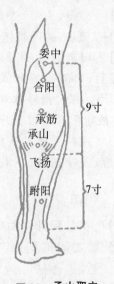

图 95 **承山取穴**

下肢伸直,足尖向下,其腓肠肌部出现人字陷纹,于其尖下取穴

【特性】 足太阳经之络穴。

【功效】 清热安神,舒筋活络。

【主治】 风湿性关节炎,痔疮,膀胱炎,癫痫,眩晕等。

【附注】 ①《针灸甲乙经》:"腰痛,颈项痛,历节汗出,而失步履,寒腹不仁,踹中痛。"②《千金方》:"飞扬,太乙,滑肉门,主癫疾狂吐舌。"③《针灸铜人》:"飞扬,主目眩,逆气鼽衄。"

32. 跗阳 Fūyáng

【定位】 在小腿后面,外踝后,昆仑穴直上 3 寸(图 97)。

【解剖】 穴下为皮肤、皮下组织、腓骨短肌、(踇)长屈肌。

【特性】 阳跷脉之郄穴。

【功效】 舒筋活络,退热散风。

【主治】 头痛,头晕,失眠,急性腰扭伤,下肢瘫痪,腓肠肌痉挛。

【附注】 阳跷脉主一身之阳,还有濡养眼目,司眼睑的开阖和下肢运动的作用。郄穴指经脉气血曲聚的孔隙。故跗阳穴可以治疗阳气不足或者阳气过剩导致的头痛、头晕、失眠等症,及腰扭伤、下肢瘫痪等局部疾病。

33. 昆仑 Kūnlún

【定位】 在足部外踝后方,当外踝尖与跟腱之间的凹陷处(图98)。

【解剖】 穴下为皮肤、皮下组织、腓骨长、短肌。

【特性】 五输穴之经穴,五行属火。

【功效】 安神清热,舒筋活络。

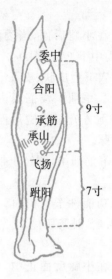

图 96 **飞扬取穴**

正坐垂足,在承山穴外下方 1 寸,当昆仑上 7 寸处取穴

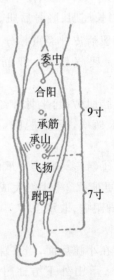

图 97 **跗阳取穴**

正坐垂足或俯卧位,在足外踝后方,昆仑直上 3 寸处取穴

【主治】 头痛、眩晕，颈椎疾病，鼻出血，腰痛，下肢瘫痪，足跟痛，癫痫，不孕。

【附注】 ①《针灸甲乙经》："昆仑，治癫疾，目晄晄，鼽衄。"②《针灸大成》："昆仑，主腰尻脚气，足踹肿不得履地，鼽衄，腘如结，踝如裂，头痛，肩背拘急，咳喘满，腰脊内引痛，妇人孕难……"

34. 申脉 Shēnmài

【定位】 在足外侧部，外踝直下方凹陷中（图99）。

【解剖】 穴下为皮肤、皮下组织、腓骨肌下支持带、腓骨长、短肌。

【特性】 八脉交会穴之一，通于阳跷脉。

【功效】 清热安神，利腰膝。

【主治】 头痛，眩晕，失眠，癫痫，神经衰弱，腰肌劳损，下肢瘫痪，关节炎，踝关节扭伤。

【附注】 ①《针灸甲乙经》："申脉，主腰痛不能举足，少坐，若下车踬地，胫中矫矫然。"②《针灸聚英》："痫病昼发，灸阳跷。"

35. 京骨 Jīnggǔ

【定位】 在足外侧，第5跖骨粗隆下方，赤白肉际处（图100）。

【解剖】 穴下为皮肤、皮下组织、小趾展肌、第5跖骨（骨膜）。皮肤由足背外侧皮神经分布。

【特性】 足太阳经之原穴。

【功效】 清热止痉，明目舒筋。

【主治】 头痛，眼疾，癫痫，小儿惊风。

【附注】 ①《针灸甲乙经》："京骨，主暴病头痛，身热痛，寒热，腰痛如折。"②《针灸铜人》："京骨主目眩项不可回顾。"

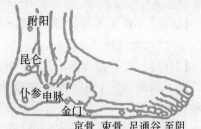

图98 **昆仑取穴**

正坐垂足着地或俯卧位，在跟腱与外踝之间凹陷处取穴

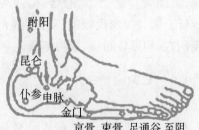

图99 **申脉取穴**

正坐垂足着地或俯卧位，在外踝正下方凹陷处取穴

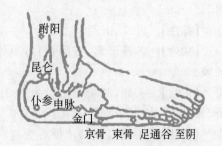

图100 **京骨取穴**

正坐垂足着地或俯卧位，在足跗外侧，第5跖骨粗隆下，赤白肉际处取穴

36. 至阴 Zhìyīn

【定位】 在足小趾末节外侧,距趾甲角 0.1 寸(指寸)(图 101)。

【解剖】 穴下为皮肤、皮下组织、骨膜。皮下筋膜致密,由纤维束和脂肪组织形成。

【特性】 五输穴之井穴,五行属金。

【功效】 纠正胎位,理气活血,清头明目。

【主治】 胎位不正,难产,头痛,眼痛,鼻塞,鼻出血。

【附注】 ①《针灸聚英》:"目痛,大眦痛,至阴穴主之。"②《肘后歌》:"头面之疾针至阴。"③现代报道,艾灸、激光照射至阴穴,均可转胎位,成功率高。

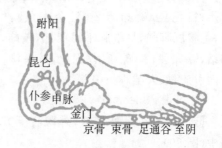

图 101　**至阴取穴**
正坐垂足着地或俯卧位,在足小趾外侧,距趾甲角 0.1 寸处取穴

(八)足少阴肾经

1. 涌泉 Yǒngquán

【定位】 在足底部,卷足时足前部凹陷处,约当足底 2、3 趾趾缝纹头端与足跟连线的前 1/3 与后 2/3 交点上(图 102)。

【解剖】 穴下为皮肤、皮下组织、趾短屈肌、第 2 蚓状肌、(踇)收肌、骨间跖侧肌。

【特性】 井穴,五行属木。

【功效】 苏厥开窍,滋阴益肾,平肝息风。

【主治】 头痛,眩晕,昏厥,失眠,中暑,癫狂,小儿惊风,便秘,小便不利。

【附注】 ①《肘后歌》:"顶心头痛眼不开,涌泉下针定安泰。"②《通玄指要赋》:"胸结身黄,取涌泉而即可。"③《百症赋》:"厥寒,厥热,涌泉清。"

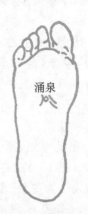

图 102　**涌泉取穴**
俯卧或仰卧位,在足心前 1/3 的凹陷处取穴

2. 然谷 Rángǔ

【定位】 在足内侧缘,足舟骨粗隆下方,赤白肉际(图103)。

【解剖】 穴下为皮肤、皮下组织、展肌、长屈肌。

【特性】 荥穴,五行属火。

【功效】 益气固肾,清热利湿。

【主治】 月经不调,子宫脱垂,阴道炎,不孕,遗精,阳痿,小便不利,小儿脐风。

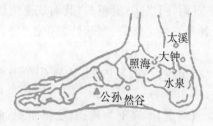

图103 **然谷取穴**
正坐或仰卧位,在舟骨粗隆下缘凹陷处取穴

【附注】 ①《千金方》:"妇人绝子,灸然谷各五十壮。"②《针灸甲乙经》:"女子不字,阴暴出,经水漏,然谷主之。"③《百症赋》:"脐风须然谷而易醒。"

3. 太溪 Tàixī

【定位】 在足内侧,内踝后方,当内踝尖与跟腱之间的凹陷处(图104)。

【解剖】 穴下为皮肤、皮下组织、胫骨后肌腱、趾长屈肌腱与跟腱、跖肌腱之间、趾长屈肌。

【特性】 输穴,五行属土;足少阴经之原穴。

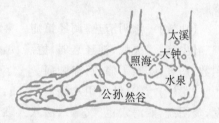

图104 **太溪取穴**
正坐或仰卧位,在足内踝与跟腱之间的凹陷处取穴

【功效】 滋阴益肾,壮阳强腰。

【主治】 头痛,失眠,月经不调,痛经,遗精,阳痿,小便不利或小便频数,耳聋耳鸣,多梦,健忘,牙齿痛,咽喉肿痛,咳喘,咯血。

【附注】《针灸甲乙经》:"消瘅,善喘,气走喉咽而不能言,手足清,溺黄,大便难,噫中肿痛,唾血,口中热,唾如胶,太溪主之。"

4. 大钟 Dàzhōng

【定位】 在足内侧,内踝后下方,当跟腱附着部的内侧前方凹陷处(图105)。

【解剖】 穴下为皮肤、皮下组织、跖肌腱和跟腱的前方、跟骨。伴行有胫神经干和胫后动、静脉。

【特性】 足少阴经之络穴。

【功效】 益肾平喘,调理二便。

【主治】 尿潴留,尿失禁,神经衰弱,精神病,痴呆,癔病。

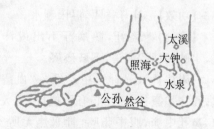

图105 **大钟取穴**
正坐或仰卧位,平太溪下0.5寸,当跟腱附着部的内侧凹陷处取穴

【附注】 ①《灵枢》："其病气逆则烦闷,实则癃闭,虚则腰痛。"②《标幽赋》："用大钟治心内之痴呆。"③《针灸甲乙经》："疟多寒少热,大钟主之。"

5. 照海 Zhàohǎi

【定位】 在足内侧,内踝尖下方凹陷处(图106)。

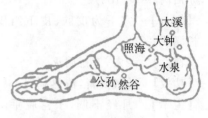

图 106 **照海取穴**
正坐垂足或仰卧位,在内踝正下缘之凹陷处取穴

【解剖】 穴下为皮肤、皮下组织、胫骨后肌腱。在小腿深筋膜的下面,内踝的周围,由内踝前后动脉、跗内侧动脉、跟内侧支和足底内侧动脉的分支组成内踝网,营养内踝周围的结构。

【特性】 八脉交会穴之一,通于阴跷脉。

【功效】 滋阴清热,调经镇痛。

【主治】 失眠,神经衰弱,癔病,癫痫,月经不调,痛经,子宫脱垂,阴道炎,小便频数,疝气,咽喉干痛,目赤肿痛。

【附注】 ①《针灸甲乙经》："卒疝,少腹痛,照海主之。"②《针灸聚英》："痫病夜发,灸阴跷,照海穴也。"③《八法八穴歌》："喉塞小便淋涩,膀胱气痛肠鸣,食黄酒积腹脐并,呕泻胃翻便紧,难产昏迷积块,肠风下血常频,膈决气气痰侵,照海有功必定。"④现代研究报道,照海穴具有双向调节作用,温和灸双侧照海穴,可以治疗失眠和嗜睡。

6. 复溜 Fùliū

【定位】 在小腿内侧,太溪直上2寸,跟腱的前方(图107)。

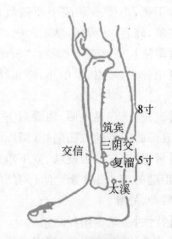

图 107 **复溜取穴**
正坐垂足或仰卧位,在太溪上2寸,当跟腱之前缘处取穴

【解剖】 穴下为皮肤、皮下组织、趾长屈肌、胫骨后肌。

【特性】 经穴,五行属金。

【功效】 补肾益阴,温阳利水。

【主治】 盗汗,热病汗不出或汗出不止,水肿,腹胀,泄泻,下肢痿痹。

【附注】 ①《针灸甲乙经》："血痔泄后重,腹痛如癃状,狂仆必有所扶持,及大气涎出,鼻孔中痛,腹中肠鸣,骨寒热无所安,汗出不休,复溜穴主之。"②《天元太乙歌》："闪挫脊臀腰难转,举步多难行重蹇,遍体游气生虚浮,复溜一刺人健羡。"③现代研究报道,合谷和复溜合用,既可用于发汗,又可用于止汗。

7. 气穴　Qìxué

【定位】　在下腹部,当脐中下3寸,前正中线旁开0.5寸(图108)。

【解剖】　穴下为皮肤、皮下组织、腹直肌鞘前层、腹直肌、腹横筋膜、腹膜下筋膜。腹腔内相应的器官为大网膜、小肠等。

【特性】　足少阴经与冲脉之交会穴。

【功效】　调理冲任,益肾暖胞。

【主治】　月经不调,痛经,遗精,阳痿,遗尿,疝气,便秘,水肿,腹痛。

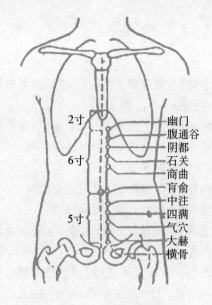

图 108　**气穴取穴**

仰卧位,在横骨上2寸,关元(任脉)旁开0.5寸处取穴

8. 俞府　Shùfǔ

【定位】　在胸部,当锁骨下缘,前正中线旁开2寸(图109)。

【解剖】　穴下为皮肤、皮下组织、胸大肌、锁骨下肌。腹腔内相应的器官为肺尖。

【功效】　止咳平喘,和胃降逆。

【主治】　咳嗽,气喘,胸痛,呕吐。

【附注】　①《针灸甲乙经》:"咳逆上气,喘不得息,呕吐胸满,不得饮食,俞府主之。"②《针灸大成》:"主咳逆上气,呕吐,喘嗽,腹胀不下饮食,胸中痛久喘,灸七壮效。"③《玉龙歌》:"吼喘之症嗽痰多,若用金针疾自和,俞府乳根一样刺,气喘风痰渐渐磨。"

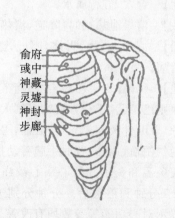

图 109　**俞府取穴**

仰卧位,在锁骨下缘,任脉旁开2寸处取穴

（九）手厥阴心包经

1. 天池 Tiānchí

【定位】　在胸部，当第4肋间隙，乳头外1寸，前正中线旁开5寸（图110）。

【解剖】　穴下为皮肤、皮下组织、胸大肌、前锯肌、肋间外肌、肋间内肌、胸内筋膜。第4肋间结构的深面为胸膜腔和肺。

【特性】　手厥阴、足少阳之交会穴。

【功效】　活血化瘀，宽胸理气。

【主治】　咳嗽，气喘，乳腺炎，乳汁少，乳腺增生，小乳症。

【附注】　《针灸甲乙经》："寒热胸满头痛，四肢不举，腋下肿，上气胸中有声，喉中鸣，天池主之。"

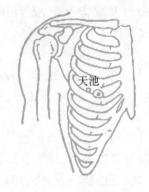

图 110　**天池取穴**
仰卧位，在第4肋间隙中，乳头外侧1寸处取穴

2. 曲泽 Qūzé

【定位】　在肘横纹中，当肱二头肌腱的尺侧缘（图111）。

【解剖】　穴下为皮肤、皮下组织、正中神经、肱肌。伴行有正中神经干、贵要静脉、肘正中静脉。

【特性】　合穴，五行属水。

【功效】　清暑泄热，和胃降逆，清热解毒。

【主治】　心痛，心悸，胃痛，呕吐，泄泻，热病，中暑，肘臂痛。

【附注】　①《针灸甲乙经》："心痛卒咳逆，曲泽主之，出血则已。"②《千金方》："曲泽、大陵，主心下澹澹，喜惊。"③《针灸铜人》："治心痛，善惊身热，烦渴口干，逆气呕血，风疹，臂肘手腕善动摇。"④现代报道，用艾灸温和灸治疗冠心病心绞痛患者，于灸前、施灸15分钟和停灸后5分钟分别进行测定有关指标，提示对心功能等参数均有改善。患者施灸局部穴区均为温热舒适，胸闷减轻，心前区舒适。

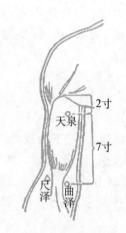

图 111　**曲泽取穴**
仰掌，微屈肘，在肘横纹上，肱二头肌腱的尺侧缘取穴

3. 内关 Nèiguān

【定位】　在前臂掌侧，当曲泽与大陵的连线上，腕横纹上2寸，掌长肌腱与桡侧腕屈肌腱之间（图112）。

【解剖】　穴下为皮肤、皮下组织、指浅屈肌、指深屈肌、旋前方肌、前臂骨间膜。

伴行有正中神经干。

【特性】 伴行有正中神经干、贵要静脉和肘正中静脉。

【功效】 宁心安神，和胃降逆，理气镇痛。

【主治】 心痛，心悸，胸闷，心烦，失眠，眩晕，胃痛，呕吐，呃逆。

【附注】 ①《针灸甲乙经》："心澹澹而善惊恐，心悲，内关主之；实则心痛，虚则心烦，心惕惕不能动，失智，内关主之。"②《针灸大成》："内关，主手中风热，失志，心痛，目赤，支满肘挛，实则心暴痛泻之，虚则头强补之。"③现代报道，动物实验表明，针刺家兔内关穴，对失血性休克模型有明显升压作用，并可改善心泵的功能；针刺内关穴可对使冠心病患者全血黏度、血浆纤维蛋白原、红细胞压积、血沉等均有不同程度下降，同时伴有心电图及临床症状的改善；对神经性呕吐、手术麻醉引起的恶心呕吐、晕车晕船出现的恶心呕吐，按压或者艾灸内关穴均疗效良好。

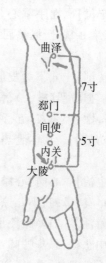

图 112 **内关取穴**

伸臂仰掌，在腕横纹上 2 寸，掌长肌腱与桡侧腕屈肌腱之间取穴

4. 大陵 Dàlíng

【定位】 在腕掌横纹的中点处，当掌长肌腱与桡侧腕屈肌腱之间(图 113)。

【解剖】 穴下为皮肤、皮下组织、正中神经干、腕骨间关节囊。

【特性】 腧穴，五行属土；心包之原穴。

【功效】 宁心安神，和营通络，宽胸和胃。

【主治】 心痛，心悸，胸闷，心烦，失眠，口舌生疮，口臭，胃痛，呕吐。

【附注】 ①《针灸甲乙经》："热病烦心而汗不出，肘挛腋肿，善笑不休，心中痛，目赤黄，小便如血，欲呕，胸中热，苦不乐，太息，喉痹嗌干，喘逆，身热如火，头痛如破，短气胸痛，大陵主之。"②《针灸铜人》："治热病汗不出，臂挛腋肿，善笑不休，心悬善饥，喜悲泣惊恐。"③《玉龙歌》："心胸有病大陵泻，气攻胸腹一般针。"

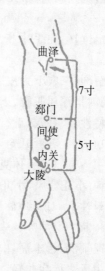

图 113 **大陵取穴**

伸臂仰掌，在腕横纹正中，掌长肌腱与桡侧腕屈肌腱之间取穴

5. 劳宫 Láogōng

【定位】 在手掌心,当第 2、3 掌骨之间偏于第 3 掌骨,握拳屈指时中指尖处(图 114)。

【解剖】 穴下为皮肤、皮下组织、第 2 蚓状肌、拇收肌(横头)、骨间肌。

【特性】 荥穴,五行属火。

【功效】 清心泄热,开窍醒神,消肿止痒。

【主治】 心痛,心悸,中风昏迷,中暑,口疮,口臭,鼻衄,小儿惊厥,掌心热。

【附注】 ①《针灸甲乙经》:"风热善怒,心中悲喜,思慕嘘唏,善笑不休,劳宫主之;衄不止,呕吐血,气逆,噫不止,嗌中痛,食不下,善渴,舌中烂,掌中热,欲呕,劳宫主之。口中肿腥臭,劳宫主之。"②《圣惠方》:"小儿口有疮蚀龈烂,臭秽气冲人,灸劳宫二穴,各一壮。"③《医宗金鉴》:"劳宫穴,主治痰火胸痛,小儿口疮及鹅掌风等证。"

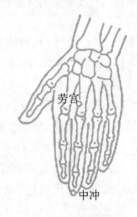

图 114　**劳宫取穴**
屈指握掌,在掌心横纹中,第 3 掌骨的桡侧,屈指握拳时,中指指尖所点处取穴

6. 中冲 Zhōngchōng

【定位】 在手中指末节尖端中央(图 115)。

【解剖】 穴下为皮肤、皮下组织、指腱鞘及鞘内指深屈肌腱、末节指骨粗隆。

【特性】 井穴,五行属木。

【功效】 苏厥开窍,清心泄热。

【主治】 昏迷,休克,脑出血,中暑,癔病,癫痫,小儿惊风,小儿消化不良。

【附注】 ①《针灸甲乙经》:"热病心烦,心闷而汗不出,掌中热,心痛,身热如火,浸淫烦满,舌本痛,中冲主之。"②《玉龙歌》:"中风之症症非轻,中冲二穴可安宁。"③现代报道,麦粒肿可用三棱针点刺中冲穴,挤出血液 5～10 滴,每天 1 次,3 次可见效。

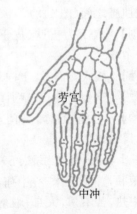

图 115　**中冲取穴**
仰掌,在手中指尖端之中央取穴

(十)手少阳三焦经

1. 关冲 Guānchōng

【定位】 在手无名指末节尺侧，距指甲根角 0.1 寸处(图 116)。

【解剖】 穴下为皮肤、浅筋膜、指甲根。

【特性】 井穴，五行属金。

【功效】 泻热开窍，清利喉舌，活血通络。

【主治】 热病，昏迷，中暑，头痛，目赤痛，咽喉肿痛。

【附注】 ①《千金方》："关冲，窍阴，少泽，主喉痹，舌卷口干。"②《针灸甲乙经》："肘痛不能自带衣，起头眩，颔痛，面黑，肩背痛不可顾，关冲主之；耳聋，耳鸣，下关及阳溪、关冲、液门、阳谷主之。"

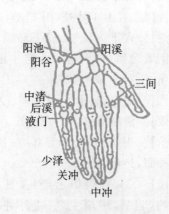

图 116 **关冲取穴**
俯掌，沿无名指尺侧缘和基底部各作一平线，相交取穴

2. 液门 Yè mén

【定位】 在手背部，第 4、5 指间赤白肉际处(图 117)。

【解剖】 穴下为皮肤、浅筋膜、手背深膜、骨间背侧肌、伸肌腱第 3 第 4 根腱联合、骨间肌。

【特性】 荥穴，五行属水。

【功效】 清头目，利三焦，通络镇痛。

【主治】 头痛，目赤痛，咽喉肿痛，耳聋，热病。

【附注】 ①《千金方》："关冲，窍阴，少泽，主喉痹，舌卷口干。"②《针灸甲乙经》："肘痛不能自带衣，起头眩，颔痛，面黑，肩背痛不可顾，关冲主之；耳聋，耳鸣，下关及阳溪、关冲、液门、阳谷主之。"

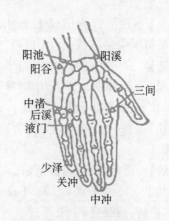

图 117 **液门取穴**
微握拳，掌心向下，于第 4、5 指间缝纹端，即赤白肉际处取穴

3. 中渚 Zhōngzhǔ

【定位】 在手背第 4、5 掌指关节后方凹陷中,液门穴直上 1 寸处(图 118)。

【解剖】 穴下为皮肤、皮下筋膜、手背深膜、骨间背侧肌、伸肌腱第 3 第 4 根腱联合、骨间肌。

【特性】 输穴,属木。

【功效】 清热通络,开窍益聪。

【主治】 头痛头晕,耳聋耳鸣,目赤肿痛,咽喉肿痛,热病,消渴。

【附注】 ①《针灸甲乙经》:"狂,互引头痛,耳鸣,目痛,中渚主之;嗌外肿,肘臂痛,手上累累也,指瘈不可屈伸,头眩,颔、额颅痛,中渚主之。"②《外台秘要》:"中渚,主热病汗不出,头痛,耳鸣,目痛寒热,嗌外肿。"③现代报道,治疗肩周炎取患侧中渚穴,针刺或者艾灸,配合局部活动,疗效可。

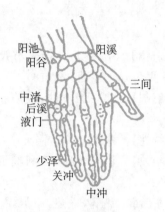

图 118 **中渚取穴**

俯掌,液门穴直上 1 寸,即第 4、5掌指关节后方凹陷中取穴

4. 外关 Wàiguān

【定位】 在手背腕横纹上 2 寸,尺桡骨之间,阳池与肘尖的连线上(图 119)。

【解剖】 穴下为皮肤、皮下组织、小指伸肌、指伸肌、示指伸肌。伴行有桡神经浅支、尺神经手背支、头静脉和贵要静脉。

【特性】 络穴。八脉交经(会)穴之一;交阳维脉。

【功效】 清热解表,通经活络。

【主治】 目赤肿痛,耳鸣耳聋,鼻衄牙痛,失眠,热病,胸胁痛,上肢不遂。

【附注】 ①《针灸甲乙经》:"耳淳淳浑浑,聋无所闻,外关主之。"②《针灸铜人》:"外关,治肘臂不得屈伸,手五指尽痛不能握物,耳聋无所闻。"③《八法八穴歌》:"伤寒自汗表烘烘,独会外观为重。"

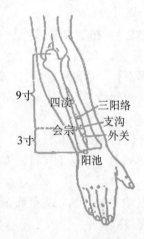

图 119 **外关取穴**

伸臂俯掌,于手背腕横纹中点直上 2 寸,尺桡骨之间,与内关穴相对取穴

5. 支沟 Zhīgōu

【定位】 手背腕横纹上 3 寸,尺骨与桡骨之间,阳池与肘尖的连线上(图 120)。

【解剖】 穴下为皮肤、皮下组织、小指伸肌、拇长伸肌、前臂骨间膜。伴行有桡神经深支、正中神经、头静脉和贵要静脉。

【特性】 经穴,五行属火。

【功效】 清利三焦,通腑降逆。

【主治】 便秘,腹胀,呕吐,泄泻,产后乳汁少。

【附注】 ①《针灸甲乙经》:"热病汗不出,互引经嗌外肿,肩臂酸重,胁腋急痛,四肢不举,痂疥,项不可顾,支沟主之。"②《针灸铜人》:"支沟穴,主霍乱呕吐,口噤不开。"③现代报道,支沟穴可治疗习惯性便秘、胁痛。

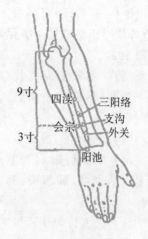

图 120 **支沟取穴**
伸臂俯掌,于手背腕横纹中点直上 3 寸,尺骨与桡骨之间,与间使穴相对取穴

6. 天井 Tiānjǐng

【定位】 在上臂外侧,屈肘时,肘尖直上 1 寸凹陷处(图 121)。

【解剖】 穴下为皮肤、皮下组织、肱三头肌。皮肤由桡神经发出的臂后神经分布。肘后皮肤厚。

【特性】 合穴,五行属土。

【功效】 行气散结,安神通络。

【主治】 肘臂痛,上肢不遂,荨麻疹,风疹。

【附注】 ①《医宗金鉴》:"天井,主治瘰疬,瘾疹。"②《千金方》:"天井,外关,曲池,主臂痿不仁。"③《针灸甲乙经》:"肘痛引肩不可屈伸,振寒热,颈项肩背痛,臂痿痹不仁,天井主之;癫疾,吐舌沫出,羊鸣戾颈,天井主之。"

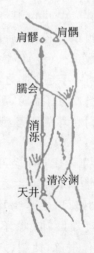

图 121 **天井取穴**
以手叉腰,于肘尖(尺骨鹰嘴)后上方 1 寸凹陷处取穴

7. 肩髎 Jiānliáo

【定位】 在肩部,肩髃后方,当肩关节外展时于肩峰后下方呈现凹陷处(图122)。

【解剖】 本穴下为皮肤、皮下组织、三角肌(后部)、小圆肌、大圆肌、背间肌。

【功效】 祛风湿,通经络。

【主治】 荨麻疹,肩关节周围炎,脑血管后遗症,胸膜炎,肋间神经痛等。

【附注】 ①《针灸甲乙经》:"肩重不举,臂痛,肩髎主之。"②《千金方》:"肩髎、天宗、阳谷,主臂痛。"

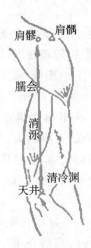

图 122　**肩髎取穴**

上臂外展平举,肩关节部即可出现两个凹陷窝,后面一个凹陷窝即是本穴

8. 翳风 Yìfēng

【定位】 在耳垂后,当乳突与下颌骨之间凹陷处(图123)。

【解剖】 本穴下为皮肤、皮下组织、腮腺。皮肤由耳大神经分布。皮下组织疏松,耳后静脉面后静脉汇合成颈外(浅)静脉。

【特性】 手足少阳之会。

【功效】 聪耳通窍,泄热降逆。

【主治】 耳聋耳鸣,头痛牙痛,面瘫,呃逆。

【附注】 ①《针灸甲乙经》:"痔,喑不能言,翳风主之。"②《针灸大成》:"翳风,主耳鸣耳聋,口眼㖞斜,脱颌颊肿,口噤不开,不能言。"③现代报道,针刺、穴位注射、重手法按压翳风穴治疗呃逆均有效。点按本穴治疗呃逆时,以两手拇指按压翳风穴,力度要重而强,以患者感觉胀痛难忍为度。

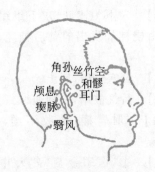

图 123　**翳风取穴**

取正坐或侧伏,耳垂微向内折,于乳突前方凹陷处取穴

9. 角孙　Jiǎosūn

【定位】　在头部,折耳廓向前,当耳尖直上,入发际处(图 124)。

【解剖】　穴下为皮肤、皮下组织、耳上肌、颞筋膜、颞肌。皮肤由下颌神经的耳颞神经分布,浅筋膜内除上述神经外,还有颞浅动、静脉。

【特性】　手太阳,手、足少阳三脉之会。

【功效】　疏风清热,通络镇痛。

【主治】　偏头痛,视物不明,齿痛,疖腮。

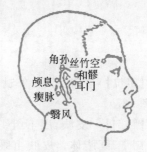

图 124　**角孙取穴**

正坐或侧伏,以耳翼向前方
折曲,当耳翼尖所指之发际处

10. 耳门　Ermén

【定位】　在面部,当耳屏上切迹的前方、下颌骨髁状突后缘,张口有凹陷处(图 125)。

【解剖】　穴下为皮肤、皮下组织、腮腺。皮肤由三叉神经的上颌神经的分支耳颞神经分布。浅筋膜内含有皮神经、颞浅动静脉,深处为外耳道软骨上方的骨膜。

【功效】　开窍聪耳,泄热活络。

【主治】　耳聋耳鸣,耳疮流脓,中耳炎,牙痛,下颌关节炎,口周肌肉痉挛。

【附注】　①《针灸甲乙经》:"耳聋耳鸣,头颔痛,耳门主之。"②《针灸大成》:"耳门,主耳鸣如蝉声,聤耳浓汁出,耳生疮,重听无所闻。"

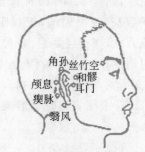

图 125　**耳门取穴**

正坐或侧伏,微开口,当听
宫穴直上 0.5 寸之凹陷处取穴

11. 丝竹空　Sī zhú kōng

【定位】　在面部,当眉梢凹陷处(图 126)。

【解剖】　穴下为皮肤、皮下组织、眼轮匝肌。皮肤由三叉神经眼支的眶上神经和上颌神经元颞面神经分布,该处皮肤较薄,移动性很大,皮下组织内除皮肤、皮下组织外,还有颞浅动、静脉的额支经过。

【功效】　清头明目,散热镇惊。

【主治】　头痛眩晕,眼结膜炎,视神经萎缩,面神经麻痹,小儿惊风。

【附注】　①《针灸甲乙经》:"眩,头痛,刺丝竹空主之。"②《千金方》:"丝竹空,通谷,主风痫癫疾,涎沫狂烦满。"

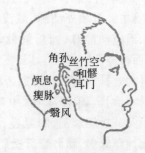

图126　**丝竹空取穴**

正坐或侧伏位,于额骨颧
突外缘,眉梢外侧凹陷处取穴

（十一）足少阳胆经

1. 瞳子髎 Tóngzǐliáo

【定位】 在面部，目外眦旁，当眶外侧缘处（图127）。

【解剖】 皮肤、皮下组织、眼轮匝肌、睑外侧韧带、眶脂体。皮肤由眼神经的泪腺神经分布。

【特性】 手太阳、手足少阳之交会穴。

【功效】 平肝息风，明目退翳。

【主治】 头痛，面神经麻痹，三叉神经痛，角膜炎，视网膜病，近视眼，白内障，青光眼，夜盲症，视神经萎缩。

【附注】 ①《针灸铜人》："瞳子髎，治青盲目无所见，远视晄晄，白膜，头痛，目外眦赤痛。"②《千金图翼》：瞳子髎兼少泽，能治妇人乳肿。

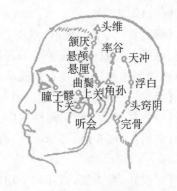

图 127　**童子髎取穴**

正坐仰靠，令患者闭目，在目外眦外侧，眶骨外侧缘凹陷中取穴

2. 听会 Tīnghuì

【定位】 在面部，当耳屏间切迹的前方，下颌骨髁突的后缘，张口有凹陷处（图128）。

【解剖】 皮肤、皮下组织、腮腺囊、腮腺。皮肤由上颌神经的耳颞神经分布。腮腺内部的血管主要有颈外动脉、颞浅动静脉、上颌动静脉、面横动静脉、面后静脉，神经有耳颞神经和面神经丛。

【功效】 开窍聪耳，通经活络。

【主治】 耳聋耳鸣，中耳炎，内耳性眩晕，颞关节功能紊乱，腮腺炎，牙痛，咀嚼肌痉挛，面神经麻痹，脑血管后遗症。

【附注】 ①《针灸甲乙经》："聋，耳中颠飕风，听会主之。"②《卫生宝鉴》："风中脉，口眼㖞斜：听会、颊车、地仓。"③《医宗金鉴》："听会穴，主治耳聋耳鸣，牙齿脱臼，齿痛，中风瘛疭㖞斜等证。"

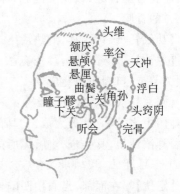

图 128　**听会取穴**

正坐仰靠位，在耳屏间切迹前方，当听宫直下，下颌骨髁状突后缘，张口有空处取穴

3. **率谷** Shuàigǔ

【定位】　在头部,当耳尖直上入发际 1.5 寸,角孙穴直上方(图 129)。

【解剖】　皮肤、皮下组织、耳上肌(提耳肌)、颞筋膜、颞肌。皮肤由下颌神经的耳颞神经分布。在皮下组织内,有颞浅动、静脉和耳颞神经。

【特性】　足太阳、少阳之交会穴。

【功效】　平肝息风,通经活络。

【主治】　头痛,眩晕,耳鸣耳聋,呕吐,小儿惊风。

【附注】　①《针灸甲乙经》:"醉酒风热,发两目眩痛,不能饮食,烦满呕吐,率谷主之。"②《千金图翼》:"率谷,主治脑病,两头角痛,胃膈寒痰,烦闷呕吐,酒后皮风肤肿。"③《医宗金鉴》:"伤酒呕吐,痰眩,取率谷穴。"

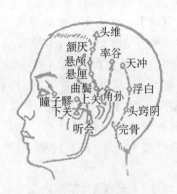

图 129　**率谷取穴**

正坐或侧伏,在耳廓尖上方,角孙穴之上,入发际 1.5 寸处取穴

4. **完骨** Wángǔ

【定位】　在头部,当耳后乳突的后下方凹陷处(图 130)。

【解剖】　皮肤、皮下组织、枕额肌(止点)。皮肤由颈丛的耳大神经分布。在皮下组织内,耳大神经与耳后动、静脉伴行。

【特性】　足太阳、少阳之交会穴。

【功效】　通络宁神,祛风清热。

【主治】　头痛,失眠,面神经麻痹,失语,腮腺炎,齿龈炎,中耳炎,扁桃体炎,口唇肌肉萎缩,牙痛。

【附注】　①《针灸甲乙经》:"项肿不可俯仰,颊肿引耳,完骨主之;癫疾,僵仆,狂易,面有气,完骨及风池主之。"②《针灸铜人》:"治头痛,烦心,癫疾,头面虚肿,齿龋,偏风,口眼㖞斜,颈项痛,不得回顾,小便赤黄,喉痹颊肿。"

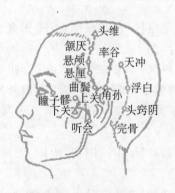

图 130　**完骨取穴**

正坐或侧卧位,在乳突后下方凹陷中取穴

5. 本神 Běnshén

【定位】 在头部,当前发际上 0.5寸,神庭旁开 3 寸,神庭与头维连线的内2/3 与外 1/3 的交点处(图 131)。

【解剖】 皮肤、皮下组织、枕额肌、帽状腱膜下结缔组织、骨膜(额骨)。皮肤由额神经的眶上神经分布。在皮下组织内除分布神经外,还有额动、静脉及其分支。

【特性】 足少阳、阳维之交会穴。

【功效】 祛风定惊,安神镇痛。

【主治】 头痛,眩晕,目疾,癫痫,胸胁痛,卒中后遗症。

【附注】 ①《针灸甲乙经》:“头痛目眩,颈项强急,胸胁相引,不得倾卧,本神主之。”②《针灸大成》:“本神,主惊痫吐涎沫,颈项强急痛,目眩,胸相引不得转侧。”

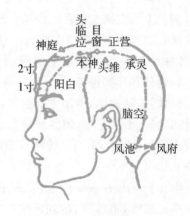

图 131 **本神取穴**

正坐或卧位,在前发际内 0.5 寸,神庭穴旁开 3 寸处取穴

6. 阳白 Yángbái

【定位】 在前额部,当瞳孔直上,眉上 1 寸(图 132)。

【解剖】 皮肤、皮下组织、枕额肌、帽状腱膜下结缔组织、骨膜(额骨)。皮肤由额神经的眶上神经和滑车上神经双重分布。

【特性】 手足阳明、少阳、阳维五脉之交会穴。

【功效】 清头明目,祛风泄热。

【主治】 头痛,眩晕,目赤痛,视物不明,眼睑下垂,眼睑𥆧动,面瘫。

【附注】 ①《针灸甲乙经》:“头目瞳子痛,不可以视,挟项强急不可以顾,阳白主之。”②《千金图翼》:“头痛,目昏多眵,背寒栗,重衣不得温,阳白主之。”

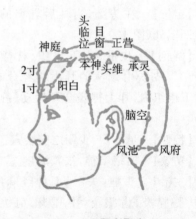

图 132 **阳白取穴**

正坐或卧位,在前额,于眉毛中点上1 寸处取穴

7. 头临泣 Tóulínqì

【定位】 在头部,当瞳孔直上入前发际 0.5 寸,神庭与头维连线的中点处(图 133)。

【解剖】 皮肤、皮下组织、枕额肌、腱膜下结缔组织、骨膜(额骨)。布有眶上神经和眶上动、静脉。

【功效】 聪耳明目,安神定志。

【主治】 头痛,眩晕,流泪,视物不明,鼻炎,小儿高热惊厥,癫痫。

【附注】 ①《针灸铜人》:"头临泣,治卒中风不识人,目眩鼻塞,目生白翳,多泪。"②《神应经》:"白翳:临泣、肝俞。"

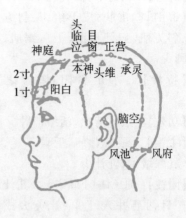

图 133　头临泣取穴

正坐仰靠或仰卧位,在前额,阳白穴直上,入发际 0.5 寸处,于神庭穴与头维穴连线的中点处取穴

8. 风池 Fēngchí

【定位】 在项部,当枕骨之下,与风府相平,胸锁乳突肌与斜方肌上端之间的凹陷处(图 134)。

【解剖】 皮肤、皮下组织、项筋膜、头夹肌、头半棘肌、头后大直肌与头上斜肌之间。伴行有枕大神经和枕动、静脉,深处为延髓。

【特性】 手足少阳、阳维之交会穴。

【功效】 平肝息风,祛风解毒,通利官窍。

【主治】 感冒,发热,头痛,眩晕,失眠,中风,目赤痛,视物不明,鼻炎,颈背痛。

【附注】 ①《针灸大成》:"风池,主洒淅寒热,伤寒温病汗不出,目眩苦,偏正头痛,颈项如拔,痛不得回顾。"②《医宗金鉴》:"风池,治肺受风寒,及偏正头痛。"③现代研究报道,风池穴可以治疗突眼症、视神经萎缩及调节胃酸和胃蛋白酶。

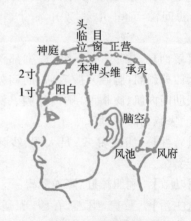

图 134　风池取穴

正坐或俯伏,在项后,与风府穴(督脉)相平,当胸锁乳突肌与斜方肌上端之间的凹陷中取穴

9. 肩井 Jiānjǐng

【定位】 在肩上,前直乳中,当大椎穴与肩峰端连线的中点上(图135)。

【解剖】 皮肤、皮下组织、斜方肌筋膜、斜方肌、肩胛提肌、上后锯肌,深处为肺尖。

【特性】 手足少阳、阳维之交会穴。

【功效】 祛风清热,活络消肿。

【主治】 颈肩背痛,上臂不遂,乳腺炎,乳腺增生,乳汁少。

【附注】 ①《儒门事亲》:"乳汁不下……针两肩井穴。"②《针灸大成》:"肩井,主中风,气塞涎上不语,气逆,妇人难产。"③《千金图翼》:"孕妇禁针。"

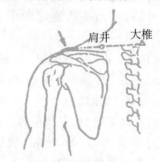

图 135 **肩井取穴**
正坐位,在肩上,当大椎穴(督脉)与肩峰连线的中点取穴

10. 日月 Rìyuè

【定位】 在上腹部,当乳头直下,第 7 肋间隙,前正中线旁开 4 寸(图 136)。

【解剖】 皮肤、皮下组织、胸部深筋膜、腹外斜肌(腱膜)、腹直肌、肋间外韧带、肋间内肌、腹横肌、胸内筋膜。深处为肋窦膈、肺、膈、肝。

【特性】 胆之募穴;足太阴、少阳之交会穴。

【功效】 利胆疏肝,降逆和胃。

【主治】 黄疸,呕吐,吞酸,呃逆,胃痛,胸胁胀痛,胸闷,抑郁。

【附注】 ①《针灸铜人》:"日月,治太息善悲,小腹热,欲走,多唾,言语不正,四肢不收。"②《医宗金鉴》:"呕吐吞酸,日月主之。"③动物实验报道,电针或者针刺动物日月穴能促进胆汁分泌和胆囊收缩,有利胆排石的作用。

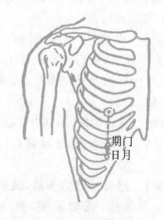

图 136 **日月取穴**
正坐或仰卧位,在乳头下方,当第 7 肋间隙处取穴

11. 京门 Jīngmén

【定位】 在侧腰部,(章门后 1.8 寸),当第 12 肋骨游离端的下方(图 137)。

【解剖】 皮肤、皮下组织、腹部深筋膜、腹外斜肌、腹内斜肌、腹横筋膜、腹膜下筋膜。皮肤由第 11、12 胸神经和第 1 腰神经的侧支的前支重叠分布。穴位腹腔内对应器官,有升(右)降(左)结肠、小肠、乙状结肠等。

【特性】 肾之募穴。

【功效】 健脾通淋,温阳益肾。

【主治】 肾炎,尿潴留,水肿,腹胀,腹泻,呕吐,腰痛,胁痛。

【附注】 ①《针灸甲乙经》:"腰痛不可以久立俯仰,京门及行间主之,溢饮,水道不通,溺黄,小腹痛,里急肿,洞泄,髀痛引背,京门主之。"②《千金方》:"京门、昆仑,主洞泄体痛。"③《针灸大成》:"京门,主肠鸣,小肠痛,肩背寒,痉、肩胛内廉痛,腰痛不得俯仰久立。"

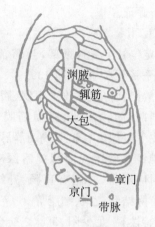

图 137　**京门取穴**

12. 带脉 Dàimài

【定位】 在侧腹部,章门下 1.8 寸,当第 11 肋骨游离端下方垂线与脐水平线的交点上(图 138)。

【解剖】 皮肤、皮下组织、腹横筋膜、腹膜下筋膜。皮肤由第 11、12 胸神经和第 1 腰神经前支的外侧皮支分布。穴位腹腔内对应器官,有结肠、小肠、乙状结肠等。

【特性】 足少阳、带脉之交会穴。

【功效】 健脾利湿,调经止带。

【主治】 盆腔炎,阴道炎,子宫脱垂,月经不调,腹痛,腰痛,肥胖。

【附注】 ①《针灸甲乙经》:"妇人少腹坚痛,月水不通,带脉主之。"②《玉龙赋》:

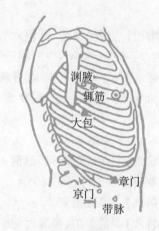

图 138　**带脉取穴**
侧卧位,章门下在第 11 肋骨游离端直下,与脐相平处取穴

"带脉、关元多灸，肾败堪攻。"③《医宗金鉴》："带脉，主治疝气，偏堕木肾，及妇人赤白带下等证。"

13. 五枢 Wǔshū

【定位】 在侧腹部，当髂前上棘的前方，横平脐下 3 寸处(图 139)。

【解剖】 皮肤、皮下组织、腹部深筋膜、腹外斜肌、腹内斜肌、腹横筋膜、腹膜下筋膜。皮下组织内有腹壁浅动静脉、浅淋巴管和皮神经及旋髂浅动脉旋髂深动脉。腹腔内相对应器官，右侧有盲肠、升结肠、阑尾；左侧有降结肠、乙状结肠等。

【特性】 足少阳、带脉之交会穴。

【功效】 调经止带，调理下焦。

【主治】 盆腔炎，阴道炎，子宫脱垂，月经不调，不孕，子宫内膜异位症，下腹痛。

【附注】 现代报道，五枢穴有良好的镇痛作用，对子宫全切术，以五枢透维道、气海俞、阳陵泉等穴，不但可以取得较好的麻醉效果，而且还可以促进唾液淀粉酶活性增高。

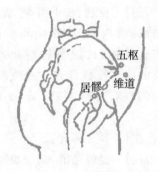

图 139 **五枢取穴**

侧卧位，在腹侧髂前上棘之前 0.5 寸，约平脐下 3 寸处取穴

14. 维道 Wéidào

【定位】 在侧腹部，当髂前上棘的前下方，五枢前下 0.5 寸(图 140)。

【解剖】 同五枢穴。

【特性】 足少阳、带脉之交会穴。

【功效】 调理冲任，利水镇痛。

【主治】 盆腔炎，阴道炎，子宫脱垂，月经不调，肠炎，阑尾炎，习惯性便秘，下腹痛，腰痛，肾炎，疝气，髋关节疼痛。

【附注】 现代报道，维道穴有良好镇痛作用，可能有阻断髂腹股沟神经的疼痛冲动作用。

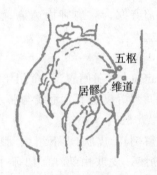

图 140 **维道取穴**

仰卧或侧卧位，在五枢穴前下 0.5 寸处取穴

15. 环跳　Huántiào

【定位】　在股外侧部,侧卧屈股,当股骨大转子最凸点与骶骨裂孔的连线的外 1/3 与中 1/3 交点处(图 141)。

【解剖】　皮肤、皮下组织、臀肌筋膜、臀大肌、坐骨神经、闭孔内肌(腱)与上下孖肌。坐骨神经的内侧有股后皮神经、臀下神经,血管及阴部神经、血管等。

【特性】　足少阳、太阳之交会穴。

【功效】　祛风化湿,强健腰膝。

【主治】　腰腿痛,髋关节及周围软组织疾病,坐骨神经痛,下肢麻痹,中风后遗症。

【附注】　①《针灸甲乙经》:"腰胁相引痛急,髀筋瘈,胫痛不可屈伸,痹不仁,环跳主之。"②《针灸铜人》:"环跳,治冷风湿痹,风疹,偏风半身不遂,腰胯痛不得转侧。"③《席弘赋》:"冷风冷痹疾难愈,环跳腰间针与烧。"④现代报道,环跳穴能调整甲状腺功能。

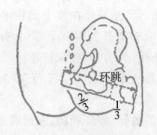

图 141　**环跳取穴**
侧卧屈股位,在股骨大转子最高点与骶骨裂孔的连线上,外 1/3 与中 1/3 的交点处取穴

16. 风市　Fēngshì

【定位】　在大腿外侧部的中线上,当横纹上 7 寸处。或直立垂手时,中指尖处(图 142)。

【解剖】　皮肤、皮下组织、阔筋膜、髂胫束、股外侧肌、股中间肌。

【功效】　祛风化湿,通经活络。

【主治】　腰腿痛,下肢瘫痪,荨麻疹,风疹,头痛,眩晕等。

【附注】　《针灸大成》:"风市,主中风腿膝无力,脚气,浑身瘙痒,麻痹,厉风疮。"

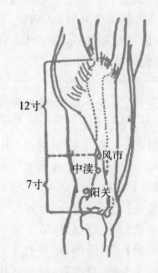

图 142　**风市取穴**
当直立垂手时,中指尖点处取穴

17. 阳陵泉　Yánglíngquán

【定位】　在小腿外侧,当腓骨头前下方凹陷处(图 143)。

【解剖】 皮肤、皮下组织、小腿深筋膜、腓骨长肌、腓骨短肌。皮肤由腓肠外侧皮神经分布。腓总神经在窝上角由坐骨神经分离以后，沿着窝外侧壁到腓骨小头的后下方穿腓骨长肌，分为腓浅、深神经。

【特性】 合穴，五行属土；八会穴之筋会。

【功效】 舒肝利胆，强健腰膝。

【主治】 肝炎，胆结石，胆绞痛，胆道蛔虫症，习惯性便秘，膝关节炎及周围软组织疾病，下肢瘫痪，踝扭伤，肩周炎，落枕，腰扭伤。

【附注】 ①《针灸甲乙经》："胁下支满，呕吐逆，阳陵泉主之。"②《针灸铜人》："阳陵泉，治膝伸不得屈，冷痹脚不仁，偏风半身不遂，脚冷无血色。"③《针灸大成》："主膝股内外廉不仁，苦嗌中介然，头面肿。"④现代报道，阳陵泉能治疗胆囊炎、胆绞痛、肝脾脏疼痛及调整脑血流量。

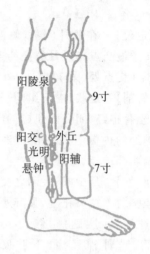

图 143　**阳陵泉取穴**
正坐屈膝垂足位，在腓骨小头前下方凹陷处取穴

18. 光明　Guāngmíng

【定位】 在小腿外侧，当外踝尖上 5 寸，腓骨前缘（图 144）。

【解剖】 皮肤、皮下组织、小腿筋膜、腓骨长、短肌、趾长伸肌、长伸肌。伴行有腓深浅神经和动静脉。

【特性】 足少阳经之络穴。

【功效】 疏肝明目，活络消肿。

【主治】 眼睛干涩，视物不明，夜盲，视神经萎缩，偏头痛，精神病，肝炎，胆绞痛。

【附注】 ①《针灸甲乙经》："实则厥，胫热时痛，身体不仁，手足偏小，善啮颊，光明主之。"②《席弘赋》："睛明治眼未效时，合谷、光明安可缺。"③《医宗金鉴》："妇人少腹胞中疼痛，大便难，小便淋，好怒色青，光明主之。"

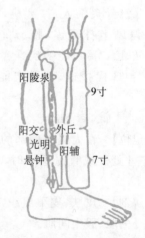

图 144　**光明取穴**
正坐垂足或仰卧位，在外踝尖直上 5 寸，当腓骨前缘，趾长伸肌和腓骨短肌之间取穴

19. 悬钟 Xuánzhōng

【定位】 在小腿外侧,当外踝尖上 3 寸(图 145)。

【解剖】 同光明穴。

【特性】 八会穴之髓会。

【功效】 舒肝益肾,益精填髓。

【主治】 卒中后遗症,下肢痿痹,踝关节疾病,脊髓炎,胸胁胀痛,失眠,健忘,痴呆,荨麻疹,风疹。

【附注】 ①《千金方》:"悬钟,治风,身重心烦,足胫痛。"②《针灸铜人》:"悬钟,治心腹胀满,胃中热不嗜食,膝股痛,筋挛足不收履,坐不能起。"③《医宗金鉴》:"悬钟,主治胃热腹胀,胁痛脚气,脚胫湿痹,浑身瘙痒,趾疼等证。"

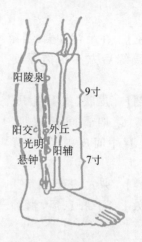

图 145 **悬钟取穴**
正坐垂足或卧位,外踝尖上 3 寸,当腓骨后缘与腓骨长、短肌腱之间凹陷处取穴

20. 足临泣 Zúlínqì

【定位】 在足背外侧,当足 4 趾本节(第 4 跖趾结节)的后方,小趾伸肌腱的外侧凹陷处(图 146)。

【解剖】 皮肤、皮下组织、足背筋膜、趾短伸肌、骨间背侧肌。

【特性】 输穴,五行属木。

【功效】 舒肝息风,化痰消肿。

【主治】 头痛,眩晕,乳腺炎,乳腺增生,月经不调,胸胁胀痛,眼睛疾病。

【附注】 ①《针灸甲乙经》:"胸痹心痛,不得息,痛无常处,临泣主之。"②《神应经》:"乳肿痛,足临泣。"③《千金图翼》:"临泣,主治胸满气喘,目眩心痛,缺盆中及腋下马刀疡,痹痛无常。"④《医宗金鉴》:"临泣:中风手足举动难,麻痛发热筋拘挛,头风肿痛连腮项,眼赤而疼合头眩。"

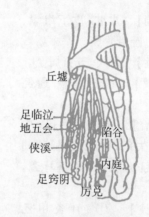

图 146 **足临泣取穴**
正坐垂足或仰卧位,在第 4、5 跖骨结合部的前方凹陷中取穴,穴当小趾伸肌腱的外侧

21. 侠溪 Xiáxī

【定位】 在足背外侧，当第 4、5 趾缝间，趾蹼缘后方赤白肉际处（图 147）。

【解剖】 皮肤、皮下组织、足背筋膜、第四骨间背侧肌。伴行有足背中间皮神经、足背静脉弓。

【特性】 荥穴，五行属水。

【功效】 平肝息风，消肿镇痛。

【主治】 偏头痛，胸胁胀痛，目赤肿痛，耳聋耳鸣，乳腺炎，热病。

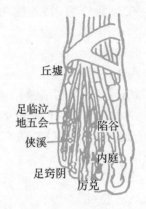

图 147 **侠溪取穴**

正坐垂足着地，在第 4、5 趾缝间，当趾蹼缘的上方纹头处取穴

22. 足窍阴 Zúqiàoyīn

【定位】 在足第 4 趾末节外侧，距趾甲角 0.1 寸（指寸）（图 148）。

【解剖】 皮肤、皮下组织、趾背腱膜、趾骨骨膜。

【特性】 井穴，五行属金。

【功效】 疏肝解郁，通经活络。

【主治】 热病，昏迷，中风，头痛，失眠，神经衰弱，肋间神经痛，目赤肿痛，耳鸣耳聋，咽喉肿痛。

【附注】 ①《针灸甲乙经》："胁痛，咳逆，不得息，窍阴主之。"②《千金方》："痛疽，窍阴主之。"③《医宗金鉴》："窍阴，主治胁痛，咳逆不得息，发热烦躁，痛疽口干，头痛喉痹，舌强，耳聋等症。"

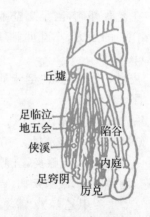

图 148 **足窍阴取穴**

正坐垂足或仰卧位，在第 4 趾末节外侧，距趾甲角 0.1 寸处取穴

(十二)足厥阴肝经

1. 大敦 Dàdūn

【定位】 在足大趾末节外侧,距趾甲角0.1寸(图149)。

【解剖】 穴下为皮肤、皮下组织、趾骨骨膜。皮肤由腓深神经终末支的侧支分出两条趾背支,分布至第1、2趾相对缘的皮肤。

【特性】 井穴,五行属木。

【功效】 回阳救逆,调经通淋。

【主治】 月经不调,子宫脱垂,疝气,遗尿,遗精,癫痫,小儿惊风。

【附注】 ①《针灸甲乙经》:"卒心痛,汗出,大敦主之。"②《千金方》:"大敦穴,主目不欲视,太息。"③《针灸铜人》:"大敦,治卒疝,小便数,遗溺,阴头中痛……妇人血崩不止。"

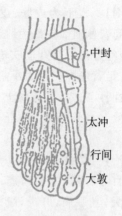

图 149 **大敦取穴**
正坐伸足或仰卧位,从跗趾甲外侧缘与基底部各做一线,于交点处取穴

2. 行间 Xíngjiān

【定位】 在足背部,当第1、2趾间,趾蹼缘的后方赤白肉际处(图150)。

【解剖】 穴下为皮肤、皮下组织、骨间背侧肌。皮肤由腓深神经终末支的内侧支分布。趾蹼外足背与足底的皮肤和浅筋膜互相移行。

【特性】 荥穴,五行属水。

【功效】 清肝泻热,凉血安神,息风活络。

【主治】 头痛,头晕,目赤痛,黄疸,胸胁痛,胸闷,痛经,月经不调,疝气,小便不利,尿痛,小儿惊风,中风,癫痫。

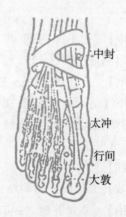

图 150 **行间取穴**
正坐或仰卧位,于足背第1、2趾趾缝端凹陷处取穴

【附注】 ①《灵枢》:"厥心痛,色苍苍,如死状,终日不得太息,肝心痛也,取之行间、太冲。"②《针灸甲乙经》:"癫疾短气,呕血,胸背痛,行间主之。"③《针灸大成》:"行间,主妇人小腹肿,面尘脱色,经血过多不止,崩中,小儿急惊风。"

3. 太冲 Tàichōng

【定位】 在足背侧，当第1跖骨间隙的后方凹陷处（图151）。

【解剖】 穴下为皮肤、皮下组织、踇短伸肌、骨间背侧肌。皮肤由腓浅神经的足背内侧皮神经分布。足背皮肤较薄，皮下组织中走行有足背静脉网及大小隐静脉。

【特性】 输穴，五行属土。肝之原穴。

【功效】 平肝泄热，舒肝养血，清利下焦。

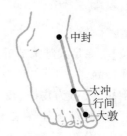

图 151 **太冲取穴**
正坐垂足或仰卧位，于足背第1、2跖骨之间，跖骨底结合部前方凹陷处，当踇长伸肌腱外缘处取穴

【主治】 高血压，头痛头晕，失眠多梦，胸胁痛，目赤肿痛，咽痛齿痛；月经不调，痛经，盆腔炎，乳腺病，肝炎，腹痛腹胀，咳喘，呃逆，大便困难或溏泻，四肢关节疼痛，肋间神经痛，下肢痉挛，各种昏迷。

【附注】 ①《千金方》："太冲：黄疸，热中善渴。"②《针灸铜人》："太冲，主胸胁支满，足寒大便难，呕血，女子漏血不止，小儿卒疝呕逆。"③《神应经》："女人漏下不止，太冲、三阴交。"④《天星十二穴歌》："动脉知生死，能医惊痫风，咽喉并心胀，两足不能行，七疝偏坠肿，眼目死云蒙，亦能疗腰痛，针下有神功。"

4. 蠡沟 Lígōu

【定位】 在小腿内侧，当足内踝尖上5寸，胫骨内侧面中央（图152）。

【解剖】 穴下为皮肤、皮下组织、小腿三头肌（比目鱼肌）。皮肤由隐神经分布。皮下组织疏松，内行有浅静脉、大隐静脉、皮神经和浅淋巴管。

【特性】 络穴。

【功效】 舒肝理气，调经止带。

【主治】 睾丸肿痛，性功能亢进，疝气，遗尿或者尿潴留，月经不调，阴道炎，慢性咽炎，下肢瘫痪。

【附注】 ①《灵枢》："气逆则睾肿卒疝，实则挺长，虚则暴痒，取蠡沟。"②《针灸铜人》："蠡沟，治卒疝少腹肿，时少腹暴痛，小便不利如癃闭，数噫恐悸，少气不足，腹中痛，郁郁不乐，咽中闷如有息肉状，被拘急不

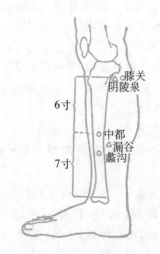

图 152 **蠡沟取穴**
正坐或仰卧位，先在内踝尖上5寸的胫骨内侧面上做一水平线，当胫骨内侧面的后中1/3交点处取穴

可俯仰。"

5. 章门 Zhāngmén

【定位】　在侧腹部,当第 11 肋游离端的下方处(图 153)。

【解剖】　穴下为皮肤、皮下组织、腹外斜肌、腹内斜肌、腹横肌、腹横筋膜、腹膜下筋膜。皮肤由第 11、12 胸神经前支的外侧皮支分布。穴位下腹腔内相对应器官为升结肠、小肠(右)、降结肠(左)。

【特性】　脾之募穴,交会穴之一,足厥阴、少阳之会。八会穴之一,脏会穴。

【功效】　疏肝健脾,理气散结,清利湿热。

【主治】　消化不良,腹痛腹胀,肠炎泄泻,肝炎黄疸,肝脾肿大,小儿疳积。

【附注】　①《针灸甲乙经》:"腰痛不得转侧,章门主之。"②《千金图翼》:"章门,主治两胁积气如卵石,鼓胀肠鸣,食不化,胸胁痛。"③现代报道,章门穴能治疗急性机械性肠梗阻,还有抗组胺作用,可减轻家兔组胺引起的血管通透性增高。

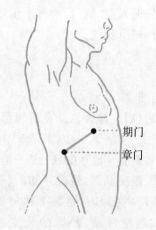

图 153　**章门取穴**

仰卧位或侧卧位,在腋中线上,合腋屈肘时,当肘尖止处是该穴

6. 期门 Qīmén

【定位】　在胸部,当乳头直下,第 6 肋间隙,前正中线旁开 4 寸(图 154)。

【解剖】　穴下为皮肤、皮下组织、腹外斜肌、肋间外肌、肋间内肌、胸横肌、胸内筋膜。皮肤由第 5～7 肋间神经重叠分布。肋胸膜和膈胸膜于肺下缘处相互移行,形成肋膈窦(为胸膜腔的一部分),其深面是膈肌,右侧可至肝,左侧抵胃体。

【特性】　肝之募穴,交会穴之一,足太阳、厥阴、阴维之会。

【功效】　健脾疏肝,理气活血。

【主治】　心绞痛,胸胁胀满,肋间神经痛,乳腺疾病,小乳症;腹胀,泛酸,呃逆,胃肠神经官能症,肠炎,胃炎,胆囊炎,肝炎,肝大。

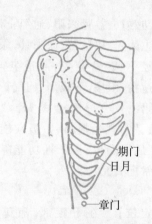

图 154　**期门取穴**

仰卧位,先定第 4 肋间隙的乳中穴,并于其下二肋(第 6 肋间)处取穴。对于女性患者则应以锁骨中线的第 6 肋间隙处定取

【附注】 ①《针灸甲乙经》："期门，主咳，胁下积聚，喘逆，卧不安席，时寒热。"②《针灸铜人》："期门，治胸中烦热，贲豚上下，目青而呕，霍乱泄痢，腹坚硬，大喘不得安卧，胁下积气。"

(十三)任脉

1. 中极 Zhōngjí

【定位】 仰卧位。在下腹部，前正中线上，当脐下4寸(图155)。

【解剖】 下为皮肤、皮下组织、腹白线、腹横筋膜、腹膜外脂肪、壁腹膜。浅层主要布有髂腹下神经的前皮支和腹壁浅动、静脉的分支或属支。深层有髂腹下神经的分支。腹腔内脏器为膀胱。

【特性】 膀胱募穴；足三阴、任脉之会。

【功效】 益肾兴阳、通经止带。

【主治】 尿潴留，尿失禁，尿频尿急，月经不调，盆腔炎，阴道炎，子宫脱垂，遗精，阳痿，下腹痛，疝气。

【附注】 ①《千金图翼》："孕妇不可灸。"②现代报道，中极穴能治疗术后产后尿潴留、男子性功能障碍和痛经，常配关元穴。

2. 关元 Guānyuán

【定位】 在下腹部，前正中线上，当脐下3寸(图156)。

【解剖】 同中极穴。

【特性】 小肠募穴；足三阴、任脉之会。

【功效】 培补元气、导赤通淋。重于温阳。

【主治】 虚劳病，昏迷，脱肛，子宫脱垂，尿失禁，小便频数，疝气，阳痿，遗精，月经不调，痛经，腹痛，泄泻。

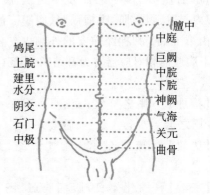

图155 **中极取穴**
在脐下4寸，腹中线上，仰卧取穴

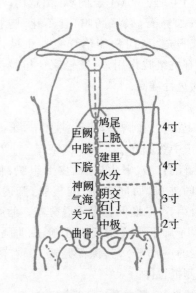

图156 **关元取穴**
仰卧位，在脐下一夫(3寸)，腹中线上

【附注】 ①《扁鹊心书》："每夏秋之间,即灼关元千炷,久久不畏寒暑,令人长生不老。"②《千金图翼》："又名大中极,乃男子藏精,女子蓄血之处也。"③现代报道,灸关元穴能提高休克患者的血压和体温;隔姜灸关元穴能治疗功能性子宫出血;配复溜、三阴交可以治疗痛经、老年性阴道炎。

3. 气海 Qìhǎi

【定位】 仰卧位。在下腹部,前正中线上,当脐中下1.5寸(图157)。

【解剖】 同中极穴。

【功效】 益气助阳、调经固经,重于益气。

【主治】 虚劳病,昏迷,脱肛,子宫脱垂,尿失禁,小便频数,疝气,阳痿,遗精,月经不调,痛经,腹痛,泄泻,失眠,神经衰弱。

【附注】 ①《针灸铜人》："针入八分,得气即泻,后宜补之,可灸百壮;今附气海者,是男子生气之海也,又治脏器虚惫,真气不足,一切气矣,久不差,悉皆灸之。"②现代报道,隔姜灸气海穴能治疗男子精子缺乏症;灸气海、关元穴能使免疫球蛋白不同程度升高。

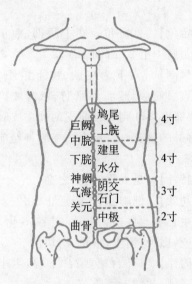

图157 **气海取穴**
在脐下1.5寸,腹中线上,仰卧取穴

4. 神阙 Shénquè

【定位】 在腹中部,脐中央(图158)。

【解剖】 穴下为皮肤、结缔组织、壁腹膜。浅层主要有第10胸神经前支的前皮支和腹壁脐周静脉网。

【功效】 温阳救逆、利水固脱。

【主治】 久泄不止,绕脐腹痛,脱肛,子宫脱垂,阴道脱垂,水肿,虚脱。

【附注】 ①《寿世保元》："治阴证,用大艾炷灸脐中,预将蒜捣汁擦脐上,后放艾多灸之。"②《千金图翼》："凡卒中风者,神阙最佳,灸火为良。盖不惟

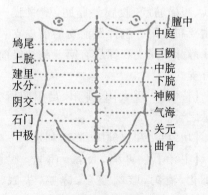

图158 **神阙取穴**
仰卧,于脐窝中点取穴

逐散风邪,宣通血脉,其于回阳益气之功,真是莫能尽述者。"③现代报道,灸神阙能治疗五更泄泻、慢性腹泻、产后尿潴留、荨麻疹。

5. 下脘 Xiàwǎn

【定位】　仰卧位。在上腹部,前正中线上,当脐中上2寸(图159)。

【解剖】　穴下为皮肤、皮下组织、腹白线、腹横筋膜、腹膜外脂肪、壁腹膜。浅层主要布有第9胸神经前支的前皮支和腹壁浅静脉的属支。深层有第9胸神经前支的分支。

【特性】　足太阴、任脉之会。

【功效】　健脾和胃、降逆止呕。

【主治】　呕逆,泄泻,完谷不化,胃病,呕吐,虚肿,消瘦,痞积,痞块。

【附注】　《外台秘要》:"下脘,主小便赤,腹坚硬,孕妇不可灸。"

6. 中脘 Zhōngwǎn

【定位】　在上腹部,前正中线上,当脐中上4寸(图160)。

【解剖】　穴下为皮肤、皮下组织、腹白线、腹横筋膜、腹膜外脂肪、壁腹膜。浅层主要布有第8胸神经前支的前皮支和腹壁浅静脉的属支。深层有第8胸神经前支的分支。

【特性】　手太阳、少阳、足阳明所生,任脉之会。

【功效】　和胃健脾、降逆利水。

【主治】　胃痛,反酸,呕吐,腹胀,食不化,泄泻,咳喘痰多,哮喘,失眠,眩晕。

【附注】　①《针灸甲乙经》:"胃胀者,中脘主之。"②《针灸聚英》:"针一寸二分,灸七壮,胃虚而致太阴无所禀者,于足阳

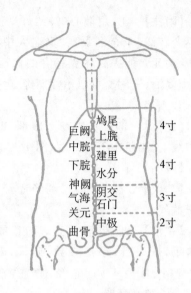

图159　**下脘取穴**

在脐上2寸,腹中线上,仰卧取穴

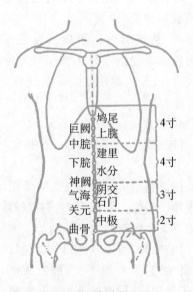

图160　**中脘取穴**

仰卧位,在脐上4寸,腹中线上,仰卧取穴

明募穴中导引之。"③《百症赋》："中脘主乎积痢。"④现代报道，中脘穴能缓解胆绞痛、幽门痉挛。

7. 巨阙 Jùquē

【定位】 在上腹部，前正中线上，当脐中上6寸（图161）。

【解剖】 穴下为皮肤、皮下组织、腹白线、腹横筋膜、腹膜外脂肪、壁腹膜。浅层主要布有第7胸神经前支的前皮支和腹壁浅静脉。深层有第7胸神经前支的分支。

【特性】 心募穴。

【功效】 安神宁心、宽胸镇痛。

【主治】 胸痛，心悸，心烦，胃痛，反酸，呕吐。

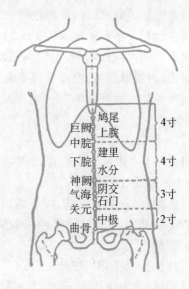

图161 **巨阙取穴**

仰卧位，在脐上6寸，腹中线上，仰卧取穴

8. 膻中 Dànzhōng

【定位】 在胸部，前正中线上，平第4肋间，两乳头连线的中点（图162）。

【解剖】 穴下为皮肤、皮下组织、胸骨体。主要布有第4肋间神经的前皮支和胸廓内动、静脉的穿支。

【特性】 心包募穴、气会穴。

【功效】 理气镇痛、生津增液。

【主治】 胸闷气短，心悸胸痛，咳嗽气喘，乳汁少，乳腺增生，乳腺炎，呃逆，呕吐。

【附注】 ①《难经》："主内而不出，其治在膻中。"②《针灸甲乙经》："咳逆上气，唾喘短气，不得息，口不能言，膻中主之。"

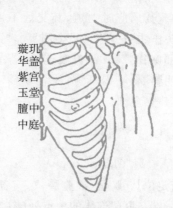

图162 **膻中取穴**

仰卧位，在两乳头之间，胸骨中线上，平第4肋间隙，仰卧取穴

9. 廉泉 Liánquán

【定位】 仰靠坐位。在颈部，当前正中线上，喉结上方，舌骨上缘凹陷处（图163）。

【解剖】 穴下为皮肤、皮下组织（含颈阔肌）、左右二腹肌前腹之间、下颌骨肌、舌骨肌、舌肌。

【特性】 阴维、任脉之会。

【功效】 利喉舒舌、消肿镇痛。

【主治】 舌下肿痛，舌根缩急，舌纵涎出，失音，口舌生疮，喉痹，中风失语或言语不清，舌炎，声带麻痹，舌根部肌肉萎缩。

【附注】 《百症赋》："廉泉、中冲，舌下肿疼堪取。"

10. 承浆 Chéngjiāng

【定位】 仰靠坐位。在面部，当颏唇沟的正中凹陷处（图164）。

【解剖】 穴下为皮肤、皮下组织、口轮匝肌、降下唇肌。布有下牙槽神经的终支神经和动、静脉。

【特性】 足阳明、任脉之会。

【功效】 生津敛液、舒筋活络。

【主治】 面瘫，口歪，齿痛，流涎，口舌生疮，失音，癫痫，癔病性失语，糖尿病。

【附注】 ①《针灸铜人》："承浆，灸即血脉通宣，其风应时立愈，其艾炷不用大，一依竹小头作炷……"②《千金翼图》："此名鬼穴，治百邪癫狂。"③《针灸聚英》："若一向灸，恐足阳明脉断，其病不愈；停息复灸，领血脉通宣，其病立愈。"

（十四）督脉

1. 长强 Chángqiáng

【定位】 跪伏，或胸膝位。在尾骨端下，当尾骨端与肛门连线的中点处（图165）。

【解剖】 跪伏，或胸膝位。在尾骨端下，当尾骨端与肛门连线的中点处。

【特性】 督脉之络穴。

【功效】 解痉镇痛，调畅通淋。

【主治】 痔疾，便血，便秘，阴部湿痒，尾骶骨疼痛，癫痫，癔病，腰神经痛。

【附注】 ①《千金方》："长强、小肠俞，主大小便难，淋癃。"②《玉龙赋》："长强，承山，灸

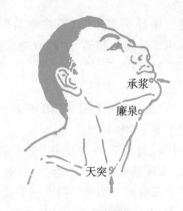

图163 **廉泉取穴**

正坐，微仰头，在喉结上方，当下颌的下缘凹陷处取穴

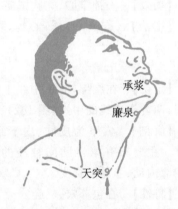

图164 **承浆取穴**

正坐仰靠，于颏唇沟的正中凹陷处取穴

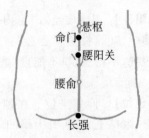

图165 **长强取穴**

跪伏或胸膝位，于尾骨尖与肛门连线之中点取穴

痔最妙。"③《灵枢》："长强:实则脊强,虚则头重。"④现代报道,温和灸长强穴可以治疗婴幼儿腹泻、痔疮和癫痫。

2. 腰阳关 Yāoyángguān

【定位】 在腰部,当后正中线上,第4腰椎棘突下凹陷中(图166)。

【解剖】 穴下为皮肤、皮下组织、棘上韧带、棘间韧带、弓间韧带。

【功效】 祛寒除湿、舒筋活络。

【主治】 腰骶疼痛,急性腰扭伤,坐骨神经痛,下肢痿痹,月经不调,盆腔炎,阴道炎,遗精,阳痿,便血,尿失禁,尿频尿急。

【附注】 现代报道,火针刺腰阳关、承山能治疗急性腰扭伤;刺激急性心肌梗死后患者腰阳关穴对心脏有保护作用。

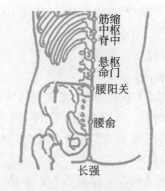

图166 **腰阳关取穴**

俯卧,于后正中线,第4腰椎棘突下凹陷中取穴,约与髂脊最高点相平

3. 命门 Mìngmén

【定位】 俯卧位。在腰部,当后正中线上,第2腰椎棘突下凹陷中(图167)。

【解剖】 穴下为皮肤、皮下组织、棘上韧带、棘间韧带、弓间韧带。浅层主要布有第2腰神经后支的内侧支和伴行的动、静脉。深层有棘间的椎外(后)静脉丛,第1腰神经后支的分支和第1腰动、静脉背侧支的分支或属支。

【功效】 补肾壮阳。

【主治】 虚损腰痛,肾功能低下,尿失禁,泄泻,遗精,阳痿,早泄,盆腔炎,阴道炎,月经不调,不孕,滑胎,胃下垂,子宫脱垂,脱肛,前列腺炎。

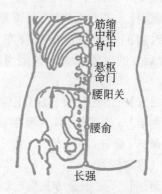

图167 **命门取穴**

俯卧位。在腰部,当后正中线上,第2腰椎棘突下凹陷中

【附注】 ①《针灸甲乙经》："头痛如破,身热如火,汗不出,瘛疭,寒热,汗出恶寒,里急,腰腹相引痛,命门主之。"②《玉龙赋》："老者多便,命门兼肾俞而着艾。"③现代报道,精子减少症可配肾俞、关元、中极,隔姜灸;原发性肾上腺皮质功能低下可配关元穴,灸20分钟,每天1次,12次为一疗程;艾灸命门对阳虚动物模型有增加体重、减少死亡率、提高耐冻能力、提高肝脾组织 DNA 合成率及改善细胞能量代谢的作用。

4. 至阳 Zhìyáng

【定位】 俯伏坐位。在背部，当后正中线上，第 7 胸椎棘突下凹陷中（图168）。

【解剖】 穴下为皮肤、皮下组织、棘上韧带、棘间韧带。

【功效】 利胆退黄、宽胸利膈。

【主治】 胸胁胀痛，脊强，腰背疼痛，黄疸，胆囊炎，胆道蛔虫症，胃肠炎，肋间神经痛。

【附注】 ①《素问》："主肾热。"②《针灸甲乙经》："寒热懈懒，淫泺胫痠，四肢重痛，少气难言，至阳主之。"

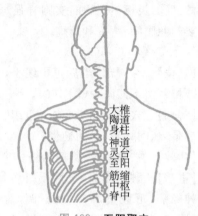

图 168 **至阳取穴**

俯伏或俯卧，于后正中线，第 7 胸椎棘突下凹陷处取穴。约与肩胛骨下角相平

5. 大椎 Dàzhuī

【定位】 在项部，当后正中线上，第 7 颈椎棘突下凹陷中（图169）。

【解剖】 穴下为皮肤、皮下组织、棘上韧带、棘间韧带。浅层主要布有第 8 颈神经后支的内侧皮支和棘突间皮下静脉丛。

【功效】 清热解表、截疟止痫。

【主治】 外感热病，颈项强痛，胸满咳喘，风疹，癫狂，小儿惊风，黄疸，骨蒸盗汗，气虚自汗。

【附注】 ①《千金方》："灸大椎可治疟疾头项先发者。"②《类经图翼》："大椎又治颈瘿，灸百壮。"③现代报道，隔姜灸大椎穴能治疗感冒、预防哮喘及提高免疫力。

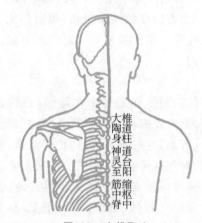

图169 **大椎取穴**

俯伏或正坐低头位，于第 7 颈椎棘突下凹陷处取穴

6. 哑门 Yǎmén

【定位】 正坐位。在项部，当后发际正中直上 0.5 寸，第 1 颈椎下（图170）。

【解剖】 穴下为皮肤、皮下组织、左右斜方肌之间，颈韧带（左、右头半棘肌之间）。

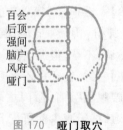

图 170 **哑门取穴**

正坐，头稍前倾，于后正中线，入发际0.5寸之凹陷中取穴

【功效】　散风息风、开窍醒神。

【主治】　舌强不语,暴喑,颈项强急,癫痫,脑性瘫痪,舌骨肌麻痹,脑膜炎,脊髓炎。

【附注】　现代报道,以哑门为主穴治疗假性延髓麻痹疗效优于抗生素类药物。

7. 风府　Fēngfú

【定位】　正坐位。在项部,当后发际正中直上1寸,枕外隆突直下,两侧斜方肌之间凹陷中(图171)。

【解剖】　穴下为皮肤、皮下组织、左右斜方肌之间,颈韧带(左、右头半棘肌之间),左、右头后大、小直肌之间。

【特性】　督脉、阳维之会。

【功效】　散风息风、通关开窍。

【主治】　头痛,眩晕,颈项强急,感冒,癔病,舌急不语,咽喉肿痛,失音,中风失语或言语不清,目痛,鼻衄,咽喉肿痛。

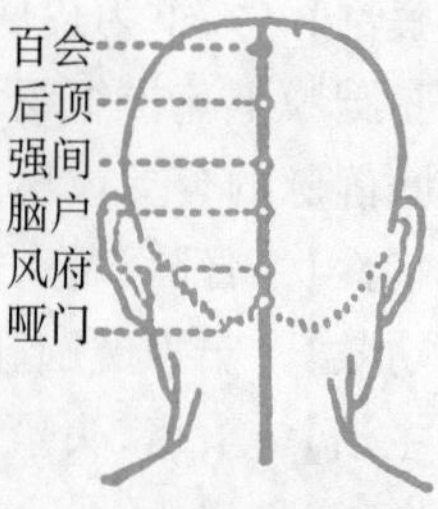

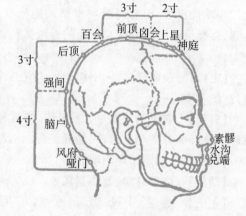

图 171　**风府取穴**

正坐,头微前倾,于后正中线上,后发际直上1寸处取穴

8. 百会　Bǎihuì

【定位】　在头部,当前发际正中直上5寸,或两耳尖连线的中点处(图172)。

【解剖】　穴下为皮肤、皮下组织、帽状腱膜、腱膜下疏松组织。布有枕大神经、额神经的分支和左、右颞浅、动、静脉及枕动、静脉吻合网。

【特性】　督脉、足太阳之会。

【功效】　息风醒脑、升阳固脱。

【主治】　眩晕,健忘,头痛,头胀,脱肛,高血压,神经性头痛,梅尼埃病,老年性痴呆,内脏下垂,精神分裂症,脑供血不足,休克,中风后偏瘫、不语。

【附注】　①《针灸甲乙经》:"热病汗不出,而呕苦,百会主之。"②《圣济》:"凡灸头顶,不得过七七壮,缘头顶皮肤浅薄,久不宜多。"③《针灸资生经》:"北人始生子,则灸此穴,盖防他日惊风也。"④现代报道,隔附子片灸百会穴,可治疗子宫脱垂;配长强穴,先温和灸5分钟,在行雀啄灸15分钟,每日1次,7天为1疗程,可以治疗小儿脱肛。

图 172　**百会取穴**

正坐或俯伏,在后发际中点上7寸;或于两耳尖连线的交点处取穴

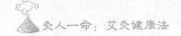

9. 神庭 Shéntíng

【定位】　仰靠坐位。在头部，当前发际正中直上 0.5 寸（图 173）。

【解剖】　穴下为皮肤、皮下组织，左、右枕额肌额腹之间，腱膜下疏松组织。布有额神经的滑车上神经和额动、静脉的分支或属支。

【特性】　督脉、足太阳、阳明之会。

【功效】　宁神醒脑、降逆平喘。

【主治】　头痛，头晕，失眠，目痛，眼睛干涩，视疲劳，鼻塞，流鼻涕。

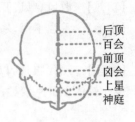

图 173　**神庭取穴**

正坐或仰靠，在头部中线入前发际 0.5 寸处取穴

10. 素髎 Sùliáo

【定位】　仰靠坐位。在面部，当鼻尖的正中央（图 174）。

【解剖】　穴下为皮肤、皮下组织、鼻中隔软骨、鼻外侧软骨。布有筛前神经鼻外支及面动、静脉的鼻背支。

【功效】　清热消肿、通利鼻窍。

【主治】　鼻炎，鼻痔，流鼻涕，鼻塞，鼻衄，酒糟鼻，惊厥，昏迷，新生儿窒息，虚脱。

【附注】　①《针灸铜人》："素髎，治鼻塞息肉不消。"②《经验良方全集》："治眼生针挑，在鼻尖爆以灯火，屡经试验神效，又风火眼初起，如法爆之，亦屡神效。"③现代报道，用麻绳点灸素髎穴能治疗麦粒肿；素髎、百会可使失血性休克家兔的血液稀释，组织对氧的利用率增加。

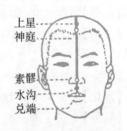

图 174　**素髎取穴**

正坐仰靠或仰卧，当鼻背下端之鼻尖处取穴

11. 水沟 Shuǐgōu

【定位】　在面部，当人中沟的上 1/3 与中 1/3 交点处（图 175）。

【解剖】　穴下为皮肤、皮下组织、口轮匝肌。布有眶下神经的分支和上唇动、静脉。

【特性】　督脉、手足阳明之会。

【功效】　醒神开窍、清热息风。

【主治】　昏迷，中风，癫狂，抽搐，小儿惊风，癔症，面瘫，鼻塞，鼻衄，急性腰扭伤，黄疸，水肿。

【附注】　《类经图翼》："此穴为鬼穴，治百邪癫狂；凡人中恶，先掐鼻下是也；鬼击卒死者，须即灸之。"

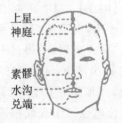

图 175　**水沟取穴**

仰靠坐位。在面部，当人中沟的上 1/3 与中 1/3 交点处

三、具有神奇疗效的经外奇穴

凡是未归入十四经穴范围,而有具体位置和名称的经验效穴,统称为经外奇穴。经外奇穴是在阿是穴的基础上发展起来的,这一类腧穴的主治范围比较单一,多数是对某些病证有特殊疗效,如胆囊穴治疗胆囊疾病,阑尾穴治疗阑尾炎,四缝穴治疗小儿疳积。

关于经外奇穴的历代文献就有很多,早在《黄帝内经》中已有零散记载,如《素问·刺症论》"刺十指间""刺舌下两脉"等,到《备急千金要方》就记载有经外奇穴187个之多,散见于各类病证的治疗篇中,但当时没有"经外奇穴"这一说法,直到明代《奇效良方》才专门列出"奇穴",收集了26穴;《针灸大成》始列"经外奇穴"一门,载有35穴,《类经图翼》也专门列"奇俞类集",记载有84穴;《针灸集成》汇集了144穴。近代医家对经外奇穴更为重视,近50年来,对奇穴的发现和报道已达2000余穴。以下是按照头颈部、躯干部、四肢分门别类,介绍临床上常有的经外奇穴,以便于大家易于学习和掌握。

(一)头面颈部

1. 四神聪 Sìshéncōng

【定位】 在头顶部,当百会前后左右各1寸处,共4个穴位(百会穴在头顶部,于两耳尖连线的中点处取穴)(图176)。

【解剖】 穴下有皮肤、皮下组织和帽状腱膜。皮下有神经和血管分布。

【功效】 镇静安神,清头明目,醒脑开窍。

【主治】 头痛,眩晕,失眠,健忘,癫痫,精神病,脑血管病后遗症,大脑发育不全等。

【附注】 ①《太平圣惠方》:"头风目眩,狂乱风癫痫。"②《类经图翼》:"前神聪主治中风,风痫,灸三壮,后神聪同。"

2. 印堂 Yìntáng

【定位】 在前额部,当两眉头间连线与前正中线之交点处(图177)。

【解剖】 穴下有皮肤、皮下组织和降眉间肌。皮肤由额神经的滑车上神经分布。肌肉由面神经的颞支支配,血液供应来自滑车上动脉和眶上动脉的分支及伴行同名静脉。

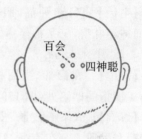

图176 **四神聪取穴**
坐位或仰卧位,先于两耳尖连线的中点取百会穴,在其前后左右各1寸处取穴

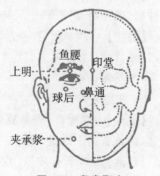

图177 **印堂取穴**
仰靠或仰卧位取穴

【功效】　清头明目，通鼻开窍。

【主治】　鼻炎，目赤肿痛，三叉神经痛，头痛，头晕。

【附注】　①《玉龙赋》："印堂治其惊搐。"②《肘后方》："治卒衄不止方，痛抓眉中央，闭气也。"③《医学纲目》："头重如石，印堂一分，沿皮透攒竹，先左后右，弹针出血。"

3. 鱼腰　Yúyāo

【定位】　在额部，瞳孔直上，眉毛中（图178）。

【解剖】　穴下有皮肤、皮下组织、眼轮匝肌和枕额肌额腹。分布有眶上神经外侧支，面神经的分支和眶上动、静脉的外侧支。

【功效】　镇惊安神，疏风通络。

【主治】　目赤肿痛，眼睑下垂，近视，结膜炎，面神经麻痹，三叉神经痛。

4. 太阳　Tàiyáng

【定位】　在颞部，当眉梢与目外眦之间，向后约1横指的凹陷处（图179）。

【解剖】　穴下有皮肤、皮下组织、眼轮匝肌、颞筋膜和颞肌。分布有颧神经的分支颧面神经，面神经的颞支和颧支，下颌神经的颞神经和颞浅动、静脉的分支或属支。

【功效】　清肝明目，通络镇痛。

【主治】　偏正头痛，神经血管性头痛，目赤肿痛，视神经萎缩等，三叉神经痛。

【附注】　①《太平圣惠方》："理风，赤眼头痛，目眩目涩，太阳主之。"②《针灸集成》："太阳：头风及偏头痛。"

5. 鼻通　Bítōng

【定位】　在面部，当鼻翼软骨与鼻甲的交界处，约鼻唇沟上端处（图180）。

【解剖】　穴下有皮肤、皮下组织、提上唇鼻翼肌。分布有眶下神经，滑车下神经的分支，面神经的颊支和内眦动、静脉。

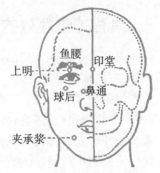

图178　**鱼腰取穴**

正坐位或仰卧位，穴在瞳孔直上，眉毛中

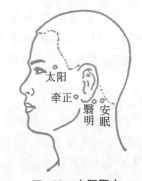

图179　**太阳取穴**

正坐位或侧伏位，在颞部，当眉梢与目外眦之间，向后约1横指的凹陷处

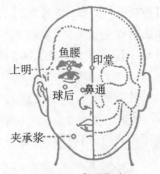

图180　**鼻通取穴**

仰靠坐位。当鼻翼软骨与鼻甲的交界处，约鼻唇沟上端处

【功效】 清利鼻窍,通络镇痛。

【主治】 鼻炎,目赤肿痛,头痛。

6. **夹承浆** Jiáchéngjiāng

【定位】 在下颌部,当颏唇沟中点两旁开1寸处(图181)。

【解剖】 穴下有皮肤、皮下组织、降下唇肌和下颌骨的颏孔。

【功效】 清热疏风。

【主治】 面瘫,三叉神经痛,急性牙髓炎,牙龈炎,根尖周炎。

7. **金津、玉液** Jīnjīn,Yùyè

【定位】 在口腔内,当舌下系带左侧的静脉上。左为金津,右为玉液(图182)。

【解剖】 在口腔内,当舌下系带左侧的静脉上。

【功效】 清泻热邪,生津止渴。

【主治】 急性扁桃体炎,口腔溃疡,舌炎,咽炎,消渴。

【操作】 点刺出血,不宜灸。

【附注】 ①《千金方》:"治舌卒肿,满口溢出如吹猪胞,气息不得通,须臾不治杀人方……刺舌下两边大脉,血出……"②《针灸大成》:"口内生疮……复刺后穴:金津、玉液、长强。"

8. **牵正** Qiānzhēng

【定位】 在面颊部,耳垂前方0.5寸,与耳垂中点相平处(图183)。

【解剖】 穴下有皮肤、皮下组织、腮腺和咬肌。皮肤由下颌神经的颊神经分布。皮下组织内有咬肌动静脉支分布。咬肌由下颌神经的咬肌支支配。

【功效】 祛风清热,通经活络。

【主治】 面瘫,口舌生疮,下牙痛,腮腺炎等。

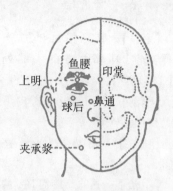

图181 **夹承浆取穴**
正坐仰靠或仰卧位,在下颌部颏唇沟两旁约1寸凹陷处取穴

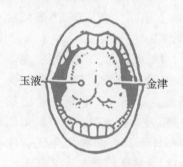

图182 **金津、玉液取穴**
正坐位,张口,在舌下系带左侧的静脉处取穴

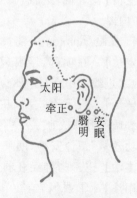

图183 **牵正取穴**
正坐位或侧伏位,在耳垂前0.5寸,与耳垂中点相平处取穴

9. 耳尖 Érjiān

【定位】 在耳郭的上方，当折耳向前，耳郭上方的尖端处（图184）。

【解剖】 穴下有皮肤、皮下组织和耳郭软骨。

【功效】 清热祛风，解痉镇痛。

【主治】 热证，高血压，偏正头痛。目赤肿痛，急性结膜炎，角膜炎。

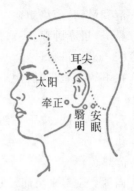

图184 **耳尖取穴**

正坐位或侧伏坐位，在耳郭的上方，当折耳向前，耳郭上方的尖端处

10. 翳明 Yìmíng

【定位】 在项部，当翳风后1寸（图185）。

【解剖】 穴下有皮肤、皮下组织、胸锁乳突肌、头夹肌和头最长肌。分布有下颌神经的颌神经，舌下神经和面神经鼓索的神经纤维及舌动脉的分支舌深动脉，舌静脉的属支舌深静脉。

【功效】 明目聪耳，宁心安神。

【主治】 近视，远视，雀盲，早期白内障。

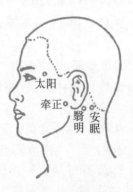

图185 **翳明取穴**

正坐位，头略前倾。在项部翳风穴后1寸

11. 安眠 Ānmián

【定位】 在项部，当翳风穴和风池穴边线的中点（图186）。

【解剖】 穴下有皮肤、皮下组织、颈阔肌和头夹肌。

【功效】 镇惊安神，助眠。

【主治】 失眠，神经衰弱。

【附注】 ①翳风穴：在耳垂后，当乳突与下颌骨之间凹陷处。②风池穴：在项部，当枕骨之下，后发际上1寸，胸锁乳突

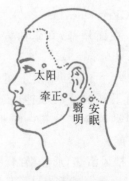

图186 **安眠取穴**

俯卧位或侧伏位，在翳风穴和风池穴的中点取穴

肌与斜方肌上端之间的凹陷处。

12. 百劳 Báiláo

【定位】 在项部,当大椎穴直上 2 寸,后正中线旁开 1 寸(图187)。

【解剖】 穴下有皮肤、皮下组织、斜方肌、上后锯肌、头颈夹肌和头半棘肌。血管主要来自枕动、静脉和椎动、静脉。

【功效】 滋补肺阴,舒筋活络。

【主治】 咳嗽,哮喘,颈项强痛。

【附注】《针灸资生经》:"妇人产后浑身疼,针百劳穴,遇痛处即针,避筋骨及禁穴。明下云,产后未满百日,不宜灸。"

13. 定喘 Dìngchuǎn

【定位】 在背部,第 7 颈椎棘突下,旁开 0.5 寸(图188)。

【解剖】 穴下有皮肤、皮下组织、斜方肌、菱形肌、上后锯肌、头夹肌和横突棘肌。分布有第 7、8 颈神经后支,深层有颈深动、静脉和颈横动、静脉的分支。

【功效】 止咳平喘,通宣理肺。

【主治】 哮喘,咳嗽。

【附注】《常用新医疗法手册》:"定喘取法:大椎穴旁开 5 分,主治:哮喘,支气管炎,上肢瘫痪。"

(二)腰背部

1. 夹脊 Jiājǐ

【定位】 在背腰部,当第 1 胸椎至第 5 腰椎棘突下两侧,后正中线旁开 0.5 寸,一侧 17 个穴位(图189)。

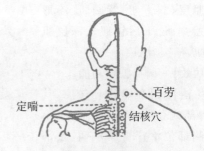

图 187　**百劳取穴**

患者正坐位头稍前倾或俯卧位,大椎穴直上 2 寸,旁开 1 寸处取穴

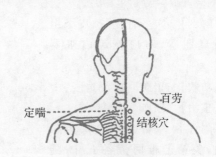

图 188　**定喘取穴**

患者俯卧位或正坐低头,穴位于后正中线上,第 7 颈椎棘突下定大椎穴,旁开 0.5 寸处

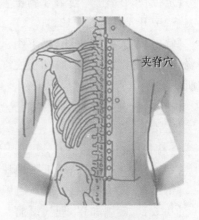

图 189　**夹脊取穴**

患者俯伏或俯卧位,当脊柱棘突间两侧,后正中线旁开 0.5 寸处取穴

【解剖】 穴下有皮肤、皮下组织、浅肌层（斜方肌、背阔肌、菱形肌、上后锯肌、下后锯肌）、深层肌（竖脊肌、横突棘肌）。

【功效】 调节脏腑功能。

【主治】 主治范围比较广，其中上胸部穴位治疗心肺、上肢疾病，下胸部位治疗胃肠疾病，腰部的穴位治疗腰、腹及下肢疾病。

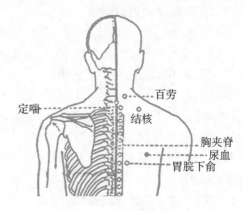

图 190　**尿血取穴**

患者俯卧位或伏卧位，先定两肩胛骨下胸平齐的第 7 胸椎棘突下，旁开 5 寸处取穴

2. 尿血 Niàoxuě

【定位】 在背部，当第 7 胸椎棘突下旁开 5 寸处（图 190）。

【解剖】 穴下有皮肤、皮下组织、背阔肌等，对应胸腔内脏器为肺。

【功效】 止血凉血。

【主治】 尿血。

【附注】《备急千金要方》："尿血，灸第七椎两旁各五寸，随年壮。"

3. 胃脘下俞 Wèiwǎnxiàshù

【定位】 在背部，当第 8 胸椎棘突下，旁开 1.5 寸（图 191）。

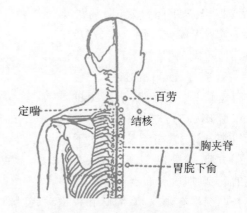

图 191　**胃脘下俞取穴**

患者俯卧位或伏卧位，先定两肩胛骨下胸平齐的第 7 胸椎棘突下取至阳穴，其下一棘突下旁开 1.5 寸处取穴

【解剖】 穴下有皮肤、皮下组织、斜方肌、背阔肌、最长肌和横突棘肌。

【功效】 健脾和胃，理气镇痛。

【主治】 胃炎，胰腺炎。

4. 痞根 Pígēn

【定位】 在腰部，当第 1 腰椎棘突下，旁开 3.5 寸（图 192）。

【解剖】 穴下有皮肤、皮下组织、背阔肌、骶棘肌和腰方肌。

【功效】 健脾和胃，理气镇痛。

【主治】 腰痛，腹中包块，肾下垂等。

【附注】《医学入门》："专治痞块，十三椎下，各开三寸半，多灸左边，如左右俱有，左右俱灸。"

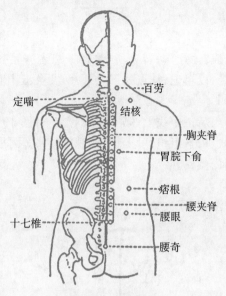

图 192 **痞根取穴**

患者俯卧位,在第 1 腰椎棘突下旁开 3.5 寸取穴

5. **痔疮** Zhìchuāng

【定位】 位于腰背部,后正中线上,脊柱对脐下 1 寸处(图 193)。

【解剖】 下有皮肤、皮下组织、棘上韧带、棘间韧带、弓间韧带和椎管。

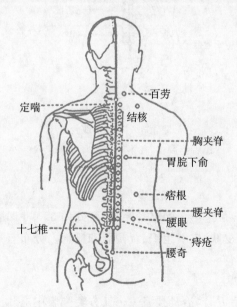

图 193 **痔疮取穴**

患者俯卧位,在肚脐下 1 寸水平线上与脊柱交点处取穴

【功效】 通便消痔。

【主治】 痔疮。

【附注】 《针灸集成》："疗痔,昔人所传曰:令患者齐足正立,以竹柱地量脐断折,将其竹移后,准脊骨,以墨记,从点处下量一寸,艾灸五十壮。"

6. 下极俞 Xiàjíshù

【定位】 在腰部,当后正中线上,第3腰椎棘突下(图194)。

【解剖】 下有皮肤、皮下组织、棘上韧带、棘间韧带、弓间韧带和椎管。分布有第2～4腰神经后支的内侧支。

【功效】 强腰健肾。

【主治】 腰痛,尿潴留,尿失禁。

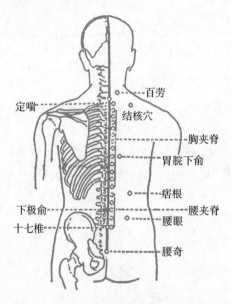

图 194　**下极俞取穴**

患者俯卧位,在第3腰椎棘突下取穴

7. 腰眼 Yāoyǎn

【定位】 在腰部,位于第4腰椎棘突下,旁开约3.5寸凹陷中(图195)。

【解剖】 穴下有皮肤、皮下组织、背阔肌和骶棘。分布有第3～5腰神经后支。

【功效】 强腰健肾。

【主治】 腰部疾病。

【附注】 ①《肘后方》："治肾腰痛……又方灸腰眼中七壮。"②《膏肓灸法》："腰眼,灸主传尸,功胜四花。"③《针灸孔穴及其疗法便览》："腰眼,奇穴……主治虚弱羸瘦、肺结核、气管炎、睾丸炎、腰神经痛……"

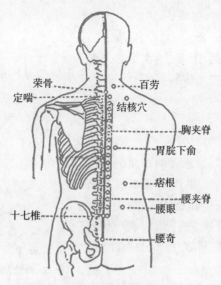

图 195 腰眼取穴

患者俯卧位,先取与髂嵴相平的腰阳关穴,在与腰阳关穴相平左右各旁开 3.5 寸处取穴

8. 腰奇 Yāoqí

【定位】 在骶部,当尾骨端直上 2 寸,骶角之间的凹陷中(图 196)。

【解剖】 穴下有皮肤、皮下组织、棘上韧带,分布有第 2、3 骶神经后支及伴行的动静脉。

【功效】 通便,镇静止痫。

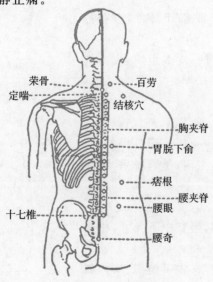

图 196 腰奇取穴

患者俯卧位,尾骨端直上 2 寸,骶角间凹陷处取穴

【主治】　便秘,癫痫,失眠。

【附注】　①孕妇忌灸。②《中医杂志》:"腰奇,位于尾骶骨尖端直上2寸,在第2、3骶椎棘突之间点近下方,主治癫痫。"

(三)胸腹部

1. 三角灸　Sānjiǎojiǔ

【定位】　位于腹部,以患者两口角的长度为一边,做一等边三角形,将顶角置于患者脐心,底边呈水平线,两底角处是该穴(图197)。

【解剖】　穴下有皮肤、皮下组织、腹直肌。血管和神经来自于腹壁下动、静脉和第10肋间神经分布。

【功效】　调理气机。

【主治】　腹痛,腹泻,便秘,疝气。

【附注】　①《神经经》:"疝气偏坠,以小绳量患人口两角为一分,分做三折,成三角,以一角安脐心,两角在脐下两旁尽处是穴。"②《针灸集成》:"……灸二七壮,治冷心痛立差。"

2. 提托　Títuō

【定位】　位于下腹部,脐下3寸,左右各旁开4寸(图198)。

【解剖】　穴下有皮肤、皮下组织、腹内斜肌、腹横肌、腹横筋膜。

【功效】　益气通络。

【主治】　子宫脱垂,肾下垂,疝气。

【附注】　《常用新医疗法手册》:提托穴,取法:关元穴旁开4寸,主治:子宫脱垂,下腹痛,疝痛。

3. 子宫　Zǐgōng

【定位】　在下腹部,当脐中下4寸,中极旁开3寸(图199)。

【解剖】　穴下有皮肤、皮下组织、腹内斜肌、腹横肌、腹横筋膜。

【功效】　调经理气,升提下陷。

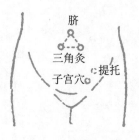

图197　**三角灸取穴**

患者仰卧位,穴位于腹部,以患者两口角的长度为一边,做等边三角形,顶尖位于脐中,底边呈水平线,两底角为此穴

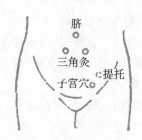

图198　**提托取穴**

仰卧位,先于脐直下3寸取关元穴,再旁开4寸(上直乳头)处取穴

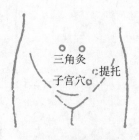

图199　**子宫取穴**

患者卧位,在脐下4寸,旁开3寸处取穴

【主治】 子宫下垂,月经不调,痛经,功能性子宫出血,子宫内膜炎,不孕症等。

【附注】 《针灸大成》:"子宫二穴,灸三七壮,治妇人久无子嗣。"

(四)上肢部

1. 腋气 Yèqì

【定位】 位于腋下,以铅粉调水涂腋窝6～7天,腋窝出现黑点即是此穴(图200)。

【解剖】 在胸大肌的外下缘,深层为喙肱肌;外侧为腋动脉;布有尺神经,正中神经,前臂内侧皮神经及臂内侧皮神经。腔内除大量的脂肪,内含有淋巴结及其相连的淋巴管。

【功效】 除腋臭。

【主治】 腋臭。

【附注】 ①《医经小学·漏经穴法》:"腋气在腋下毛中。"②《医宗金鉴》:"凡腋气,先用快刀剃去腋毛净,乃用好铅粉水调搽患处,六七日后,看腋下一点黑者,必有孔如针大,用艾炷如米大者灸之,三四壮愈,永不再发。"

2. 肘尖 Zhǒujiān

【定位】 正坐屈肘约90度,在肘后部,当尺骨鹰嘴的尖端(图201)。

【解剖】 穴下有皮肤、皮下组织、鹰嘴皮下囊、肱三头肌肌腱。分布有前臂后皮神经后肘关节动静脉网。

【功效】 清热祛风通络。

【主治】 疔疮,痈疽,瘰疬。

【附注】 ①《备急千金要方》:"肠痈,屈两肘,正灸肘头锐骨各百壮,则下脓血即差。"②《外科大成》:"肘尖穴,治瘰疬,三次除根。"

3. 二白 Èrbái

【定位】 在前臂掌侧,腕横纹上4寸,桡

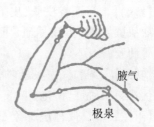

图200 腋气取穴

剃除腋毛后,上臂屈曲,于腋窝黑点处取穴

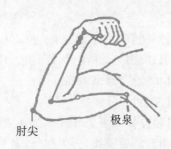

图201 肘尖取穴

屈肘约90度,于肘尖处取穴

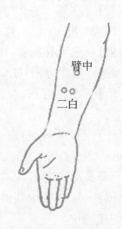

图202 二白取穴

伸臂仰掌,于曲泽与大陵穴连线中1/3与下1/3交界处,桡侧腕屈肌腱左右两侧各1穴

侧腕屈肌腱的两侧，一侧二穴（图202）。

【解剖】 穴下有皮肤、皮下组织、掌长肌腱与桡侧腕屈肌腱之间、指浅屈肌、下右神经、拇长屈肌和前臂骨间膜。

【功效】 调和气血，提肛消痔。

【主治】 脱肛，痔疮。

【附注】 《扁鹊神应针灸玉龙经》："痔漏之疾亦可针，里急后重最难禁；或痒或痛或下血，二白穴从掌后寻……灸二七壮。"

4. 风齿痛 Fēngchǐtòng

【定位】 位于前臂掌侧，掌长肌腱与桡侧腕屈肌腱之间，腕横纹上2.5寸处（图203）。

【解剖】 穴下为皮肤、皮下组织、指浅屈肌、指深屈肌、旋前方肌、前臂骨间膜。伴行有正中神经。

【功效】 通络镇痛。

【主治】 牙痛。

【附注】 《备急千金要方》："风齿疼痛，以线量手中指至掌后横纹，折为四分，量横纹后当臂中灸二壮，愈，随左右。"

5. 四缝 Sìfèng

【定位】 在第2～5指掌侧，近端指关节的中央，一侧四穴（图204）。

【解剖】 穴下有皮肤、皮下组织和指深层肌腱。

【功效】 消食导滞，祛痰化积。

【主治】 小儿疳积，腹泻，百日咳，气喘，咳嗽，蛔虫病等。

【操作】 ①点刺，挤出少量黄白色透明黏液或者全血。②麦粒灸。

6. 灸癜风 Jiǔdiànfēng

【定位】 位于手中指掌侧，远侧指间关节横纹中点处（图205）。

【解剖】 穴下有皮肤和皮下组织和指深层肌腱。

【功效】 治疗白癜风。

【主治】 白癜风。

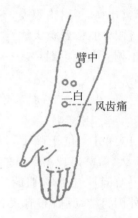

图203　**风齿痛取穴**
患者伸臂仰掌，在腕横纹上2.5寸，掌长肌腱与桡侧腕屈肌腱之间取穴

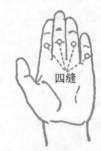

图204　**四缝取穴**
仰掌伸指，当手第2～5指第一指关节处取穴

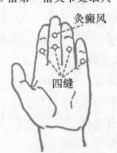

图205　**灸癜风取穴**
仰掌伸指，当手中指远端指间关节中点处取穴

【附注】《备急千金要方》:"白癜风,灸左右手中指节去延外宛中三壮,未差报之。"

7. 十宣 Shíxuān

【定位】 在手十指尖端,距指甲游离缘 0.1 寸,左右共 10 个穴位(图 206)。

【解剖】 穴下有皮肤和皮下组织。分别分布有正中神经和尺神经。

【功效】 清热开窍。

【主治】 昏迷、休克、中暑、癔病、惊厥、卒中后遗症,急性咽炎。

【附注】《千金方》:"卒死,灸手十指爪下各三壮;邪病大唤骂,灸十指端;短气不得语,就手十指头合十壮。"

8. 大骨空 Dàgǔkōng

【定位】 在拇指背侧,指间关节的中点处(图 207)。

【解剖】 穴下有皮肤、皮下组织和拇长伸肌腱。分布有桡神经浅支的指背神经。

【功效】 退翳明目。

【主治】 各种眼病。

9. 中魁 Zhōngkuí

【定位】 在中指背侧近侧指间关节的中点处(图 208)。

【解剖】 穴下有皮肤、皮下组织、指背腱膜。

【功效】 舒筋镇痛,止血。

【主治】 牙痛,鼻出血,噎膈,呕吐。

【附注】 ①《扁鹊神应针灸玉龙经》:"牙痛阵阵痛相煎,针灸还须觅两间,翻呕不禁兼吐食,中魁奇穴试看看。"②《针灸大成》:"中魁,治五

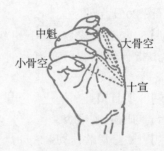

图 206 **十宣取穴**
仰掌,十指微屈微取穴

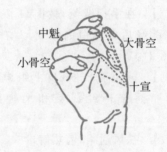

图 207 **大骨空取穴**
手掌微握拳,于拇指背侧指间关节横纹中点取穴

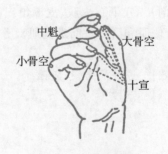

图 208 **中魁取穴**
屈中指,于中指背侧近端指间关节中点处取穴

噎，反胃吐食，可灸七壮。"

10. 小骨空 Xiǎogǔkōng

【定位】 在小指背侧，近侧指间关节的中点处（图209）。

【解剖】 穴下有皮肤、皮下组织、指背腱膜和小指伸肌腱。分布有尺神经的指背神经。

【功效】 明目镇痛。

【主治】 眼病，咽喉炎。

【附注】 《玉龙歌》："风眩目烂最堪怜，泪出汪汪不可言，大小骨空灸皆妙穴，多加艾火疾应痊。"

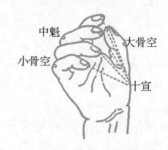

图209 **小骨空取穴**
手掌微握拳，于小指背侧指间关节横纹中点取穴

11. 八邪 Bāxié

【定位】 在手指背侧，微握拳，第1～5指间，指蹼缘后方赤白肉际处，左右共8个穴位（图210）。

【解剖】 穴下有皮肤、皮下组织和骨间肌。分布有桡神经浅支和尺神经指背支。

【功效】 祛风通络，清热解毒。

【主治】 烦热，目痛，手指关节疾病，手指麻木。

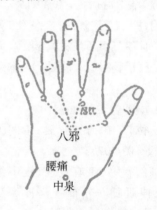

图210 **八邪取穴**
患者握拳取穴

12. 外劳宫 Wàiláogōng

【定位】 在手背侧，第2、3掌骨之间，掌指关节后0.5寸（图211）。

【解剖】 穴下有皮肤、皮下组织、第2掌骨间背侧肌和第2骨间掌侧肌。分布有桡神经浅支。

【功效】 通经活络，祛风镇痛。

【主治】 落枕。

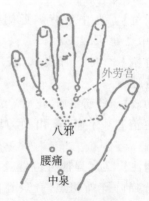

图211 **外劳宫取穴**
患者伏掌取穴

13. 断红 Duànhóng

【定位】 在手指背,当第 2、3 掌骨之间,指端下 1 寸处(图 212)。

【解剖】 穴下有皮肤、皮下组织、指伸肌腱和桡侧腕短伸肌腱。

【功效】 调经止血。

【主治】 月经过多,崩漏。

【附注】《中医妇科学》:"断红穴,二、三掌骨之间,指端下 1 寸,有减少月经量的作用。"

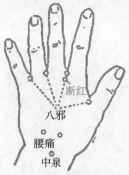

图 212 **断红取穴**
握拳取穴

14. 腰痛点 Yāotòngdiǎn

【定位】 在手指背,当第 2、3 掌骨及第 4、5 掌骨之间,当腕横纹与掌指关节中点处一侧 2 个穴位(图 213)。

【解剖】 穴下有皮肤、皮下组织、指伸肌腱和桡侧腕短伸肌腱。另一穴下有皮肤、皮下组织、小指伸肌腱与第 4 指伸肌腱之间。

【功效】 舒筋通络,化瘀镇痛。

【主治】 急性腰扭伤。

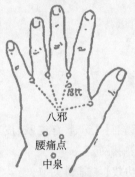

图 213 **腰痛点取穴**
患者伏掌取穴

(五)下肢部

1. 百虫窝 Bǎichóngwō

【定位】 屈膝,在大腿内侧,髌底内侧端上 3 寸(血海穴上 1 寸)(图 214)。

【解剖】 穴下有皮肤、皮下组织、股内侧肌和大收肌。分布有股前皮神经。

【功效】 祛风活血,驱虫止痒。

【主治】 皮肤病:皮肤瘙痒症、荨麻疹、风疹,湿疹等。

【附注】《针灸大成》:"百虫窝,治下部生疮。"

2. 鹤顶 Hèdǐng

【定位】 在膝上部,髌底的中点上方凹陷处(图 215)。

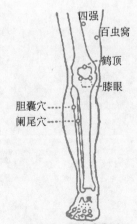

图 214 **百虫窝取穴**
患者屈膝,于髌底内侧端上 3 寸(一夫法)处取穴

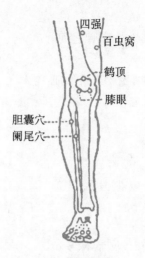

图 215　**鹤顶取穴**

患者屈膝，于髌底
中点上方凹陷处取穴

【解剖】　穴下有皮肤、皮下组织和股四头肌腱。分布有股前皮神经和膝关节的动、静脉网。

【功效】　通利关节。

【主治】　各种膝关节病，脑血管病后遗症。

3. 膝眼　Xīyǎn

【定位】　屈膝，髌韧带两侧凹陷中，内侧称为内膝眼，外侧称为外膝眼（图

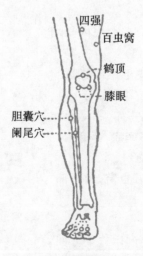

图 216　**膝眼取穴**

216)。

【解剖】 穴下有皮肤、皮下组织、髌韧带与髌内侧支持带之间、膝关节囊。分布有隐神经的髌下支。

【功效】 活血通络,疏利关节。

【主治】 膝肿痛,脚气病。

【附注】 《圣惠方》:"治膝冷,疼痛不已。"②《胜玉歌》:"两膝无端肿如斗,膝眼三里艾当施。"

4. 关仪 Guānyí

【定位】 位于膝外侧线,平腘窝横纹上1寸处(图217)。

【解剖】 皮肤、皮下组织、小腿深筋膜、腓骨长肌、腓骨短肌。

【功效】 理气镇痛。

【主治】 小腹绞痛,妇人阴中痛。

【附注】 《千金方》:"女人阴中痛引心下,及小腹绞痛,腹中五寒,灸关仪百壮,穴在膝外边上一寸宛宛中是。"

5. 万里 Wànlǐ

【定位】 在小腿前外侧,足三里穴直下0.5寸处(图218)。

【解剖】 穴下有皮肤、皮下组织、胫骨前肌、小腿骨间膜和胫骨后肌。分布有腓肠外侧皮神经。

【功效】 明目。

【主治】 眼病。

【附注】 《常用新医疗法手册》:"万里,取法:外膝眼下3.5寸,即足三里下0.5寸,主治眼病。"

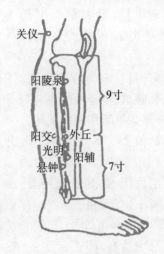

图217 关仪取穴
下肢直立,于膝外侧线、腘窝横纹上1寸处取穴

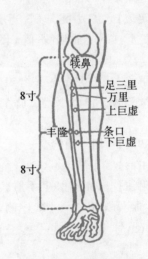

图218 万里取穴
患者屈膝,于足三里穴直下0.5寸处取穴

6. 阑尾 Lánwěi

【定位】 足三里穴下约2寸处，阑尾炎时压痛最明显处（图219）。

【解剖】 穴下有皮肤、皮下组织、胫骨前肌、小腿骨间膜和胫骨后肌。分布有腓肠外侧皮神经。

【功效】 清热解毒，化瘀通腑。

【主治】 急、慢性阑尾炎。

【附注】 ①足三里穴：在小腿前外侧，当犊鼻下3寸，距胫骨前缘一横指（中指）。②上巨虚穴：在小腿前外侧，当犊鼻下6寸，距胫骨前缘一横指（中指）。

7. 腓聋 Fēilóng

【定位】 在小腿外侧，当腓骨小头直下1寸，腓骨外侧（图220）。

【解剖】 皮肤、皮下组织、小腿深筋膜、腓骨长肌、腓骨短肌。

【功效】 聪耳通窍。

【主治】 耳聋。

【附注】《赤脚医生手册》："腓聋，腓骨头下1寸，靠外侧，针尖向上，针1～1.5寸。"

8. 胆囊穴

【定位】 阳陵泉穴直下1～2寸，胆道疾病时压痛最明显处（图221）。

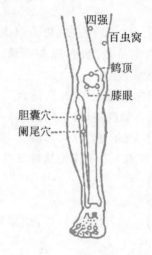

图 219　阑尾取穴

患者屈膝，于足三里与上巨虚两穴之间压痛最明显处取穴

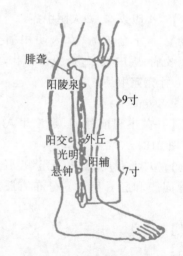

图 220　腓聋穴取穴

直立或者屈膝，于腓骨小头直下1寸处取穴

【解剖】 穴下有皮肤、皮下组织和腓骨长肌。分布有腓肠外侧皮神经。

【功效】 利胆通腑。

【主治】 急、慢性胆囊炎，胆石症，胆道蛔虫症。

【附注】《全国针刺麻醉资料汇编》："胆囊穴，阳陵泉下1～2寸，胆道疾病时压痛最明显处。"

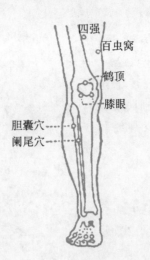

图 221　**胆囊取穴**

患者屈膝,于阳陵泉直下 2 寸左右之压痛最明显处取穴

9. 陵下 Língxià

【定位】　在小腿外侧,腓骨小头前缘下凹陷处直下 2 寸(图 222)。

【解剖】　皮肤、皮下组织、小腿深筋膜、腓骨长肌、腓骨短肌。

【功效】　利胆镇痛。

【主治】　耳聋,胆囊炎,胆石症,胆道蛔虫病。

【附注】　《常用新医疗法手册》:"陵下,取法:阳陵泉穴下 2 寸。主治:耳聋,胆囊炎,胆石症,胆道蛔虫病。"

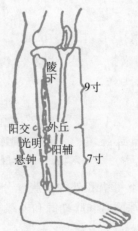

图 222　**陵下取穴**

直立或者屈膝,于腓骨小头前缘下凹陷直下 2 寸处取穴

10. 夜尿 Yèniào

【定位】 在小腿外侧,内踝尖上3寸,胫骨前嵴外0.5寸(图223)。

【解剖】 穴下为皮肤、皮下组织、胫骨前肌(腱)、(跟)长伸肌、小腿骨间膜。皮肤由腓肠外侧皮神经和隐神经双重分布。

【功效】 益肾止尿。

【主治】 夜尿。

【附注】 根据黑龙江卫生局介绍,夜尿点,穴位:三阴交水平线,胫骨前缘外0.5寸处。

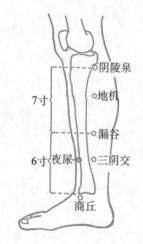

图 223　**夜尿取穴**

正坐或仰卧位,在内踝高点上3寸与胫骨前嵴外0.5寸交点处取穴

11. 脑清 Nǎoqīng

【定位】 位于小腿前外侧,踝关节横纹中点直上2寸,胫骨前嵴外缘(图224)。

【解剖】 穴下为皮肤、皮下组织、胫骨前肌(腱)、(跟)长伸肌、小腿骨间膜。皮肤由腓肠外侧皮神经和隐神经双重分布。

【功效】 益脑填精。

【主治】 嗜睡,健忘,头晕,小儿麻痹后遗症。

【附注】 《常用新医疗法手册》:"脑清,取法:解溪穴上两横指,胫骨外缘。主治:嗜睡,健忘,头晕,小儿麻痹后遗症足下垂等。"

12. 外踝尖 Wàihuáijiān

【定位】 在足外侧面,足外踝高点处(图225)。

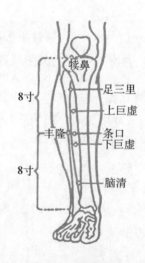

图 224　**脑清取穴**

正坐或仰卧位,于踝关节横纹中点(解溪穴)直上2寸,胫骨前嵴外缘处取穴

【解剖】 穴下有皮肤、皮下组织和外踝骨膜。分布有腓浅神经和腓肠外侧皮神经,其血液由胫前动脉的外踝网有和腓动脉和外踝支供应。

【功效】 舒筋活络。

【主治】 牙痛,淋证,转筋,历节风。

【附注】 《备急灸法》:"葛仙翁陶隐居治风牙痛不可忍受,不能食者,灸外踝尖三炷。"

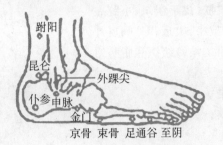

图 225　**外踝尖取穴**

于外踝高点处取穴

13. 外踝尖 Nèihuáijiān

【定位】　在足内侧面，足内踝高点处（图 226）。

【解剖】　穴下有皮肤、皮下组织和内踝内膜。分布有股神经的隐神经和胫前动脉、内踝前动脉以及胫后动脉。

【功效】　舒筋活络。

【主治】　牙痛。

【附注】　①《医学纲目》："牙痛，足内踝尖，灸治上牙。"②《针灸孔穴及其疗法便览》："内踝尖，奇穴，内踝骨尖上。灸五壮，主治下牙痛，脚内廉转筋，小儿四五岁不语，诸恶漏。"

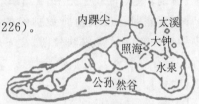

图 226　**内踝尖取穴**

于内踝高点处取穴

14. 漏阴 Lòuyīn

【定位】　位于足内踝下缘 0.5 寸处（图 227）。

【解剖】　穴下有皮肤、皮下组织和内踝内膜。分布有股神经的隐神经和胫前动脉、内踝前动脉及胫后动脉。

【功效】　调经止带。

【主治】　崩漏，赤白带下。

【附注】　《千金方》："妇人漏下赤白，四肢瘦削，灸漏阴三十壮。穴在内踝下五分微动脉上。"

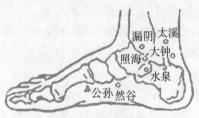

图 227　**漏阴取穴**

于内踝下缘 0.5 寸处取穴

15. 女福 Nvfú

【定位】　外踝尖前下方肌肉凹陷处（图 228）。

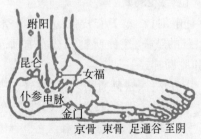

图 228　**女福穴取穴**

于外踝尖前下方肌肉凹陷处取穴

【解剖】　穴下为皮肤、皮下组织、小趾展肌、跟骨膜。皮肤坚厚致密,由足背外侧皮神经分布。浅筋膜有致密的结缔组织和脂肪组织形成。

【功效】　调经止带。

【主治】　妇人诸疾。

16. 降压 Jiàngyā

【定位】　位于足背部,大敦穴与太冲穴连线中点处(图229)。

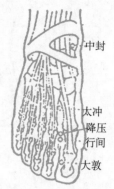

图229　**降压取穴**
正坐垂足,于太冲穴与大敦穴连线中点取穴

【解剖】　穴下为皮肤、皮下组织、踇短伸肌、骨间背侧肌。皮肤由腓浅神经的足背内侧皮神经分布。足背皮肤较薄,皮下组织中走行有足背静脉网及大小隐静脉。

【功效】　降压。

【主治】　高血压。

【附注】　①《全国中草药新医疗法展览会资料选编》:主治:高血压。取穴:降压穴(位于大敦和太冲之间)。②太冲穴:在足背侧,当第1跖骨间隙的后方凹陷处。③大敦穴:在足大趾末节外侧,距趾甲角0.1寸。

17. 八风 Bāfēng

【定位】　在足背侧,第1～5趾间,趾蹼缘后方赤白肉际处,一侧4穴,左右共8个穴位(图230)。

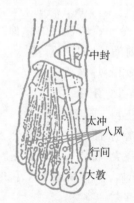

图230　**八风取穴**
正坐垂足,于第1至第5趾间,趾蹼缘后方赤白肉际处取穴

【解剖】　穴下有皮肤、皮下组织、第3、4趾的趾长、短伸肌腱。分布有腓浅神经和腓肠神经。

【功效】　祛风通络,清热解毒。

【主治】　中风,昏迷,热病,脚背红肿。

18. 小趾尖 Xiǎozhǐjiān

【定位】　位于小趾尖端(图231)。

【功效】　生津止渴,益肾。

【主治】　消渴,小便频数。

【附注】　《千金方》:"消渴小便数,灸

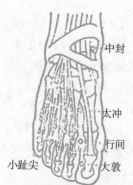

图231　**小趾尖取穴**
于足小趾尖端处取穴

两手小指头,及两足小趾头……"

19. 气端 Qìduān

【定位】 在足 10 趾尖端,距趾甲游离缘 0.1 寸,左右共 10 个穴位(图 232)。

【解剖】 穴下有皮肤和皮下组织。分布有足底内侧神经趾足底总神经的足趾底固有神经和足底外侧神经的同名神经,并该神经有同名的动、静脉伴行。

【功效】 通络开窍,祛风清热。

【主治】 脑血管病急救,热病,麦粒肿。

20. 里内庭 Lǐnèitíng

【定位】 在足掌面,第 2、3 跖趾关节前方凹陷中(图 233)。

【解剖】 穴下有皮肤、皮下组织和趾腱膜。分布有足底内侧神经的趾足底总神经。

【功效】 镇惊安神,消食导滞。

【主治】 癫痫,足趾麻木,胃痉挛。

【附注】 内庭穴:在足背,当 2、3 趾间,趾蹼缘后方赤白肉际处。

21. 足心 Zúxīn

【定位】 位于足底,第 2 趾尖端与足跟后缘连线中点处(图 234)。

【解剖】 穴下为皮肤、皮下组织、趾短屈肌、第 2 蚓状肌、(踇)收肌、骨间跖侧肌。足底皮肤坚厚致密,由足底内、外侧神经及其伴行的动脉分布和营养。

【功效】 开窍醒脑,止血。

【主治】 崩漏,头痛,眩晕,癫痫,休克等。

【附注】 《针灸孔穴及其疗法便览》:"足心,奇穴。涌泉穴后一寸陷中。主治妇女血崩,亦治头痛、眩晕、足跖神经痛、下肢痉挛、小儿搐搦,并可用于急救。"

四、小儿特定腧穴

小儿特定穴是指小儿特有的腧穴,这些穴位不仅有点状,还有线状及面状,且以两手居多,正所谓小儿

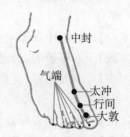

图 232 气端取穴

患者伸足取穴,于十趾尖端处取穴

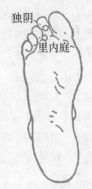

图 233 里内庭取穴

足底自然平展,于内庭穴相对处取穴

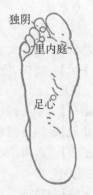

图 234 足心取穴

足底自然平展,于第 2 趾尖与足跟后缘连线中点处取穴

百脉汇于两掌。小儿特定穴对疾病治疗和小儿保健有着重要意义。

1. 天门

【定位】 两眉中间至前发际成一直线。

【功效】 发汗解表,镇静安神,开窍醒神。

【主治】 风寒感冒,发热,头痛。

2. 耳后高骨

【定位】 耳后入发际高骨下凹陷中。

【功效】 疏风解表,安神除烦。

【主治】 感冒头痛,烦躁不安。

3. 天柱骨

【定位】 颈后发际线中至大椎穴成一直线。

【功效】 降逆止呕,祛风散寒。

【主治】 呕吐,恶心,外感发热。

4. 脊柱

【定位】 大椎至长强成一直线。

【小知识】 小儿捏脊是小儿保健常用的主要手法之一。

【功效】 调阴阳,理气血,和脏腑,通经络,培元气。

【主治】 小儿先后天不足的一些慢性病症,以及小儿保健。

5. 七节骨

【定位】 第4腰椎至尾椎骨端成一直线。

【功效】 温阳止泻。

【主治】 虚寒腹泻,久痢等。

6. 龟尾

【定位】 尾椎骨端。

【功效】 调理大肠。

【主治】 腹泻,便秘,脱肛。

7. 丹田

【定位】 小腹部(脐下2寸到3寸之间)。

【功效】 培肾固本,温补下元。

【主治】 多用于小儿先天不足,寒凝少腹所致的腹痛、疝气、遗尿、脱肛等症。

8. 肚角

【定位】 脐下2寸,旁开2寸大筋。

【功效】 和腹镇痛。

【主治】 对各种原因引起的腹痛均可应用,特别对寒痛、伤食痛效果更好。

9. 一窝蜂

【定位】 手背腕横纹中点凹陷处。

【功效】 温中行气,止痹痛,利关节,发散风寒。

【主治】 受寒、食积等原因引起的腹痛等症。

10. 小天心

【定位】 大小鱼际交界处凹陷中。

【功效】 镇静,疏风清热,明目。

【主治】 惊风抽搐,夜啼,惊惕不安,新生儿黄疸。

11. 板门

【定位】 手掌大鱼际平面。

【功效】 健脾和胃,消食化滞,止呕,止泻。

【主治】 食欲缺乏,嗳气,腹胀,呕吐。

12. 脾经

【定位】 拇指桡侧缘,自指尖到指根成一直线。

【功效】 健脾胃,补气血,祛湿化痰。

【主治】 食欲缺乏,面黄肌瘦,消化不良等。

13. 肝经

【定位】 食指末节罗纹面。

【功效】 平肝泻火,镇惊息风,解郁除烦。

【主治】 惊风,抽搐,烦躁不安,五心烦热。

14. 心经

【定位】 中指末节罗纹面。

【功效】 安神宁心。

【主治】 心血不足所致的心烦不安,睡卧露睛等。

15. 肺经

【定位】 无名指末节罗纹面。

【功效】 补益肺气,疏风散寒。

【主治】 咳嗽气喘,虚汗怕冷,反复感冒。

16. 肾经

【定位】 小指末节罗纹面。

【功效】 补肾益脑,温养下元。

【主治】 先天不足,久病体虚,肾虚久泻,多尿,遗尿,虚汗喘息。

17. 小肠

【定位】 小指尺侧边缘,自指尖至指根成一直线。

【功效】 温养肠腑。

【主治】 下焦虚寒,腹泻日久,多尿,遗尿。

18. 大肠

【定位】 食指桡侧缘,自指尖至虎口成一直线。

【功效】　涩肠固脱,温中止泻。

【主治】　虚寒腹泻,脱肛。

19. 肾顶

【定位】　小指顶端。

【功效】　收敛元气,固表止汗。

【主治】　自汗,盗汗,大汗淋漓不止。

20. 老龙

【定位】　在中指背,距指甲根中点约 0.1 寸。

【功效】　息风止痉,开窍醒神。

【主治】　用于急救。若小儿急惊暴死或者高热抽搐掐之知痛有声音,可治;不知痛而无声音,难治。

第三章

艾灸的基本知识

艾灸疗法是针灸疗法的重要组成部分,是中医临床上常用的一种特色治疗方法。艾灸以艾绒及艾绒制品(如艾条)为主要材料,点燃后放置于体表腧穴或病变部位进行烧灼、温熨,借灸火和药物的共同作用给人体以温热刺激,起到温通经络、扶正祛邪、防治疾病的作用。艾灸疗法使用的材料艾绒和艾绒制品在市场药店及中医医院均有出售,价格便宜,艾灸疗法操作简便,安全无不良反应,有良好的保健治疗效果,适用于家庭自我保健。

第一节　材料制备

一、道地艾草

艾草是菊科多年生草本植物,分布于亚洲及欧洲地区,在我国各地均有生长,但古时候以蕲州生产者为佳,故特称"蕲艾"。直到现在,蕲艾仍作为蕲州的特产中药材,和蕲竹、蕲蛇、蕲龟一起被誉为蕲州四宝名扬海内外。

1. 艾草的形态特征

艾草略成灌木状,植株有浓烈香气。主根明显,略粗长,直径达 1.5cm,侧根多,常有横卧地下根状茎及营养枝。茎单生或少数,高 80～250cm,有明显纵棱,褐色或灰黄褐色,基部稍木质化,上部草质,并有少数短的分枝,茎、枝均被灰色蛛丝状柔毛。艾叶叶基质厚,上面被覆灰白色短柔毛,并有白色腺点与小凹点,背面密布灰白色蛛丝状密绒毛。花果期为 7－10 个月,头状花序椭圆形,瘦果呈椭圆形。

2. 艾草的药用价值

艾草全草均可入药,但以艾叶最佳。艾叶有浓烈的芳香型气味,在农历四、五月间,当艾叶茂盛而花朵未开时采收,将艾叶摘下晒干或者阴干后备用。

艾草,味苦而辛,无毒,洗熏服用皆可,能温中、逐冷、除湿,治疗多种疾病。如《本草纲目》载:"蕲艾灸百病,可作煎,止吐血下痢,下部匿疮,妇人漏血,利阴气;生肌肉,辟风寒,使人有子;作煎勿令见风,捣汁股,止伤血,杀蛔虫,水煮及丸散任用;

止崩血,肠痔血,拓金疮,止腹痛,安胎;苦酒作煎,治癣甚良,……服之则走三阴而逐一切寒湿,转肃杀之气为融和;灸之则透诸经而治百种病邪,起沉疴之人为康寿,其功亦大矣。"现代中医研究认为,艾草(艾叶)有温中散寒,驱风祛湿,调经理血、止呕安胎等功效,主治妇人诸疾及虚寒、寒湿类疾病。内服可做温里剂、止血剂,炒炭用止血之力颇优,可治吐血下痢,衄血下血;捣汁服,止伤血,杀蛔虫,治带下,止霍乱转筋,痢后寒热;煎药外用可治皮肤瘙痒、阴痒湿疹及疥癣等;以艾搓手洗污可消毒强身,防治皮肤病;将艾叶晒干捣碎如绒,称"艾绒",制成艾条、艾炷,燃灸经穴,能散寒除湿,温通气血,通经活络;熏烟能驱蚊蝇,杀毒菌。药理研究证明艾草中含有丰富的倍半萜类衍生物,包括艾草素、创木二烯、洋艾内酯、洋艾素、艾草宁等,有明显的抗菌、抗过敏、利胆、平喘、止血、抑制血小板聚集等作用。

相对于普通艾草,蕲艾含有 17 种已知化合物,并且挥发油含量、总黄酮含量、燃烧发热量等明显优于其他地区所产艾叶,蕲艾油有更明显的镇咳平喘、抗菌利胆的作用。

(1)抗菌作用:艾草的抗菌、抗真菌作用已经得到医学界的普遍认可。科研证明,艾叶在体外对炭疽杆菌、白喉杆菌、金黄色葡萄球菌等 10 种革兰阳性菌皆有抗菌作用;艾叶油对肺炎双球菌、金黄色葡萄球菌等有抑制作用;以野艾叶、艾条或艾绒烟熏,可用于室内消毒,与苍术、菖蒲、雄黄、白芷等混合后点燃烟熏,对金黄色葡萄球菌、大肠埃希菌等均有杀灭或抑制作用;艾条烟熏能减少烧伤创面的细菌。豚鼠结核模型经艾灸治疗后,疾病进展较慢,病变较轻,尤以病程后期更明显,此外还能增强豚鼠体内网状内皮细胞的吞噬反应;艾叶煎液对皮癣真菌有抑制作用。

(2)抗过敏作用:武汉大学中南医院中西医结合科医师的研究表明,艾叶油 0.5ml/kg 灌胃,对卵白蛋白引起的豚鼠过敏性休克有对抗作用,可降低死亡率;对小鼠迟发型变态反应模型,经灌服艾油能显著抑制;对组胺、卡巴胆碱、5-羟色胺等引起的过敏反应,艾叶油均有抗过敏作用。

(3)利胆作用:在国家医药管理局新药研究管理中心浙江呼吸药物研究实验室实验中,取艾叶油胶囊配成 2% 混悬液(每 1ml 含艾叶油 $75\mu l$),按照 0.8ml/100g 十二指肠注射给药注入大鼠体内,能使正常大鼠胆汁流量增加 91.5%。

(4)止咳平喘作用:艾叶油提取物 α-萜品烯醇有直接的止咳平喘作用,能松弛气管平滑肌,也能对抗乙酰胆碱、氯化钡、组胺等引起的气管收缩现象,并增加肺灌流量。

(5)止血作用:艾叶为临床上常用的止血药,温经止血常炒炭用,但药理实验初步证明不管是艾叶烘干品还是炒炭制品均有明显止血作用,有学者报道艾叶水浸液给实验性家兔灌胃有促进血液凝固作用,从而推断艾叶有止血作用。

(6)抗血小板聚集的作用:艾叶中含有的 β-谷甾醇等物质能显著抑制血小板聚集。学者温瑞兴等研究了艾叶的炮制方法、不同产地的艾叶及其有效成分对血小板聚集率的影响,结果表明,炒焦、醋炒炭与生艾叶均有很强的抗血小板聚集作用。

(7)镇痛作用:《医学新知杂志》2005 年第 2 期报道,经过小鼠扭体法、小鼠热板法、大鼠甩尾法、大鼠子宫镇痛法等科研方法实验证明:① 蕲艾挥发油能够显著延长小鼠的热板反应潜伏期;② 蕲艾挥发油能够显著延长小鼠的扭体反应出现时间,抑制小鼠的扭体次数;③ 蕲艾挥发油能减少大鼠甩尾的疼痛反应;④ 蕲艾挥发油能明显地对抗己烯雌酚和缩宫素引起的大鼠子宫收缩活动。均提示蕲艾挥发油能提高小鼠、大鼠的痛阈,有明显的镇痛作用。

3. 艾草的其他用途

(1)艾草粿:艾草粿为闽粤地区的一种特色食品,主要在清明、端午时节祭祀之用。艾草粿清香甜润可口,有健脾和胃之功效,是绿色健康食品。艾草粿的制作方法如下:①准备好艾草(生用及晒干均可,艾叶为主)、糯米干粉(磨得越细越好)、芝麻、花生、猪油、黄片糖、白砂糖及若干柚子树叶或芭蕉叶。清水洗净艾草后,入大锅清水煮开,其间可加少量苏打粉同煮以便艾草容易煮烂,煮好艾草后,滤去水液,挤干水分备用。②把花生、芝麻分别入锅炒香、碾碎后和白砂糖一起搅拌均匀,制成艾糍粑的馅备用。③把适量黄片糖加少量水烊化,然后把糯米粉置入大盆,加入黄糖水及煮熟的艾草一起搓揉,使三者能充分混合均匀,揉成软面团。④抓一团面,揉圆后,在中间挖开个洞,装入芝麻花生馅,然后轻轻包好,即为艾叶糍粑。蒸笼里垫上柚子叶或芭蕉叶,抹上一层花生油,把做好的艾糍粑轻轻置于叶子上,旺火蒸 20 分钟即可食用。

(2)艾蒿汤:牛肉(做酱汤用)100g,艾蒿 60g,牛肉(做丸子用)100g,水 8 杯,清酱适量,面粉 2 大勺,鸡蛋 1 个;盐、香油、胡椒粉、蒜蓉各适量。把牛肉切片后熬成牛肉汤,加作料及清酱调味。把洗净的艾蒿在开水里烫 2 分钟后取出,加适量盐腌 3 分钟以去除涩味,后洗净,滤干水分捣碎备用。做丸子的牛肉以脂肪含量少者为佳,把牛肉和艾蒿混合捣成肉酱,加佐料后做成半截拇指大小的丸子。在丸子上蘸一层白面泡在鸡蛋里,再放入煮开的酱汤里煮熟(熟丸子会漂在酱汤上面)即可食用。艾蒿汤可温胃散寒,活血止血,祛湿通经。适合体质虚寒、寒湿者长期食用。

(3)艾草辟邪:艾草作为吉祥之物,有驱邪辟秽、添瑞呈祥之喻,民间有在清明节、端午节在门口悬挂艾草或者做成花环、香包佩戴身上的习俗。过去有民谣"五月五日下午,天师骑艾虎,蒲剑斩蜈蚣,百虫归地府,荒坡艾叶喷喷香,溪边菖蒲伴石长,青烟剑叶能驱疫,岁岁端午站门岗。"反映的就是民间端午节悬挂艾草以辟邪的习俗,至今仍在闽南地区和湘西一带传袭。

(4)艾叶泡脚:艾叶煮水泡脚有驱风通络,温里散寒之功效,能防治风湿性疾病、关节炎、高血压等慢性病,是简便廉验的保健治疗方法。可取艾叶 100g(鲜品加倍),置于瓦煲或者高压锅中煮沸 10 分钟,趁热滤出水液,放至适合温度后熏泡双足或全身。

泡脚注意事项：①孕妇和有严重心脏病、脑血管疾病急性期、严重血栓、出血性疾病、败血病、下肢静脉炎、坏疽、有严重感染或化脓性病灶、皮肤烫伤及外伤未排除骨折者不宜使用。②要掌握好水温，洗浴温度以 40～50℃ 为宜，以防水温过高发生烫伤；在洗浴期间，也要注意保持水温，不断调整水温，以温热舒适，不烫伤皮肤为度；对温度感应迟钝或失去知觉者，更应谨慎。③泡脚时要注意保暖，免受风寒，洗浴后要将脚擦干。④老人、儿童及活动不便的患者泡脚时应有人在一旁相助。

二、艾绒的制作和贮藏

艾叶经过加工制成细软如绒状的成品，称为艾绒。经过加工制作的艾绒，纤维质含量多，水分较少，含有许多可燃烧的有机物，是理想的灸疗原料。

1. 艾绒的制作

采集肥厚新鲜的艾叶，放置日光下暴晒干燥，然后放在石臼中，用木杵捣碎，筛去杂梗和泥沙，再晒再捣再筛，如此反复多次，就成为淡黄色洁净细软的艾绒。艾绒的质量以纯净无杂质、柔软易聚合成团、干燥芳香者为优。

2. 艾绒的分类

艾绒按加工（捣筛）程度不同，分为粗细几种等级，临床上根据病情需要而选用。一般若作直接灸，可用细艾绒；若作间接灸，可用粗艾绒。此外，根据艾绒的存放时间和纯度的不同又有不同的分类。

（1）清艾绒：清艾绒是指当年的新艾绒。其挥发油含量高，药性猛烈，但灸感不适，缺乏渗透力，适宜于急性扭挫伤，适用范围较小。

（2）陈艾绒：陈艾绒是指至少存放一年以上的艾绒，三年陈艾是指存放了三年的艾绒，依此类推。陈艾绒是临床上使用最多的艾绒，因其柔软易团聚，含挥发油适量，燃烧时火力温和持久，不易爆裂，温热渗透力强，适合于做成艾条灸、艾炷灸及温灸器灸，可以用于内外妇儿诸病的治疗及养生保健。

（3）金艾绒：金艾绒指提纯度很高，外观呈黄色的艾绒。5∶1指 5kg 的艾叶，可以出 1kg 的艾绒（主要指对艾草的提纯程度）。金艾绒是艾绒中提纯度较高的，价格也较为昂贵，常用作麦粒灸、艾炷直接灸或者隔姜灸，较少做成艾条灸用。因为提纯度高，绒质细腻松软，还适合做褥子、肚兜、坐垫等填充物。

（4）艾绒小知识：艾绒并非越纯越好：自创神灸堂手工制艾的乔明凯学者曾经做过对比试验：用 30∶1（即 30kg 的艾叶，可以出 1kg 的高纯度艾绒）的陈年金艾绒做成的艾条，燃烧时候的速度明显快于普通陈艾条，不得不频繁弹灰，反复中断治疗过程，反而不能起到温和持续的灸疗效果。

3. 艾绒的贮藏

艾绒其性易于吸水受潮，应存放于密闭的干燥容器内，置于阴凉通风处保存，并于每年天气晴朗时反复暴晒多次,以防潮湿、霉烂或虫蛀,否则会影响燃烧及药效。

4. 艾绒制品——艾炷

将艾绒做成一定大小,形状如圆锥的艾团,称为艾炷。将艾炷直接或间接放置于施灸部位进行灸烤的方法,称为艾炷灸法,燃尽一个艾炷,称为一壮。

(1)艾炷规格:①小艾炷:重约 0.3g,如麦粒大,燃烧时间约为 20 秒,常置于穴位或者病变部位直接烧灼,作直接灸用。②中艾炷:重约 1g,如黄豆大或半截枣核大,燃烧时间为 1～3 分钟,常作压灸或者间接灸用。③大艾炷:重约 2g,如蚕豆大或半截橄榄大燃烧时间为 3～5 分钟,常作间接灸用。

(2)艾炷制作方法:一般包括手工制作和艾炷器制作。①手工制作:直接用手指搓捻。做时先将艾绒放置于手心中,用拇、食指搓紧,再放在平面桌上,以手拇、食、中指捻转成上尖下圆底平的圆锥形。要求搓捏紧实,能放置平稳,燃烧时火力由弱到强,不易爆裂,热力温和持久,患者易于耐受。②艾炷器制作:艾炷器中铸中锥形空洞,洞下留一小孔,将艾绒放入艾炷器的空洞中,另用金属制成下端适于压入洞孔的圆棒,直插孔内紧压,即成为圆锥形小体,倒出即成艾炷。用艾炷器制作的艾炷,艾绒紧密,大小一致,更便于应用。③自备艾炷器制作:取一大小约10cm×6cm 的长方形厚纸片,卷折成无孔漏斗状(中间无小孔),把艾绒置于漏斗中,用细长圆棒(约长 20cm,直径 1cm)压实,然后展开漏斗,倒出即为圆锥形艾炷。

5. 艾绒制品——艾条

艾条又名艾卷,是用艾绒卷成的圆柱形长条。一般长 20cm,直径 1～2cm。常用于悬灸、实按灸、艾盒灸等。根据内含药物的有无,又分为纯艾条和药艾条两种。因艾条使用简便,操作易学,灸疗时不起疱,不发疮,无痛苦,患者还可以自行操作,故临床应用更为广泛。

(1)纯艾条:其内单纯含有艾绒,无其他药物。纯艾条根据内含艾绒的年份又分为清艾条和陈艾条。其中清艾条是指内含艾绒为当年的新艾绒,陈艾条是指内含艾绒为至少存放一年以上的艾绒。有温经散寒、祛风除湿、止血通络之功效。制作方法为取制好的艾绒 24g,平铺在长 26cm、宽 20cm 质地柔软疏松又坚韧的桑皮纸上,将其卷成直径约 1.2cm 的圆柱形,越紧越好,用胶水或糨糊封口而成。

(2)药艾条:药艾条是相对于纯艾条而言的,其内除含有艾绒外,还添加有其他药物。主要包括普通药艾条,太乙神针,雷火神针 3 种。因药艾条所含药物多为走窜通络、活血散瘀之品,故孕妇及极度虚弱者不宜使用。

① 普通药艾条:内含艾绒、肉桂、干姜、木香、独活、细辛、白芷、雄黄、苍术、没药、乳香、川椒等药物。相对于清艾条而言,普通药艾条更擅于温阳通络。制作方法为取肉桂、干姜、木香、独活、细辛、白芷、雄黄、苍术、没药、乳香、川椒各等份,混合均匀,研成细药末,每支药艾条用细药末 6g。取制好的艾绒 24g,将药末 6g 均匀

混入艾绒中，平铺在长 30cm、宽 26cm 质地柔软疏松又坚韧的桑皮纸上，将其卷成直径约 1.5cm 的圆柱形，越紧越好，用胶水或糨糊封口而成。

②雷火神针：内含艾绒、沉香、木香、乳香、茵陈、羌活、干姜、穿山甲、麝香等药物，功善理气通络化湿。制作方法为取沉香、木香、乳香、茵陈、羌活、干姜、穿山甲各等份，研成细药末后加麝香少许，充分混合均匀，每支艾条用药末 10g。取制好的艾绒 40g，将药末 10g 均匀混入艾绒中，平铺在长 35cm、宽 30cm 质地柔软疏松又坚韧的桑皮纸上，搓捻卷紧成爆竹状，再糊上桑皮纸一张，卷成直径约 1.8cm 的圆柱形，越紧越好，外涂鸡蛋清，阴干备用，勿令泄气。

③太乙神针（韩贻丰《太乙神针心法》）：内含硫黄、麝香、乳香、没药、松香、桂枝、杜仲、枳壳、皂角、细辛、川芎、独活、穿山甲、雄黄、白芷、全蝎等药物，走窜通络、活血止血之功明显强于普通药艾条和太乙神针。制作方法为取硫黄 10g，麝香、乳香、没药、松香、桂枝、杜仲、枳壳、皂角、细辛、川芎、独活、穿山甲、雄黄、白芷、全蝎各 5g，研成细药末，充分混合均匀，每支艾条用药末 6g。

取制好的艾绒 24g，将药末 6g 均匀混入艾绒中，平铺在长 30cm、宽 26cm 质地柔软疏松又坚韧的桑皮纸上，搓捻卷紧成爆竹状，再糊上桑皮纸一张，卷成直径约 1.5cm 的圆柱形，越紧越好，外涂鸡蛋清，阴干备用，勿令泄气。

第二节　艾灸的操作方法

一、艾炷灸

1. 直接灸

直接灸又称着肤灸，是将艾炷直接放在施灸部位皮肤上施灸，这是最基本最传统的灸法。古代医家均以这种灸法为主，现代临床上也较为常用。直接灸包括瘢痕灸和非瘢痕灸，因为瘢痕灸现临床上极为少用，故本书不作详细介绍，仅介绍非瘢痕性直接灸。施灸时患者选择舒适的体位，准确取穴后于施灸穴位的皮肤上涂以少许石蜡油或其他油剂，使艾炷易于固定，将艾绒搓制成米粒大小的小艾炷，直接放于施灸部位皮肤上，点燃艾炷尖顶端始施灸，至患者感觉灼热难忍时，用镊子将艾炷挟去，更换新炷继续施灸，至局部皮肤发红（不发疱）为度。灸治完毕后涂抹油剂保护皮肤。灸后不留疤痕。适用于气血虚弱、虚寒轻症、小儿发育不良等。

2. 间接灸

又称隔物灸，常用的有隔姜灸、隔蒜灸、隔盐灸和隔附子饼灸。隔物灸常用中艾炷和大艾炷。

(1)隔姜灸：将姜片切成 0.3cm 厚的姜片，中间刺数个小孔，放置于施灸部位，在姜片中央放置艾炷，点燃艾炷上端，任其自燃，待燃烧完后更换一个艾炷，一般每次灸2~3个艾炷。隔姜灸具有温中散寒、宣散发表、温经通络的作用,常用于外感风寒而致的腹痛、腹泻、呕吐及风寒痹痛等。

(2)隔蒜灸:将独头大蒜切成0.2~0.3cm厚的蒜片,中间刺数个小孔,放置于施灸部位,在蒜片中央放置艾炷(或将蒜捣成泥状,敷于施灸部位,在蒜泥上放置艾炷施灸),点燃艾炷上端,任其自燃,待燃烧完后更换一个艾炷,一般每次灸3~5个艾炷。隔蒜灸具有消肿化结、拔毒镇痛、杀虫止痒的作用。常用于足癣、神经性皮炎及初起的肿疡等。

(3)隔盐灸:将纯净干燥的盐放置于穴位上,铺平,上置艾炷(或者在盐上放置姜片再放置艾炷)点燃施灸,患者感觉灼热疼痛即更换艾炷,一般连灸3~7壮,急病可多灸。隔盐灸具有回阳、救逆、固脱的作用,适用于急性腹痛、吐泻、痢疾、四肢厥冷、脱证等。

(4)隔附子饼灸:把附子研成细粉,加糖浆调和成糊状,捏成直径为3cm、厚约0.5cm的附子饼,中间刺数个小孔,待稍干,将饼直接置于施灸部位,上置艾炷点燃施灸,灸毕更换艾炷。一饼灸干,可再换一饼。附子辛温,走而不守,消坚破结,善逐风寒湿气。隔附子饼灸温通经络、消坚破结、散寒祛湿力强,多用于防治阳气虚衰所致的四肢不温、下肢痿痹、小便频数、夜尿频频及泄泻不止、阳痿早泄等疾病。

二、艾条灸

患者取卧位或坐位,点燃艾条,术者以手持之,对准穴位,距离以患者感觉温热并能耐受为度,每次灸20~30分钟,至腧穴局部皮肤温暖潮红、腧穴深部温暖舒适为度。根据手法不同,又可分为温和灸、回旋灸、雀啄灸和实按灸。

1. 温和灸

将艾条燃着的一端,对准施灸部位(腧穴或者病变部位),距离皮肤2~3cm进行熏烤,使患者感觉温热舒适而无灼痛为度,就固定不动,灸至局部潮湿红晕即可,一般每个穴位灸20~30分钟,或更长一些时间,适用于各种病证。

2. 回旋灸

又称熨热灸。将点燃的艾条悬于施灸部位约3cm高处进行熏烤,艾条在施灸部位平行、往返或回旋移动,使施灸部位感觉温热舒适而无灼痛,灸至局部潮湿红晕即可,一般每个穴位可灸20~30分钟。适用于风湿痹痛、神经性麻痹及皮肤病等。

3. 雀啄灸

将艾条燃着的一端对准施灸部位,如同小雀啄米食一样控制艾条一起一落,忽近忽远靠近施灸部位进行熏烤。一般每个穴位可灸5分钟。多用于治疗小儿疾病、急救晕厥、产后无乳等。此法热感较强,注意防止皮肤烧伤。

4. 实按灸

在施灸部位铺上6~7层绵纸或者布,点燃艾条,以执笔状执住艾条,对准施部位直接按在棉布或绵纸上，稍等1～3秒，使药气温热透达深部；至患者觉烫不可忍，略提起艾条，待热减后再行按压。操作中若灸火熄灭，点燃后迅速接着施灸，如此反复进行。每次每个穴位应按灸7～10次，至皮肤红晕为度。适用于风寒湿痹痛、痿证、顽固性疼痛等疾病。

附：热敏灸

热敏灸，又称热敏悬灸，全称"腧穴热敏化艾灸新疗法"，简称"热敏灸"，属于艾条灸的一种，是点燃艾条悬灸热敏态穴位，采用艾热激发透热、扩热、传热、局部不(微)热远部热、表面不(微)热深部热、非热觉等热敏灸感和经气传导，并施以个体化的饱和消敏灸量，从而提高艾灸疗效的一种新疗法，在当前针灸界有重要影响。

热敏灸是江西省中医学院陈日新教授临床总结的科研成果、专利技术，于2006年10月28日经国家技术鉴定评选为原始创新技术，对肠胃不适、肩颈不适、腰腿不舒、腰肌劳损、风湿及类风湿、面瘫、男性前列腺炎、阳痿早泄、性冷淡、女性妇科炎症、月事异常、痛经、乳腺增生等各类慢性退行性、功能性病变有独特临床疗效。

热敏灸的操作包括穴位探查、辨证施灸(选择最优穴位)、守穴施灸三步。

第一步：热敏腧穴的探查

探查明确热敏腧穴的准确定位，是产生热敏灸独特疗效的前提。探查热敏腧穴首先要保持环境安静，环境温度保持于20～30℃，其次是受灸者身心放松，保持平静均匀呼吸，选择舒适的体位，充分暴露探查部位，集中意念于施灸部位及体会热敏灸探穴过程中的感觉，即灸感。

热敏腧穴是疾病在体表的特定反应部位，它直接或者间接反映疾病的部位、性质和病理变化。不同疾病的热敏腧穴出现部位是不同的，操作上可以从粗定位和细定位二步法探查。

粗定位是指疾病状态下相关穴位发生热敏化的高概率区域。穴位发生热敏化是有规律的，即有其高发部位，如面瘫的高发部位在翳风穴附近，鼻炎、感冒的热敏腧穴的高发部位在印堂附近，哮喘的热敏穴常在肺俞穴附近，盆腔炎、月经失调的热敏腧穴在小腹部或者骶骨区域。因为足太阳膀胱经囊括人体五脏六腑之背俞穴，故脏腑病变可以首选背俞穴部位作为粗定位探查，如肺系疾病咳嗽、哮喘可以首选上背部腧穴作为探查区域，脾胃病变首选中背部腧穴；肾系疾病则选择腰背部背俞穴探查；此外，对于疼痛、劳损性疾病(如膝关节疼痛、网球肘、肩周炎)，局部压痛点可以作为粗定位探查目标。

细定位是指在粗定位区域中对热敏腧穴的准确定位，探查穴位时取点燃的艾条(可以单条、双条或者三条)悬于热敏化高发区域上(粗定位区域)，离皮肤3～4cm为宜，施灸者右手紧拿艾条，在施灸部位来回行悬灸(包括回旋灸、循经往返灸、雀啄灸等艾灸手法),以受灸者感觉温暖而不烫热为度。施灸过程中施灸者和受灸者均要集中精神,受灸者专心体会灸感,及时报告施灸者;施灸者则根据受灸者的感觉反馈及时调整悬灸距离、角度,以受灸者感觉舒适,温暖而不烫热为度,并注意及时弹拨艾灰,谨防烫伤。热敏穴位艾灸时会表现出一些奇异的灸感现象,共有六种。第一是透热,灸热从施灸点皮肤表面直接向深部组织穿透,甚至直达胸腹腔脏器;第二是扩热,灸热以施灸点为中心向周围扩散;第三是传热,灸热从施灸点开始沿某一路线向远部传导,甚至到达病所;第四是局部不(微)热远部热。施灸部位局部不热或者微热,而远离施灸的部位感觉甚热。第五是表面不(微)热深部热。施灸部位的皮肤不热或者微热,而皮肤下深部组织甚至胸腹腔脏器感觉甚热;第六是产生其他非热感觉。即施灸部位或远离施灸部位产生酸、胀、压、重、痛、麻、冷等非热感觉。热敏灸感产生的部位即为热敏穴的准确部位。一般细定位时间为10~30分钟,因受灸者经络敏感性和施灸者的技术操作不同而有差异。

第二步:辨证选穴

即根据探查出来的热敏腧穴中选取最佳腧穴进行热敏灸疗。如果探穴过程中只出现一个热敏腧穴则该穴位最佳腧穴,若探查时出现多处热敏化现象则选取最佳腧穴进行热敏灸疗。

一般按照以下原则选取最佳腧穴:①以出现热敏灸感经过或者直达病变部位的腧穴位首选热敏穴。如胃痛时,以热敏灸感能直达胃脘部或者经过胃脘部的腧穴为首选。②宜选择出现较强灸感的腧穴。③热敏灸感中以非热感为佳,而痛感又优于酸胀感。

第三步:守穴施灸

即在穴位探查和辨证选穴选取的最佳腧穴进行灸疗,以激发经气,疏通经络,发动感传,消除疾病。守穴施灸包括温和灸、接力灸和循经往返灸3种。

温和灸是将艾条对准最佳热敏腧穴,在距离皮肤3cm左右的距离进行温和灸,以患者舒适、无灼痛为度。此种灸法有利于激发热敏腧穴的经气活动,发动感传。施灸时间以热敏灸感消失为度,或者在施灸者保持艾条与皮肤距离不变的情况下,受灸者原本感觉舒适的灸感消失,感觉局部皮肤烫热,亦为饱和灸量的提示,宜停止施灸。

接力灸是在温和灸的基础上,若感传不能直达病所,再取另一支艾条点燃悬灸于感传所达部位的端点,使热敏灸感继续向前传导。此种灸法有助于延长感传距离,加强疗效。施灸时间同样以热敏灸感消失为度。

循经往返灸是将艾条悬于皮肤3cm左右施灸,并沿经脉循行往返匀速移动艾条,如沿着膀胱经从上往下施灸,温度以受灸者感觉施灸路线温热为宜。此种灸法适用于正气不足或者经络不敏感,感传较弱或者无明显热敏穴的患者。施灸时间以循经施灸1~2遍为宜,不应过度施灸,而应持之以恒为佳。

三、温灸器灸

1. 温灸盒

温灸盒是一种特制的盒形木质灸器,内装艾卷或者艾绒,固定于一个部位施灸。灸盒有不同的规格,根据施灸时内置艾条数量的不同分为单孔盒、双孔盒、三孔盒、四孔盒、六孔盒等。

制作温灸盒,需取不同规格的薄木板(厚约 0.5cm)制成方形木盒,下面不安底,上面制一个随时可以取下的盖子,上面留小孔装置艾条,在盒内中下部安装细铁丝网一张,距离底面约 3cm,用于阻隔艾灰,防止烫伤。

施灸时,把温灸盒放置于应灸部位的中央,点燃艾卷后,从盒盖小孔中插入艾条(点燃一头朝下),距离铁丝网约 0.5cm,放置于穴位或者病变处施灸,每次可灸 5~10 分钟,然后倒去艾灰,重新插入艾条后再行施灸,否则艾条距离铁丝网太远或艾灰积聚于铁丝网上均可阻碍热力传播。

使用温灸盒施灸位置固定,作用集中,热力均衡,可自行控制艾灸时间,容易激发灸感,适合于较大面积的灸治(如腹、背、腰、臀)。小温灸盒施灸时病人体位不受限制,可以自由活动。可以长期施灸,用于保健及治疗。

施灸时间的长短应该根据病情决定,一般在新病或者局限性病变时,施灸时间宜较长,为 15~30 分钟,以驱邪外出;对于顽固性、慢性疾病或者保健灸疗,则施灸时间不宜过长,以 10~20 分钟为宜,贵在持之以恒。

灸后如出现皮肤潮红或者局部淡黄色色素沉着,停灸后可自行消失,不必处理;若局部出现水疱,可以刺破后涂上甲紫,忌抓挠,注意保护局部皮肤;若出现严重烫伤,及时到医院就诊。

施灸完毕后注意熄灭艾条、艾灰,谨防火灾。

2. 温灸筒

温灸筒的样式很多,大多为金属制造的双筒装置,外筒有数十个小孔,以充分传热、透气,内有小筒一个,可以装置艾绒或艾条施灸,操作方法大同小异。

(1)装艾:取出温灸筒内筒,装入艾绒大半筒或者艾条半截,点燃;将内筒放入外筒(注意不要直接接触点燃的艾绒艾条,以防烫伤),盖上顶盖。

(2)施灸:将温灸筒(底面向下)隔 1~2 层布放置于腧穴上即可,以感觉舒适,热力充足而不烫伤皮肤为佳。

(3)结束:灸疗完毕后熄灭艾条、艾灰,谨防火灾。

凡适合于艾灸的病证均可使用本法,施灸时还能配合相应部位来回熏熨,促进灸感传播。但自行施灸时施灸部位应以患者能自主操作的部位(如腹部,四肢)为宜,以及时控制施灸温度。灸疗时如感觉过热,可增加隔布层数,如仍觉过热,可用布块罩在灸筒上,以此减少进入灸筒的空气,降低火势和温度;感觉温热度不足时则减少隔布层数。

四、温针灸

温针灸是针刺与艾灸相结合应用的一种方法,适用于既需要留针又适宜做艾灸的病证,但针灸操作一般需要专业人员执行,故本书不予详述。

第四章

艾灸治百病

第一节　内科疾病

一、感冒——风池大椎肺俞穴,将感冒扼杀在摇篮里

(一)概述

凡是感受风热、风寒或者时行疫毒(如流感病毒),导致肺胃失和,以发热怕冷、鼻塞流涕、喷嚏连连、头部肩颈僵硬疼痛、全身酸疼困倦等为主要临床表现的外感疾病均称之为感冒,相当于西医学之急性上呼吸道感染。根据诱发因素和临床症状的不同,常见的感冒证型有三种。

(二)辨证分型

1. 风寒感冒

症见鼻塞声重,流清鼻涕,喷嚏连连,恶寒重,发热轻,无汗出,头痛头晕,肢体酸重疼痛,咽痒咳嗽,咯痰色白清稀或夹泡沫,口淡不渴。舌淡红,苔薄白,脉浮缓。

2. 风热感冒

症见发热明显,微恶风寒,汗出不畅,头痛心烦,鼻塞流黄涕,口干而渴,或口苦明显,咽喉红肿疼痛,咳嗽痰少,颜色偏黄或者黄绿色,较难咯出,舌红,苔薄黄,脉浮数。

3. 暑湿感冒

多发于夏季,症见发热,汗出热不解,鼻塞流黄浊鼻涕,头部晕胀疼痛,身体沉重,倦怠乏力,面色萎靡,精神疲倦,心烦口渴而不欲饮水,胸闷不适,纳少欲呕。舌红,苔黄腻或者白腻,脉濡数。

(三)治疗

1. 艾灸处方

(1)主穴:风池、大椎、肺俞、合谷、列缺。

（2）配穴：风寒感冒加风门穴疏散风寒；风热感冒加曲池穴、八邪穴驱风泻热；暑湿感冒加中脘穴化痰降浊；头痛者加印堂穴、太阳穴祛风镇痛；咽喉肿痛者加少商穴、商阳穴利咽镇痛；体虚反复感冒者加足三里。

（3）取穴方法（详见第二章）

①风池：在项部，当枕骨之下，后发际正中直上1寸，胸锁乳突肌与斜方肌上端之间的凹陷处。正坐或俯伏，在项后，当胸锁乳突肌与斜方肌上端之间的凹陷中取穴。

②大椎：在项部，当后正中线上，第7颈椎棘突下凹陷中。俯伏或正坐低头位，于第7颈椎棘突下凹陷处取穴。

③肺俞：在背部，当第3胸椎棘突下，旁开1.5寸。俯卧位，肩胛冈内侧缘平对第3胸椎棘突，于棘突下旁开1.5寸处取穴。

④合谷：在手背，第1、2掌骨间，当第2掌骨桡侧的中点处。以一手的拇指指间关节横纹，放在另一手拇、食指之间的指蹼缘上，当拇指尖下是穴。

⑤列缺：在前臂桡侧缘，桡骨茎突上方，腕横纹上1.5寸，当肱桡肌与拇长展肌腱之间。两手虎口自然交叉，一手食指按在另一手的桡骨茎突上，当食指尖到达之凹陷处取穴。

2. 灸法提示

（1）温和灸：取上述腧穴，点燃艾条，将燃着的一端对准腧穴，距离皮肤2～3cm进行熏烤，以感觉温热舒适而无灼痛为宜，每穴灸2～5分钟，灸后避风寒。

（2）隔姜灸：风寒感冒、暑湿感冒者可用隔姜灸，取上述腧穴，选择合适体位，使腧穴充分暴露，取直径约2cm、厚约0.3cm生姜片，用牙签在中间扎6～8个小孔，放置于腧穴上，在姜片中央放置艾炷（大小如黄豆），点燃艾炷上端，任其慢慢燃烧完毕，此为一壮，接着倒去艾灰，更换新艾炷继续施灸，连灸7壮。

（3）麦粒灸：取合谷、少商等腧穴，先于腧穴局部涂抹万花油，把一个如麦粒大小的艾炷置腧穴上，线香点燃艾炷尖顶端施灸，至患者感觉灼热难忍时，用镊子将艾炷挟去，此为一壮，接着更换新炷继续施灸，每穴各灸3壮。灸治完毕后涂抹万花油保护皮肤。

3. 其他疗法

简便感冒茶。

（1）风寒感冒：生姜50g，洗净切成薄片；清水煮至沸腾，放入生姜，煮1分钟后趁热取滤液，温服，服后避风寒。能发散风寒，用于感受风寒，感冒初发时。

（2）风热感冒：生薄荷30g或者干品10g，清水煮至沸腾，放入生姜，煮1分钟后趁热取滤液，温服，避风。能疏散风热，用于风热感冒。

（3）暑湿感冒：香薷10g，陈皮6g；清水加陈皮煮至沸腾后放入香薷，煮1分钟后趁热取滤液，温服，避风寒，忌食生冷。能理气化湿，用于暑湿感冒。

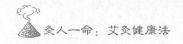

4. 腧穴小知识

风池穴：别名热府，最早见于《灵枢·热病》。风为六淫之一，是导致疾病发生的最常见因素；池，为水之汇注之地；本穴喻为风邪由表进入脑络的关卡和窝积的场所，故名为风池。系胆经、三焦经与阳维脉的交会穴，有疏风散热、清头开窍之功效，因此用于治疗感冒。此外还能治疗头痛、目赤痛、颈痛等证属外风内火的疾病。

现代动物实验证明，针刺风池穴、足三里穴对家兔实验性脑震荡引起的颅内压升高有下降作用，具有较长的后效应。

5. 温馨提示

(1)感冒期间宜清淡饮食，不宜进补。

(2)多喝温开水有利于疾病痊愈。

(3)平素加强身体锻炼，增强体质预防感冒。

二、咳嗽——要想咳嗽少，中府肺俞好

(一)概述

咳嗽为呼吸系统疾患的主要症状，常见于上呼吸道感染，急、慢性支气管炎，支气管扩张，肺结核等疾病。多因病毒、细菌感染或物理、化学刺激及过敏因子接触所致。

中医学根据咳嗽的发病原因，概分为外感咳嗽和内伤咳嗽两大类。外感咳嗽是由外邪侵袭而引起，风寒风热均可导致；内伤咳嗽，则为脏腑功能失调所致，包括痰湿阻肺、肺肾阴虚及肝火灼肺三个证型。

(二)辨证分型

1. 外感咳嗽

病程较短，常见其刚起病之时。

(1)风寒：症见咳嗽咽痒，咯痰色白清稀或夹泡沫，鼻塞声重，流清鼻涕，喷嚏连连，伴有恶寒重，发热轻，头痛头晕，肢体酸重疼痛，口淡不渴等症状。舌淡红，苔薄白，脉浮缓。

(2)风热：症见咳嗽痰少，颜色偏黄或者黄绿色，较难咯出，咽喉红肿疼痛，口干而渴，或口苦明显，头痛心烦，鼻塞流黄涕，舌红，苔薄黄，脉浮数。

2. 内伤咳嗽

病程较长，迁延不愈。

(1)痰湿阻肺：咳嗽痰多，晨起明显，因痰而咳嗽，痰出则少缓解，咳声重浊，咯痰色白或黏稠或清稀，伴有胸闷不适，脘腹胀满、恶心欲呕、面赤身热、纳少神疲等。

(2)肺肾阴虚：干咳，咳声短促，痰少难咯，痰色白黏稠，或痰中带血，或者声音逐渐嘶哑，伴有午后潮热盗汗，颧红，手足心热，口干咽干等。

(3)肝火灼肺:气逆作咳阵作,痰少黏稠,咳嗽与情绪相关,咳时面红目赤,胸痛不舒,咽喉干痛,自觉喉中异物,难以咯出。

(三)治疗

1. 艾灸处方

(1)主穴:中府、肺俞、孔最、膻中。

(2)配穴:风寒者加大椎、风门;风热者加大椎、曲池;痰湿者加足三里、中脘穴;阴虚者加涌泉、太溪;肝火灼肺者加太冲、行间、鱼际。

(3)腧穴定位(详见第二章)

①中府:在胸外侧部,云门下 1 寸,平第 1 肋间隙处,距前正中线 6 寸。仰卧位,在胸壁的外上部,平第 1 肋间隙,距胸骨正中线 6 寸处取穴。

②肺俞:在背部,当第 3 胸椎棘突下,旁开 1.5 寸。俯卧位,肩胛冈内侧缘平对第 3 胸椎棘突,于棘突下旁开 1.5 寸处取穴。

③膻中:在胸部,前正中线上,平第 4 肋间,两乳头连线的中点。

④孔最:在前臂掌面桡侧,当尺泽与太渊连线上,腕横纹上 7 寸处。

(4)古籍论述

①《针灸大成》:"久咳不愈,肺俞、足三里……"

②《千金方》:"肝咳刺足太冲,心咳刺手神门,脾咳刺足太白,肺咳刺手太渊,肾咳刺足太溪。"

2. 灸法提示

(1)温和灸:取上述腧穴,点燃艾条,将燃着的一端对准腧穴,距离皮肤 2～3cm 进行熏烤,以感觉温热舒适而无灼痛为宜,每穴灸 5～10 分钟,可以一边施灸一边揉按,促进经气感传。

(2)麦粒灸:取太冲、鱼际等腧穴,先于腧穴局部涂抹万花油,把一个如麦粒大小的艾炷置腧穴上,线香点燃艾炷尖顶端施灸,至患者感觉灼热难忍时,用镊子将艾炷挟去,此为 1 壮,接着更换新炷继续施灸,每穴各灸 3 壮。灸治完毕后涂抹万花油保护皮肤。

3. 其他疗法

穴位贴敷法。大蒜适量捣成泥状,睡前贴双足涌泉穴,3～4 小时后揭去;能治疗各种原因导致的咳嗽。

4. 腧穴小知识

(1)中府穴:别名府中腧,最早见于《素问·水热穴论》,是肺之募穴,手足太阴经交会穴。中,指里、内的意思,有方位之义,四方之中央为中,左右之间也为中;府,古时候指国家收藏文书、财物或者兵车的地方;募穴的本义是指脏腑经脉之气汇聚之处;因此中府穴意指此穴是肺气汇聚之处,是人体宗气化生的场所,脾肺合

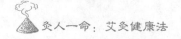

气于此穴,因此能调理肺气、治疗肺系疾病,如咳嗽、气喘、胸痛。

(2)肺俞穴:本穴最早见于《灵枢·背俞》,肺,为人体内外气体交换的重要器官;俞,有转输、运输、输注之义,意指脏腑、经脉之气输注于背部的腧穴。顾名思义,肺俞穴是肺气转输、输注的穴位,能调理肺气,治疗肺系疾病。

中府穴和肺俞穴配合使用,又叫俞募配穴法,可以有效调理肺脏气机、宣肺止咳,化痰平喘。

5. 温馨提示

(1)咳嗽按摩在咳嗽急性期、间歇期均可进行,用力以舒适为度。

(2)感冒流行期间应减少外出,避免因感冒诱发本病。咳嗽发作时应注意休息,谨防病情加重。

(3)积极锻炼,增强体质,提高机体防御疾病的能力及对多变环境的适应能力。

三、发热(附:小儿发热)——发热亦可灸,十宣配大椎

(一)概述

在致热源作用下体温调定点上移(超过0.5℃)则为发热。腋下体温37.5～38℃为低热,38.1～39℃为中度发热,39.1～41℃为高热,超过41℃为超高热。

中医学将发热分为外感发热和内伤发热两种,其中外感发热又包括外感风热发热和外感风寒发热,内伤发热常见湿阻发热、气虚发热两个证型。

(二)辨证分型

1. 外感风寒

症见发热较轻,恶寒无汗,伴有头晕昏蒙,鼻塞声重,喷嚏流涕,肢体酸痛,咽痒咳嗽,痰白清稀或夹泡沫,口淡不渴等。治宜发散风寒,调和营卫。

2. 外感风热

症见发热较重,恶寒较轻,伴有头痛不适,无汗或者汗出不畅,鼻塞流浊鼻涕,咽喉疼痛,咳嗽少痰,色黄黏稠,较难咯出,口渴欲饮等。治宜辛凉解表,发散风热。

3. 湿阻发热

症见低热,午后明显,热势较缓,或者身热不扬,伴有头痛如裹,脘腹痞闷,身体沉重,恶心呕吐,不欲饮食,口淡不渴或者渴而不欲饮水,大便溏烂或者黏腻,便后不爽等。治宜理气温阳,化湿除热。

4. 气血亏虚

症见潮热为主,热势较低,常在午后、夜间或者劳累后发作或加剧,汗出不解,伴有头晕乏力,精神倦怠,烦躁易惊,头晕头痛,短气喘息,口干咽燥,懒言少语,失眠多梦、容易感冒等。治宜补中益气、养血除热。

(三)治疗

1. 艾灸处方

(1)主穴:十宣、大椎、曲池、合谷。

(2)配穴:外感风寒、风热者加风池穴;湿阻发热者加中脘穴、足三里化湿降浊;气血亏虚发热者加关元穴、足三里补中益气。

(3)腧穴定位(详见第二章)

①十宣:在手十指尖端,距指甲游离缘0.1寸,左右共10个穴位。

②大椎:在项部,当后正中线上,第7颈椎棘突下凹陷中。俯伏或正坐低头位,于第7颈椎棘突下凹陷处取穴。

③曲池:在肘横纹外侧端,屈肘,当尺泽与肱骨外上髁连线中点。屈肘成直角,当肘弯横纹尽头处取穴。

④合谷:在手背,第1、2掌骨间,当第2掌骨桡侧的中点处。以一手的拇指指间关节横纹,放在另一手拇、食指之间的指蹼缘上,当拇指尖下是穴。

2. 灸法提示

(1)麦粒灸:取十宣、大椎、曲池等腧穴,先于腧穴局部涂抹万花油,把一个如麦粒大小的艾炷置腧穴上,线香点燃艾炷尖顶端施灸,至患者感觉灼热难忍时,用镊子将艾炷挟去,此为1壮,接着更换新炷继续施灸,每穴各灸3壮。灸治完毕后涂抹万花油保护皮肤。

(2)艾条温和灸:取上述腧穴,点燃艾条,将燃着的一端对准腧穴,距离皮肤2～3cm进行熏烤,以感觉温热舒适而无灼痛为宜,每穴灸2～5分钟,灸后避风寒。

3. 其他疗法

(1)足脚洗浴疗法:浴足具有导热下行作用,是退热的对症疗法。取牛膝50g、荆芥、防风、陈皮、艾叶各50g,生姜100g;加水煎煮20分钟后加入捣碎的生姜,2分钟后倒出滤液,放至适宜温度浸泡双足,保持水温,至身体微汗出为佳,汗出后注意保暖、避风寒,每天2～3次,热退即止。风寒发热者改生姜为薄荷30g,湿阻发热者加藿香30g,气血亏虚发热者加柴胡、升麻各30g。

(2)放血疗法:取十宣穴、少商、商阳、耳尖等腧穴,局部揉搓,使指尖、耳尖充血,用75%酒精消毒后,用无菌注射针头(不得交叉使用以防血液感染)快速点刺,挤出血液至再无血液流出。可清火退热。

(3)拔罐法:取大椎、曲池穴,一手用镊子或者止血钳夹紧95%酒精棉球,点燃,一手握罐体,将棉球快速伸入罐内闪火即退出,速即将火罐轻轻吸叩于应拔部位,随即取下,再吸叩,直至局部潮红。可疏风清热。

4. 腧穴小知识

十宣穴:别名鬼城,位于十个手指头尖端,距指甲游离缘0.1寸,左右共10个

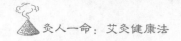

穴位。有泻热、醒神、开窍的作用,主治发热、中风、昏迷、小儿惊厥、癫狂、咽喉肿痛、高血压等疾病。

5. 温馨提示

(1)发热者多喝开水,加适量糖或盐,以防止脱水。

(2)高热时配合冰敷等物理降温方法,及时就医。

(3)不要乱用、滥用抗生素和退烧药。

附:小儿发热

由于小儿体质偏弱,抵抗力不足,加之冷热不知调节,若疏于照顾容易发热,或者发热兼见于其他疾病中。短时间低热或者中度发热对小儿影响不大,甚至有利于小儿骨骼增长及某些疾病的治疗。但是小儿长时间的发热或高热可引起机体的损害,甚至影响中枢神经系统发育,故须采取措施,及早治疗。针灸疗法可以作为小儿发热治疗的辅助和预防保健方法。具体操作与成人发热相似。

四、头昏、眩晕(梅尼埃综合征)——眩晕不止,从百会灸起

(一)概述

头昏是指自觉头重、头脑昏沉为主症的病证;眩晕又称为头眩,是以头脑昏沉、视物不清、天旋地转为主要表现的一种自觉症状,轻者如坐车船,飘摇不定,闭目休息片刻可以恢复正常;重者眼花缭乱,面色苍白,汗出不止,恶心欲呕,甚至不敢睁眼、动则呕吐,常见于梅尼埃综合征、高血压、脑血管疾病等。

中医学认为头晕、眩晕的病位在脑,与忧郁恼怒、嗜食油腻、过度劳倦、气血虚弱有关;有因为情志不畅,气机郁滞,化火上扰脑神而发;有因为嗜食油腻食品,积于体内酿生痰湿浊邪,阻碍清阳升养脑络而引发疾病;有因为过度劳累,或者病后体虚,导致气血不足、精髓亏虚,不能濡养头脑而发病。治疗上以“急则治其标,缓则治其本”为原则,急性发作时止晕定眩,缓解期则综合调理,预防发病。

(二)辨证分型

1. 肝阳上亢

常在恼怒、心情不畅时发病,伴有烦躁不安、头目胀痛、面红目赤、耳朵鸣响,口苦咽干,舌红,苔黄,脉弦滑有力。

2. 痰浊上蒙

多见于素体痰湿之人,头部沉重如有东西包裹,视物旋转,胸闷恶心,自觉口中黏稠,唾液增多,甚至呕吐清口水或者所进食物。舌淡红或者淡暗,苔白厚腻,脉细滑。

3. 精血不足

头昏、眩晕发作已久,劳累后加重,精神疲倦,乏力倦怠,喜欢坐卧,不欲运动,腰膝酸软,心悸心慌,面色苍白或者暗红,口唇淡白,舌淡红,苔白,脉细。

(三)治疗

1. 艾灸处方

(1)主穴:百会、风池、太阳、悬钟、涌泉穴。

(2)配穴:肝阳上亢者加太冲、行间、涌泉穴清肝火、潜肝阳;痰浊上蒙者加中脘、关元、丰隆穴温阳化痰降浊;精血不足者加关元、血海、足三里益气养血。

(3)腧穴定位(详见第二章)

①百会:在头部,当前发际正中直上5寸,或两耳尖连线的中点处。正坐或俯伏,于两耳尖连线的交点处取穴。

②风池:在项部,当枕骨之下,后发际正中直上1寸,胸锁乳突肌与斜方肌上端之间的凹陷处。正坐或俯伏,在项后,当胸锁乳突肌与斜方肌上端之间的凹陷中取穴。

③太阳:在颞部,当眉梢与目外眦之间,向后约1横指的凹陷处。正坐位或侧伏位,在颞部,当眉梢与目外眦之间,向后约1横指的凹陷处取穴。

④涌泉:在足底部,卷足时足前部凹陷处,约当足底2、3趾趾缝纹头端与足跟连线的前1/3与后2/3交点上。

⑤悬钟:在小腿外侧,当外踝尖上3寸,腓骨前缘。正坐垂足或卧位,外踝尖上3寸,当腓骨后缘与腓骨长、短肌腱之间凹陷处取穴。

2. 灸法提示

(1)压灸:剪去头顶百会穴处一小撮头发,暴露头皮,于局部皮肤处涂抹少量万花油,放上如黄豆大小的圆锥形艾炷,线香点燃,缓慢施灸,待灸至患者感觉热痛难忍时取一截艾条(未点燃),右手执笔状持艾条直接压于艾炷上,使艾炷熄灭,保持一定力度按压动作约1分钟,使热力慢慢渗透进腧穴内;至患者觉烫不可忍,略提起艾条,待热减后再行按压。操作中若灸火熄灭,点燃后迅速接着施灸,如此反复压灸3~5次,每天1次。

(2)温和灸:取上述腧穴,点燃艾条,将燃着的一端对准腧穴,距离皮肤2~3cm进行熏烤,以感觉温热舒适而无灼痛为宜,每穴灸2~5分钟,灸后避风寒。

(3)麦粒灸:取太冲、行间等腧穴,先于腧穴局部涂抹万花油,把一个如麦粒大小的艾炷置腧穴上,线香点燃艾炷尖顶端施灸,至患者感觉灼热难忍时,用镊子将艾炷挟去,此为1壮,接着更换新炷继续施灸,每穴各灸3壮。灸治完毕后涂抹万花油保护皮肤。

3. 其他疗法

简便食疗方。

（1）清肝茶：素馨花 6g，菊花 6g，枸杞子 10g，沸水冲泡，代替茶水饮用，可以清肝泻火，明目养阴。

（2）祛湿汤：五爪龙 30g，党参 15g，杜仲 10g，淮山 15g（或鲜品 100g），扁豆 30g，芡实 30g，莲子 30g，瘦肉（或鸡肉）500g。将上食材洗净共放锅中，加适量清水，大火煮开后调为小火煎煮 1 小时即可饮用。

（3）益气养血汤：人参（偏寒者用红参，偏热者用花旗参）10g，花椒 5g，虫草花 5g，枸杞子 10g，龙眼肉 15g，瘦肉（或者鸡肉剔去骨头）250 克，放生姜 3 片，清水适量，置于炖盅里，隔水炖煮 2 小时。能温阳益气养血，每周 1 次，可以作为精血不足所致头昏、眩晕者的长期保健食疗方。

4. 腧穴小知识

百会穴：别名天满、巅上，位于头顶部，两耳尖连线中点处。本穴最早见于《针灸甲乙经》，百，指众多的意思，会，有会合之义；百会穴位于人体的最高位，四周各穴罗布有序，大有百脉朝宗之势，是人体总摄阳气汇集之处所，能清头驱风，开窍醒神，回阳固脱；善治头脑疾患，如头痛、头昏、眩晕、失眠、健忘、癫狂，以及脱肛、子宫脱垂等下陷性疾病。

5. 温馨提示

（1）头晕、眩晕突然发作伴有剧烈头痛或者肢体麻木、不能活动者常见于中风病，应及时到医院就诊以明确诊断，系统治疗。

（2）眩晕发作时，令患者闭目安卧（或坐位），以手指轻按压百会穴、印堂穴、太阳穴等，可以疏通头面经络，减轻症状。

（3）肝阳上亢者注意调和情志，避免情绪过度激烈引发疾病；痰浊上蒙者注意清淡饮食，结合饮食疗法及积极锻炼身体，有助除湿祛痰；精血不足者一般病程较长，应注意耐心调养，不宜操之过急。

五、哮喘——艾灸＋天灸：化痰饮，定喘息，哮喘从根治

（一）概述

哮喘是多种炎症细胞介导的气道慢性炎症性疾病。临床上以反复发作的喘息、呼气性呼吸困难、胸闷、烦躁、不得平卧为特征，常在夜间和（或）清晨发作，多数病人在发作前会有鼻咽发痒，咳嗽、喷嚏，胸闷等先兆症状。导致哮喘的病因众多，病机复杂，普遍认为和过敏性体质及过敏源刺激有关。

中医学认为本病主要因痰饮伏肺而引发，故治疗以宣肺平喘，化痰降浊为法则。根据临床症状的不同，哮喘又分为寒哮、热哮、浊哮 3 个证型，治疗上应有所兼顾，标本兼治。

(二)辨证分型

1. 寒哮

呼吸急促,喉中哮鸣有声,胸膈满闷不适,稍有咳嗽,痰白清稀或夹有泡沫,口淡不渴,形寒肢冷,小便清长,大便或烂或硬。

2. 热哮

气息声粗,喉中痰鸣如吼,胸高胁胀,咳嗽顿作,烦闷不适,汗出面赤,口干口苦,口渴欲饮,小便黄赤,大便硬结等。

3. 浊哮

咳嗽喘息,胸满不适,痰涎壅盛,咯痰黏腻难出,甚则不得平卧,伴有恶心呕吐,口中黏腻,神疲乏力,腹满纳少,大便溏烂等。

(三)治疗

1. 艾灸处方

(1)主穴:定喘、膻中、肺俞、中府、天突、足三里、丰隆。

(2)配穴:寒哮者加关元、风门穴温阳散寒;热哮者加大椎、曲池穴清热化痰;浊哮者加中脘、神阙穴化痰降浊。

(3)腧穴定位(详见第二章)

①定喘:在背部,第7颈椎棘突下,旁开0.5寸。俯卧位或正坐低头,于第7颈椎棘突下定大椎穴,旁开0.5寸处。

②膻中:在胸部,前正中线上,平第4肋间,两乳头连线的中点。

③肺俞:在背部,当第3胸椎棘突下,旁开1.5寸。俯卧位,肩胛冈内侧缘平对第3胸椎棘突,于棘突下旁开1.5寸处取穴。

④中府:在胸外侧部,云门下1寸,平第1肋间隙处,距前正中线6寸。仰卧位,在胸壁的外上部肩胛骨喙突下凹陷中取穴。

⑤天突:在颈部,当前正中线上,胸骨上窝中央。

⑥足三里:在小腿前外侧,当犊鼻下3寸,距胫骨前缘1横指(中指)。正坐屈膝位,于外膝眼(犊鼻)直下1夫(3寸),距离胫骨前嵴1横指处取穴。或用手从膝盖正中往下摸取胫骨粗隆,在胫骨粗隆外下缘直下1寸处是穴。

⑦丰隆:在小腿前外侧,当外踝尖上8寸,条口外,距胫骨前缘2横指(中指)。

2. 灸法提示

(1)温和灸:取上述腧穴,点燃艾条,将燃着的一端对准腧穴,距离皮肤2～3cm进行熏烤,以感觉温热舒适而无灼痛为宜,每穴灸2～5分钟,灸后避风寒。

(2)麦粒灸:取定喘穴、肺俞等腧穴,先于腧穴局部涂抹万花油,把一个如麦粒大小的艾炷置腧穴上,线香点燃艾炷尖顶端施灸,至患者感觉灼热难忍时,用镊子将艾炷挟去,此为一壮,接着更换新炷继续施灸,每穴各灸 7 壮。灸治完毕后涂抹万花油保护皮肤。

(3)隔姜灸:浊哮者可取用隔姜灸,取上述腧穴,选择合适体位,使腧穴充分暴露,取直径约 2cm、厚约 0.3cm 生姜片,用牙签在中间扎 6～8 个小孔,放置于腧穴上,在姜片中央放置艾炷(大小如黄豆),点燃艾炷上端,任其慢慢燃烧完毕,此为一壮,接着倒去艾灰,更换新艾炷继续施灸,连灸 7 壮。或者直接点燃艾条,将燃着的一端对准姜片中央,距离皮肤 1～2cm 施灸,以感觉温热舒适而无灼痛为宜。此法在原始隔姜灸法上演变而来,操作更简便,适用于长期保健治疗。

3. 其他疗法

天灸疗法。天灸,又称发疱疗法,中医传统的外治疗法之一,是根据天人相应法则,在三伏天和三九天进行的穴位药物贴敷疗法,借助气候特点和药物对穴位的刺激作用,以激发经络、调整气血而防治疾病的一种方法。一年经行两次灸治,即三伏天灸和三九天灸。

三伏天灸在夏天最炎热的时候进行,利用三伏天的炎热气候,敷以辛温走窜、温里散寒的药物,可以提高药物效能,达到温阳利气,驱散内伏寒邪,温补肺脾肾的作用,预防疾病的发生。

三九天灸在冬天最冷的时候进行,中医学认为,冬主封藏,在寒冷的三九天,人体阳气最容易潜藏体内,敷以辛温走窜、温里散寒的药物,可以封藏体内,达到温养元阳的作用。

天灸疗法有助于哮喘病的治疗和预防,每年夏天和冬天,全国各地较大的中医院都会举行相关的灸疗活动,因为医院的不同药物可能有所差异,但都是以温里散寒、辛温走窜的药物为主,治疗以阳气不足、寒凝经脉所导致的呼吸、消化系统及疼痛性疾病,如哮喘、咳嗽、反复感冒、腹泻、腹痛、关节痛等。

4. 腧穴小知识

定喘穴:位于大椎穴左右各旁开 0.5 寸,是临床医生在长期的临证经验中发现的治疗哮喘、喘嗽的经验效穴,故名为定喘。

5. 温馨提示

(1)哮喘急性发作可危及生命,需及时就医,艾灸疗法适用于哮喘病的预防和保健治疗。

(2)哮喘按摩力度以轻揉渗透为主,忌用力过度,以防刺激哮喘发作。

(3)加强锻炼身体,增强体质,防重于治。

(4)认真查找过敏源,避免接触而引发。

六、头痛——头痛不已,艾灸可止

(一)概述

头痛,是指以头部疼痛为主症的一种病症。临床上可表现全头痛、偏头痛或局部疼痛,头痛性质可为剧烈疼痛、隐隐作痛、胀痛或者搏动性疼痛等。头痛可单独出现,也可以并见于感冒、高血压、动脉硬化、鼻炎、三叉神经痛、脑血管意外等疾病中。

中医学认为头痛可由起居不慎,邪气外袭引起,亦可由内伤疾病导致,根据疼痛部位和伴随症状不同可以分为以下几个证型。

(二)辨证分型

1. 外感头痛

全头痛,痛连项背,自觉头枕部、颈项部、后背紧束僵硬感,伴有恶寒怕风、发热、鼻塞流涕等外感症状。舌红,苔薄白或薄黄,脉浮紧或浮数。

2. 肝阳头痛

头顶部或者两颞部胀痛,常在恼怒或者情志不畅时出现,伴有烦躁易怒,头晕目眩,心烦口渴,面红目赤,胸胁胀满,口干口苦等症状。舌红,苔黄或者黄腻,脉弦。

3. 痰浊头痛

头部昏蒙重坠如有东西包裹,伴胸脘痞闷不适,纳呆恶心,眩晕,倦怠乏力,大便溏烂等。舌淡红,苔白腻或者黄腻,脉滑。

4. 气血亏虚头痛

头痛隐隐,缠绵不愈,伴有面色淡白,头晕不适,心悸心慌,失眠烦躁等。舌绛红,苔少而干,脉细涩。

(三)治疗

1. 艾灸处方

(1)主穴:太阳、四神聪、脑户、风池、合谷。

(2)配穴:外感头痛加大椎、曲池穴解表驱邪;肝阳头痛加太冲、行间、涌泉穴清肝泻火,滋阴潜阳;痰浊头痛加中脘、神阙、关元穴温阳化痰降浊;气血亏虚头痛加足三里、三阴交、气海穴益气养血。

(3)腧穴定位(详见第二章)

①太阳:在颞部,当眉梢与目外眦之间,向后约1横指的凹陷处。正坐位或侧伏位,在颞部,当眉梢与目外眦之间,向后约1横指的凹陷处取穴。

②四神聪：在头顶部,当百会前后左右各 1 寸处,共 4 个穴位。坐位或仰卧位,先于两耳尖连线的中点取百会穴,在其前后左右各 1 寸处取穴。

③脑户：在头部,当后发际正中直上 2.5 寸,枕骨外隆凸上缘凹陷处。

④风池：在项部,当枕骨之下,后发际正中直上 1 寸,胸锁乳突肌与斜方肌上端之间的凹陷处。正坐或俯伏,在项后,当胸锁乳突肌与斜方肌上端之间的凹陷中取穴。

⑤合谷：在手背,第 1、2 掌骨间,当第 2 掌骨桡侧的中点处。以一手的拇指指间关节横纹,放在另一手拇、食指之间的指蹼缘上,当拇指尖下是穴。

(4)古籍论述：《针灸孔穴及其疗法便览》："足心,奇穴。涌泉穴后一寸陷中。主治妇女血崩,亦治头痛、眩晕、足跖神经痛、下肢痉挛、小儿搐搦、并可用于急救。"《千金方》："顶心头痛眼不开,涌泉下针定安泰……伤寒痞气结胸中,两目昏黄汗不通,涌泉妙穴三分许,速使周身汗自通。"

2. 灸法提示

(1)温和灸：取上述腧穴,点燃艾条,将燃着的一端对准腧穴,距离皮肤 2～3cm 进行熏烤,以感觉温热舒适而无灼痛为宜,每穴灸 2～5 分钟,可配合局部揉按以调理经气,促进疗效。灸后避风寒。

(2)麦粒灸：取太冲、合谷等腧穴,先于腧穴局部涂抹万花油,把一个如麦粒大小的艾炷置腧穴上,线香点燃艾炷尖顶端施灸,至患者感觉灼热难忍时,用镊子将艾炷挟去,此为一壮,接着更换新炷继续施灸,每穴各灸 3 壮。灸治完毕后涂抹万花油保护皮肤。

3. 其他疗法

简便食疗方。

(1)清肝降压茶：夏枯草 6g,菊花 6g,罗布麻 6g,沸水冲泡,代替茶水饮用,可以清肝火、潜肝阳、降血压,适用于肝阳头痛。

(2)祛湿汤：五爪龙 30g,柴胡 6g,党参 15g,杜仲 10g,淮山 15g(或鲜品 100g),扁豆 30g,芡实 30g,莲子 30g,瘦肉(或鸡肉)500g。将上食材洗净共放锅中,加适量清水,大火煮开后调为小火煎煮 1 小时即可饮用。可化痰除湿,适用于痰浊头痛。

(3)天麻人参炖猪脑：人参(偏寒者用红参,偏热者用花旗参)10g,天麻 10g,葛根 10g,枸杞子 10g,猪脑 1 副,瘦肉 100g,生姜 3 片,清水适量,置于炖盅里,隔水炖煮 2 小时。能疏风养血、清利头目,每周 1 次,可以作为气血亏虚头痛、头晕的长期保健食疗方。

4. 腧穴小知识

头维穴：又名颡大,在头侧部,当额角发际直上 0.5 寸,前正中线旁开 4.5 寸。本穴首见于《针灸甲乙经》,头,首也;维,指维系、连接的意思,又指角落;头维,指头之隅角,维系与保护着头首的端正与清醒利落,不受邪气侵袭;主治头痛、眼痛、目痛、视物不明等病症。

5. 温馨提示

(1)防治头痛应做到三个"避免",即避免用脑过度,避免头部受风受凉,避免头部损伤。

(2)对于频繁发作的剧烈头痛,应积极查明病因,以免耽误病情。

七、呃逆(打嗝)——打嗝不必慌,膈俞帮你忙

(一)概述

呃逆(打嗝)是以气逆上冲喉间,呃呃连声,声短而频,不能自控的一种症状,常伴有胸膈痞闷、胃脘不适、情绪不安等,偶然发作者可以在短时间内不治而愈,也有持续数日数月甚至数年不愈者。属于西医学的膈肌痉挛。

中医学认为,本病病位在膈,基本病机为胃失和降,胃气上逆动膈;可由过食生冷、辛辣、滋腻食物,或抑郁、恼怒、忧思等情绪因素所引起,年老体弱或久病体虚之人由于脾肾阳虚或胃阴不足也可导致打嗝。治疗上以和胃降逆、宽胸止呃为原则。

(二)治疗

1. 艾灸处方

(1)主穴:膈俞、膻中、中脘、天突、内关。

(2)配穴:打嗝急性发作加翳风穴,反复发作,迁延难愈者加足三里。

(3)腧穴定位(详见第二章)

①膈俞:在背部,当第7胸椎棘突下,旁开1.5寸。俯卧位,肩胛骨下角平对第7胸椎棘突,于棘突下旁开1.5寸处取穴。

②膻中:在胸部,前正中线上,平第4肋间,两乳头连线的中点。

③中脘:在上腹部,前正中线上,当脐中上4寸。仰卧位,在肚脐与胸骨剑突连线中点处取穴。

④天突:在颈部,当前正中线上,胸骨上窝中央。

⑤内关:在前臂掌侧,当曲泽与大陵的连线上,腕横纹上2寸,掌长肌腱与桡侧腕屈肌腱之间。伸臂仰掌,在腕横纹上2寸,掌长肌腱与桡侧腕屈肌腱之间取穴。

(4)古籍论述:《针灸资生经》:"呃逆,灸中脘、关元百壮,未止,肾俞百壮。"《针灸正宗》:"呃逆,针天突以降逆,针中脘以和胃。"

2. 灸法提示

隔姜灸:生姜能温胃散寒、降逆止呕,尤其适用于治疗呃逆。取上述腧穴,取直径约2cm、厚约0.3cm生姜片,用牙签在中间扎6~8个小孔,放置于中脘穴,在姜片中央放置艾炷(大小如半截橄榄核),点燃艾炷上端,任其慢慢燃烧完毕,此为一

壮,接着倒去艾灰,更换新艾炷继续施灸,连灸 7 壮。

3. 其他疗法

按摩疗法,可宽胸理结,降逆止呃。

(1)点按内关穴:用拇指点按内关穴,用力可稍重,以有酸胀感为佳,约 1 分钟。

(2)按揉天突、膻中穴:推按天突到膻中。用食指或中指按揉天突、膻中穴,以有酸胀感为度,每穴约 1 分钟;用食中二指并拢从天突穴往下推按至膻中穴,推按 10～20 次。

(3)点按膈俞穴:用拇指或肘尖点按双侧膈俞,以局部酸胀为佳,约 2 分钟。

(4)搓两胁肋部:用手掌放于腋下夹住两胁肋部,双手做相反方向的较快速搓动,并同时由上向下移动,反复 10～15 次。

4. 腧穴小知识

(1)膈俞穴:膈俞穴首见于《灵枢》,位于背部第 7 胸椎棘突下,后正中线旁开 1.5 寸,与两肩胛骨下角相平。膈俞,内应横膈膜,可以开通胸膈之关格及格拒、痞满、堵塞等疾病的地方;膈俞穴还是人体的血会,因动脉血管贯膈下行,静脉血管贯膈上行,全部膈肌与血液循环关系密切;此外,食道下行也从膈肌穿过;因此膈俞穴能治疗呃逆(打嗝)、饮食不下(食管痉挛)、积气、瘀血等有关膈肌与血症的病变。

(2)内关穴:别名阴维,是手厥阴心包经与奇经八脉之阴维脉的交会穴、心包经络穴,与三焦经相通。内,有入、中之义,指胸膈之内及前臂之内侧;关,有关联、联络之义;顾名思义,内关穴为调理机体内外阴阳气机的要穴。中医学认为,心包与三焦相为表里,相互沟通,三焦能疏通气机;内关为络穴,一络通两经,故内关可宽胸理气,畅通三焦气机,治疗手厥阴心包经和手少阳三焦经的疾病,如:呃逆(打嗝)、胃痛、胃胀、恶心呕吐、心痛、心悸、胸闷、失眠等。

5. 温馨提示

(1)点按穴位的力度以耐受为宜,不宜因追求疗效而盲目重按。

(2)平时少食生冷辛热等食品,注意保暖。

(3)对于反复发作的慢性、顽固性打嗝,应积极查明病因并进行相应的治疗。

(三)医案

笔者验案:张某,女,36 岁,于 2009 年 12 月就诊。

患者 1 周来反复打嗝,常在进食后出现,持续时间几分钟到 2 小时不等,经休息或者喝热水后可自行缓解,但频繁发作,严重影响工作。症见:暂无打嗝,精神疲倦,面色苍白,嘴唇淡紫,舌淡胖,苔白腻,脉细弱。诊断为呃逆,证属脾胃气虚,胃气上逆。取内关、天突、膻中、中脘、足三里、太冲穴电针,隔姜灸中脘穴,隔天 1 次。连续治疗 3 次后痊愈,3 个月后随访未见发作。

八、慢性胆囊炎——胆囊病胁痛难忍,急灸期门胆囊阳陵泉

(一)概述

慢性胆囊炎是一种常见的胆囊疾病,可以是急性胆囊炎的遗患,也可发病即为慢性,临床以右胁部胀痛、隐痛或者憋闷疼痛为主要表现,疼痛常因情绪变化而加重或减轻,伴有胸闷不适、头晕头痛、消化不良、黄疸等症状。

西医学认为慢性胆囊炎的发生与胆道结石的长期慢性刺激相关。

中医学认为慢性胆囊炎属于胁痛范畴,其发生是由于胆腑不利、不通则痛,治疗以疏肝和胆、行气镇痛为原则。

(二)治疗

1. 艾灸处方

(1)主穴:期门、胆俞、阳陵泉、胆囊、陵下、太冲、足窍阴。

(2)腧穴定位(详见第二章)

①期门:在胸部,当乳头直下,第6肋间隙,前正中线旁开4寸。

②胆俞:在背部,当第10胸椎棘突下,旁开1.5寸。

③阳陵泉:在小腿外侧,当腓骨头前下方凹陷处。正坐屈膝垂足位,在腓骨小头前下方凹陷处取穴。

④胆囊:阳陵泉穴直下1～2寸,胆道疾患时压痛最明显处。

⑤陵下:在小腿外侧,腓骨小头前缘下凹陷处直下2寸。

⑥太冲:在足背侧,当第1跖骨间隙的后方凹陷处。正坐垂足或仰卧位,于足背第1、2跖骨之间,跖骨底结合部前方凹陷处,当踇长伸肌腱外缘处取穴。

⑦足窍阴:在足第4趾末节外侧,距趾甲角0.1寸。

(3)古籍论述:《全国针刺麻醉资料汇编》:"胆囊穴,阳陵泉下1～2寸,胆道疾患时压痛最明显处。主治:急、慢性胆囊炎,胆石症,胆道蛔虫症。"《医宗金鉴》:"足窍阴,主之胁痛,咳逆不得息,发热烦躁,痈疽口干,头痛喉痹,舌强、耳聋等证。"《针灸甲乙经》:"胁下支满,呕吐逆,阳陵泉主之。"《针灸铜人》:"太冲,主胸胁支满……"

2. 灸法提示

(1)温和灸:取期门、肝俞等腧穴,点燃艾条,将燃着的一端对准腧穴,距离皮肤2～3cm进行熏烤,以感觉温热舒适而无灼痛为宜,每个穴位灸3～5分钟,灸至局部潮湿红晕即可,每天1次。可配合局部揉按以调理经气,促进疗效。

(2)麦粒灸:取胆囊穴、足窍阴等腧穴,先于腧穴局部涂抹万花油,把一个如麦粒大小的艾炷置腧穴上,线香点燃艾炷尖顶端施灸,至患者感觉灼热难忍时,用镊

子将艾炷挟去,此为一壮,接着更换新炷继续施灸,每穴各灸 7 壮。灸治完毕后涂抹万花油保护皮肤。有疏肝利胆,急性镇痛之功效,适用于慢性胆囊炎的长期保健治疗和急性发作时急性镇痛。

3. 其他疗法

(1)药物外敷法:鲜龙胆草 100g 捣碎,贴敷于胆囊穴、肝胆区 8~24 小时后取下。功效:清热利胆镇痛,适用于急慢性胆囊炎。

(2)饮食疗法:山楂 5g,玉米须 3g,沸水冲泡,代替茶水饮用,可以清肝利胆、利水排石,适用于泥沙样胆结石所致胆囊炎、胆绞痛。

4. 腧穴小知识

(1)期门穴:别名肝募,在胸部,当乳头直下,第 6 肋间隙,前正中线旁开 4 寸;是肝的募穴。期,有周期之义;门,通也,人所出入之处;期门,汉代负责守卫的武官名,喻指肝为将军之官,期门穴是气血运动周期的出入门户,有疏肝理脾,调和气血之功,主治胁痛、腹胀、呃逆、郁症、乳房疾病。现代研究报道,针刺期门穴对胆囊、胆总管、胆道括约肌均有明显作用,能使肌肉张弛有度,有助于胆囊运动;针刺期门穴对早期肝硬化有疗效,还能引起白细胞数量增高,其中艾灸期门穴对药源性早期肝硬化疗效较为显著。

(2)胆囊穴:胆囊穴,位于小腿外侧,阳陵泉下 1~2 寸,胆道疾患时压痛最明显处;胆囊穴既是胆道疾病的体表阳性反应点,也是治疗疾病经验效穴,可用于胆道疾病的诊断、预防和治疗。

5. 温馨提示

(1)胆管结石、胆囊结石、进食油腻食品、饥饱无度等慢性刺激均可以导致胆囊炎发生,宜加以防治,从源头上杜绝疾病发生。

(2)肝脏与胆囊位置相近,关系密切,两者疾病可以相互影响;保持心情舒畅有助于疾病的预防和治疗。

九、胃痛(附:胃下垂)——中脘足三里,胃病从本治

(一)概述

胃痛是以胃脘部疼痛不适为主的病症,常伴有食欲不振、胃脘痞闷或胀满、恶心呕吐、嗳气吞酸等症状,反复发作。西医学认为本病的发生与各种原因导致胃、十二指肠等消化系统病变有关,常见于胃炎、胃溃疡、十二指肠溃疡等疾病中。中医学认为本病与饮食、情志因素相关,包括暴饮暴食、饥饱无度、寒热不适、雷霆盛怒、焦虑抑郁等,导致脾胃受损,气血不调,或者肠腑不通,胃失和降;治疗以和胃通腑、调和气血为原则。

(二)治疗

1. 艾灸处方

(1)主穴:中脘、足三里、内关、公孙、厉兑。

(2)配穴:胃痛伴有反胃、反酸、恶心、呕吐者加膈俞穴降逆止呕;胃痛反复发作,受凉或者进食寒冷食物加重者加关元穴温里散寒;胃痛伴有大便不通、腹部胀满不适者加天枢穴通腑和胃。

(3)腧穴定位(详见第二章)

①中脘:在上腹部,前正中线上,当脐中上 4 寸。仰卧位,在肚脐与胸骨剑突连线中点处取穴。

②足三里:在小腿前外侧,当犊鼻下 3 寸,距胫骨前缘 1 横指(中指)。正坐屈膝位,于外膝眼(犊鼻)直下 1 夫(3 寸),距离胫骨前崤 1 横指处取穴。或用手从膝盖正中往下摸取胫骨粗隆,在胫骨粗隆外下缘直下 1 寸处是穴。

③内关:在前臂掌侧,当曲泽与大陵的连线上,腕横纹上 2 寸,掌长肌腱与桡侧腕屈肌腱之间。伸臂仰掌,在腕横纹上 2 寸,掌长肌腱与桡侧腕屈肌腱之间取穴。

④公孙:在足内侧缘,当第 1 跖骨基底的前下方,赤白肉际。

⑤厉兑:在足第 2 趾末节外侧,距趾甲角 0.1 寸(指寸)。

(4)古籍论述:《针灸大成》:"腹内疼痛,内关、三里、中脘。"《四总穴歌》:"肚腹三里留。"《灵枢·五邪》:"邪在脾胃,则病肌肉痛,阳气有余,阴气不足,则热中善饥饿;阳气不足,阴气有余,则寒中肠鸣腹痛;阴阳俱余者,若俱不足,则有寒有热,皆调于三里。"

2. 灸法提示

(1)温和灸:取中脘、天枢、关元、足三里等腧穴,点燃艾条,将燃着的一端对准腧穴,距离皮肤 2~3cm 进行熏烤,以感觉温热舒适而无灼痛为宜,每个穴位灸 5~10 分钟,配合按揉腧穴可以促进经气感传,加强疗效。适用于胃痛的治疗和预防。

(2)隔姜灸:胃痛伴有反胃、反酸、恶心、呕吐者可用隔姜灸;取上述腧穴,选择合适体位,使腧穴充分暴露,取直径约 2cm,厚约 0.3cm 生姜片,用牙签在中间扎 6~8 个小孔,放置于腧穴上,在姜片中央放置艾炷(大小如黄豆),点燃艾炷上端,任其慢慢燃烧完毕,此为一壮,接着倒去艾灰,更换新艾炷继续施灸,连灸 7 壮。

(3)麦粒灸:取公孙穴、厉兑等腧穴,先于腧穴局部涂抹万花油,把一个如麦粒大小的艾炷置腧穴上,线香点燃艾炷尖顶端施灸,至患者感觉灼热难忍时,用镊子将艾炷挟去,此为一壮,接着更换新炷继续施灸,每穴各灸 3 壮。灸治完毕后涂抹万花油保护皮肤。适用于胃痛反复发作、缠绵难愈者。

3. 其他疗法

(1)三籽和胃散:莱菔子、菟丝子、紫苏子各 100g,布袋包好,微波炉中火或者低火加热 2 分钟,热敷胃脘部,可以理气和胃散寒,治疗胃痛。

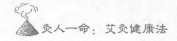

(2)花生猪肚养胃汤：大猪肚(猪胃)1个，花生50g，胡椒10粒，生姜、油盐各适量。将猪肚洗净，切成小块，小火煎至两面微黄，胡椒拍碎，生姜切丝，共放瓦煲中，加适量清水，大火煮开后调为小火熬煮2小时即可饮用。

4. 腧穴小知识

足三里穴：又名鬼邪，是足阳明胃经合穴，胃下合穴；三，数名；里，集会通达之义；三里，指长度及人身上中下三部之里，以其与外膝眼(犊鼻穴)的距离长度及通三焦之里而命名，本穴在下肢，全名为足三里，统治腹部上、中、下三焦疾病；此外，足三里还是强壮穴，能调节身体功能，强身健体，是最常用的保健要穴。

5. 温馨提示

(1)俗话说"十人九胃，胃病三分治七分养"，艾灸和穴位按摩是调理养胃的良好办法，急性期缓解期均可进行，可以作为长期的保健防治方法。

(2)平时注意饮食，保持营养均衡，少吃多餐有助消化，保持情志和畅，有助于减少胃痛发作。

附：胃下垂

胃下垂是指胃的位置低于正常以下，常伴有胃痛、胃胀等不适感。西医学认为胃下垂主要是由于胃膈韧带和胃肝韧带无力或者腹壁肌肉松弛所致。中医学认为胃下垂属于中医学胃缓、痞满、腹胀范畴，主要是因为劳倦过度、饮食不节损伤脾胃，导致脾胃虚弱、脾气不足、肌肉不坚，无力托举肌肉所致，治疗以健脾益气、升阳举陷为法则，以补为主。常取百会、中脘、气海、脾俞、胃俞、足三里穴艾灸治疗，但本病疗程较长，须坚持治疗。

十、腹痛(附：慢性阑尾炎)——中脘天枢治腹痛

(一)概述

腹痛是指胃脘以下、耻骨联合以上部位发生的以疼痛为主要表现的病证。临床表现为以腹部疼痛为主症，可以分别表现为全腹痛、脐周腹痛、小腹痛(脐下至耻骨联合为小腹)、少腹痛(小腹两侧为少腹)，其发作或者加重多与饮食、情志、受凉、劳累等因素有关，可反复发作，常伴有饮食、大便异常等。

(二)治疗

1. 艾灸处方

(1)主穴：中脘、天枢、神阙、关元、足三里。

(2)腧穴定位(详见第二章)

①中脘：在上腹部，前正中线上，当脐中上4寸。仰卧位，在肚脐与胸骨剑突连

线中点处取穴。

②天枢:在腹中部,脐中旁开 2 寸。

③神阙:在腹中部,肚脐中央。

④关元:在下腹部,前正中线上,当脐下 3 寸。仰卧位,在肚脐直下 1 夫(3 寸)处取穴。

⑤足三里:在小腿前外侧,当犊鼻下 3 寸,距胫骨前缘 1 横指(中指)。正坐屈膝位,于外膝眼(犊鼻)直下 1 夫(3 寸),距离胫骨前嵴一横指处取穴。或用手从膝盖正中往下摸取胫骨粗隆,在胫骨粗隆外下缘直下 1 寸处是穴。

2. 灸法提示

(1)温和灸:取上述腧穴,点燃艾条,将燃着的一端对准腧穴,距离皮肤 2～3cm 进行熏烤,以感觉温热舒适而无灼痛为宜,每个穴位灸 3～5 分钟,灸至局部潮湿红晕即可,灸后避风寒。

(2)隔姜灸:腹痛伴有恶心呕吐者用隔姜灸,取上述腧穴,选择合适体位,使腧穴充分暴露,取直径约 2cm、厚约 0.3cm 生姜片,用牙签在中间扎 6～8 个小孔,放置于腧穴上,在姜片中央放置艾炷(大小如黄豆),点燃艾炷上端,任其慢慢燃烧完毕,此为一壮,接着倒去艾灰,更换新艾炷继续施灸,连灸 7 壮。或者直接点燃艾条,将燃着的一端对准姜片中央,距离皮肤 1～2cm 施灸,以感觉温热舒适而无灼痛为宜。此法在原始隔姜灸法上演变而来,操作更简便,适用于长期保健治疗。

3. 其他疗法

药熨法:取麦麸 50g,葱白、生姜各 30g 切碎,食盐 15g,白酒 30ml,白醋 15ml,混合均匀,放铁锅内炒热,布包,趁热熨于疼痛处。适用于感寒饮冷所致腹痛,或者腹痛反复发作,腹痛隐隐,喜温喜按者。

4. 腧穴小知识

中脘穴:别名胃脘、太仓、中,有方位之义,脘,指胃脘,顾名思义,中脘穴是位于胃脘中部的腧穴,能和胃健脾、通降腑气。现代研究表明,刺激中脘穴对胃肠功能有调整作用,能使健康人的胃蠕动增强,表现为幽门开放,胃下缘轻度升高,空肠黏膜皱襞增深、增密,动力增强;艾灸中脘穴还能提高机体免疫能力,使吞噬细胞的吞噬活动增强;动物实验提示对实验性糖尿病家兔,单纯艾灸中脘穴也能降低血糖和尿素氮。

5. 温馨提示

(1)腹痛是临床上常见的病证,可见于内科、妇科、外科等多种疾病中,以肠道病变和妇科病引起的腹痛较为多见。

(2)艾灸治疗腹痛有较好疗效,但镇痛后应明确病因,积极治疗原发病。

(三)医案

刘冠军医师医案:某国际友人,男,37 岁。

患者 5 年前始觉少腹有凉感，并逐渐加重，继则少腹隐痛，每天均有发作，缠绵不愈。查体：面色淡白，少腹冷感，手足冰冷，舌淡红，苔白，脉沉细，证属下元虚冷所致，治予温补下元。乃取神阙穴、关元穴施 20 分钟，患者感到有温热感从体表直透腹里；灸治 4 次后少腹冷痛感明显减少，灸治 7 次后冷痛消失，又灸治 3 次巩固疗效。半年后随访，一切正常。

附：慢性阑尾炎

慢性阑尾炎是发生于阑尾部的慢性炎症，可由急性阑尾炎迁延而成，也可以起病即为慢性，以反复发作的右下腹疼痛（隐痛或者胀痛为主）为主要表现，时重时轻，部位比较固定，常在饱餐，运动或者长时间站立后出现，伴有不欲饮食、恶心呕吐、烦躁、右下腹包块、麦氏点（右侧髂前上棘与肚脐连线的外 1/3 和中 1/3 交界处）压痛等症状。针刺、按摩及艾灸阑尾穴对治疗慢性阑尾炎效果较佳，对反复发作者可行手术治疗。

阑尾穴位于小腿前方侧，足三里穴直下约 2 寸处，阑尾炎时压痛最明显处。是治疗急慢性阑尾炎的经验效穴。

十一、便秘（附：肠麻痹）——大便秘结腹胀满，天枢巨虚支沟穴

（一）概述

便秘是指大便干结难以解出，排便时间或者周期延长，或虽有便意但排出不畅的病证；可表现为排便次数减少，排便周期延长；或粪便干硬，排出困难；或便意频作，但排便少，便出不畅；常伴有便血、腹胀、腹痛、食欲不振、烦躁易怒等症状。

西医学认为便秘的原因复杂，可由肠道功能不足、肠道肛门病变、内分泌疾病、代谢异常、药物作用及个人习惯导致。治疗以治疗原发疾病和润肠通便为主。

中医学认为便秘的发生是由于大肠传导功能失职所致，根据诱因和症状的不同可分为肠胃积热便秘、阳虚寒凝便秘及气虚便秘等。

（二）辨证分型

1. 胃肠积热便秘

大便干结难解，腹中胀满，口干口臭，口渴喜欢喝冷饮，面红身热、心烦不安，小便黄少。

2. 阳虚寒凝便秘

便秘反复发作，排便周期长，虽有便意，但排出困难，先硬后烂，或者黏腻，便后仍有未排净感，常伴有畏寒怕冷，腹中冷痛，腰膝酸痛，手脚冰凉、小便量多，夜尿频

频等症状。

3. 气虚便秘

常见于老人或者身体虚弱者,平素疲倦乏力,气短懒言,不喜运动,动则汗出,时有头晕、心悸、气喘,面色苍白,手足偏凉;虽有便意,难以排出,大便干结难下,量少,便后乏力、头晕,气喘加重。

(三)治疗

1. 艾灸处方

(1)主穴:天枢、大横、上巨虚、承山、支沟、照海。

(2)配穴:阳虚寒凝者加神阙、关元、大肠俞温阳通便;气虚者加气海、脾俞益气健脾助通便;胃肠积热便秘者一般不需艾灸。

(3)腧穴定位(详见第二章)

①天枢:在腹中部,脐中旁开2寸。仰卧位,在脐中(神阙)旁开2寸处取穴。

②大横:在腹中部,脐中旁开4寸。仰卧位,在脐中(神阙)旁开4寸处取穴。

③上巨虚:在小腿前外侧,当犊鼻下6寸,距胫骨前缘1横指(中指)。正坐屈膝位,于外膝眼(犊鼻)直下两夫(6寸),距离胫骨前嵴1横指处取穴。

④承山:在小腿后面正中,委中与昆仑之间,当伸直小腿或足跟上提时腓肠肌肌腹下出现尖角凹陷处。下肢伸直,足尖向下,其腓肠肌部出现人字陷纹,于其尖下取穴。

⑤支沟:手背腕横纹上3寸,尺骨与桡骨之间,阳池与肘尖的连线上。

⑥照海:在足内侧,内踝尖直下凹陷处。

2. 灸法提示

温和灸:取上述腧穴,点燃艾条,将燃着的一端对准腧穴,距离皮肤2～3cm进行熏烤,以感觉温热舒适而无灼痛为宜,每穴灸2～5分钟,灸后避风寒。适用于上述所有腧穴,配合按摩疗效更佳。

3. 其他疗法

按摩疗法。

(1)推摩腹部:以肚脐为中心,用手掌按顺时针方向轻轻推摩腹部,3～5分钟,以腹部透热为度。

(2)按揉天枢穴:用双食指指腹按揉双天枢穴,力度由轻到重慢慢渗透,约1分钟。

(3)竖擦腰骶部:用手掌根部从上往下擦腰骶部10～20次,以透热为度。

(4)按揉长强穴1分钟,力度由轻到重慢慢渗透。

4. 腧穴小知识

(1)天枢穴:别名谷门、大肠募。天,天地,此指人体之上下半身而言;枢,户枢、枢纽,常指事物关键处或中心部位,北斗第一星名为天枢,主持天际各星运转的规律,天枢穴由此借喻为人体之枢机,主管人体阴阳之枢;此外天枢穴位于大肠屈曲回折之端,能助膈肌之下器官运行,促使胸膈之气上下沟通,故能治疗肠道疾病,包括便秘、腹泻、腹痛等。

(2)长强穴:为督脉起始穴及络穴,位于尾骨端下,尾骨端与肛门连线的中点处;有调理肠气,治疗便秘、腹泻、痔疮、脱肛、便血、癫痫、癔症。动物实验证明,针刺家兔长强穴,可以使结肠内压升高时的紧张度明显下降,又可以使结肠内压降低时的紧张度明显升高,有双向调节作用。

5. 温馨提示

(1)饮食要清淡,多吃蔬菜瓜果。

(2)要养成定时排便的习惯;有便意时要及时排便。

(3)适当的运动可帮助排便。

(四)医案

侯风琴医师医案:刘某,男,79岁。

患者大便秘结 25 年,8～10 日一行,伴有头晕等症,诊断为老年气虚便秘。治疗:艾条温和灸天枢、足三里、上巨虚、气海、关元穴,每穴 15 分钟,每天 1 次,治疗15 次后大便 5～6 日一行;继续治疗半月后大便 2～3 日一行,便出通畅,头晕、气短等症状亦缓解。

附:肠麻痹

即麻痹性肠梗阻,是指各种原因导致的肠管蠕动抑制现象,不能推动肠道内容物运行及排出;常见于手术后、产后、腹膜炎、神经脊髓损伤后。艾灸治疗肠麻痹疗效显著、操作简单、无副作用,具体操作可以参考便秘。

十二、腹泻——神阙三阴交,止泻效果好

(一)概述

腹泻是以排便次数增多,粪质稀烂甚至如水样为主症的病证;临床上表现为排便次数明显增多,一天内排便 3 次以上,粪质稀烂甚至如水样,或夹杂有未消化的食物。常见于西医学的急慢性肠炎、肠结核、胃肠功能紊乱、肠易激综合征等疾病中。

中医学认为,腹泻的病位在肠,但关键病变脏腑在肾脾胃,主要病机是肾脾胃功能障碍,肾气不足,脾气虚弱,湿邪聚集是发病的关键;根据体质因素和邪气的不同又分为寒湿困脾和湿热蕴脾两个证型。治疗上以益肾健脾、化湿止泻为法则。

(二)辨证分型

1. 寒湿困脾

腹泻每因受寒、进食生冷、玩水涉湿而发,大便清稀如水样,或夹有未消化食物,腹痛肠鸣,泻后痛减,喜温喜暖,舌淡红或者淡暗,苔白滑,脉濡细。

2. 湿热蕴脾

腹痛即泻,泻下急迫,泻后痛减,大便黄褐色,臭秽难闻,肛门灼热,伴有口干口苦,午后发热等症状,舌红,苔黄厚腻,脉滑数。

(三)治疗

1. 艾灸处方

(1)主穴:神阙、天枢、大肠俞、上巨虚、三阴交。

(2)配穴:寒湿困脾证加中脘穴、脾俞穴、阴陵泉健脾化湿;湿热蕴脾证加合谷、下巨虚清利湿热。

(3)腧穴定位(详见第二章)

①神阙:在腹中部,肚脐中央。

②天枢:在腹中部,脐中旁开2寸。

③大肠俞:在腰部,当第4腰椎棘突下,旁开1.5寸。俯卧位或坐位,髂嵴最高点约平第4腰椎棘突,于棘突下旁开1.5寸处取穴。

④上巨虚:在小腿前外侧,当犊鼻下6寸,距胫骨前缘1横指(中指)。正坐屈膝位,于外膝眼(犊鼻)直下2夫(6寸),距离胫骨前嵴1横指处取穴。

⑤三阴交:在小腿内侧,当足内踝尖上3寸,胫骨内侧缘后方。

(4)古籍论述:《针灸逢源》:"中气虚寒、腹痛泻痢,天枢、神阙。"《针灸资生经》:"若灸溏泄,脐中第一、三阴交等穴乃其次也。"《针灸集成》:"赤白痢,脐中百壮,神效。"《灸法秘传》:"初患赤白痢疾者,法当灸其天枢,兼之中脘。"

2. 灸法提示

(1)隔盐灸:取神阙穴,予食盐20g放入肚脐内填平;取直径约2cm、厚约0.3cm生姜片,用牙签在中间扎6~8个小孔,置于食盐上;取艾绒适量,捻成枣核大小的圆锥状艾炷,放置于姜片中央,尖端朝上,线香点燃,待火力由大到小,缓缓深燃,直到温热灸感渗透入腹内,连灸7壮(7个艾炷)。

(2)温和灸:取上述腧穴,点燃艾条,将燃着的一端对准腧穴,距离皮肤2~3cm进行熏烤,以感觉温热舒适而无灼痛为宜,每穴灸2~5分钟,灸后避风寒。

3. 其他疗法

熨敷疗法:将粗盐炒热(文火炒5分钟),装入薄布袋,直接熨敷于肚脐周围上,可温里止泻,治疗急慢性腹泻。

4. 腧穴小知识

(1)神阙穴：别名脐中、脐孔；神，指人之元神、脐神；阙，宫阙；顾名思义，神阙意指元神出入之处与所居宫阙，脐神也指人之元神。本穴在肚脐，肚脐为先天之结缔，母体与胎儿连接处及输送营养物质的纽带，又为后天之气舍，元气存于此；故神阙穴有回阳救逆、温里散寒、理气止泻、开窍复苏之功效。现代研究表明，艾灸神阙穴可以增强机体免疫力；隔盐灸神阙穴可以提高正常小鼠脾 NK 细胞(自然杀伤细胞)活性水平。

(2)三阴交穴：三阴交为肝脾肾三经的交会穴。中医学认为，肝肾功能失常可影响脾胃运化，交会穴不仅能治疗本经病，还能治其与之交会的诸经的疾病，故三阴交能健脾利湿、调理肝肾，可用于治疗泄泻。

5. 温馨提示

(1)平时注意饮食，不要暴饮暴食或过食生冷；注意腹部防寒保暖，少露脐；积极锻炼，增强体质，均有助于预防腹泻。

(2)腹泻反复发作可导致体液丢失过多、电解质失衡，宜及时补充；严重腹泻者应及时就医，积极治疗。

(四)医案

刘冠军医师医案：肖某，男，48岁。

患者清晨腹痛、腹泻 2 年，每日 3~4 次，便质稀烂，内科诊断为慢性肠炎，与黄连素、四神丸等口服能暂时缓解，但停药后复发。经人介绍来针灸科就诊。症见：精神疲乏、面色暗黄，清晨腹痛肠鸣，泻下痛减，腹部冷感，喜温喜按，腰膝酸软，手足发冷，舌淡红，苔白，脉沉细；证属脾肾阳虚，寒湿困脾，治宜温补脾肾、固肠止泻。取中脘、关元、天枢、肾俞、大肠俞、上巨虚，灸法，每穴 5 分钟。治疗 24 次后痊愈。1 年后随访，未见复发。

十三、中风后遗症(卒中后遗症)——中风后遗肢体瘫，口眼㖞斜便失禁，灸疗温养肝脾肾，头面四肢全算数

(一)概述

中风是以突然昏倒、不省人事，伴有口角㖞斜、言语不利、一侧或者两侧肢体感觉减退、活动障碍；或者未见昏倒，仅以口眼㖞斜、说话不清、肢体感觉减退、活动障碍为临床主症的疾病，又名卒中。

中风后常遗留口眼㖞斜、言语不清甚至不能说话、一侧或双侧肢体瘫痪等症状，合称为中风后遗症。西医学认为中风的发生和高血压、糖尿病、心脏病、高血脂等因素有关。中医学认为由于风、火、痰浊、瘀血等病邪上扰清窍，导致脑络阻滞或

闭塞不通,则发生中风。

(二)治疗

1. 艾灸处方

(1)主穴:四神聪、中脘、关元、脾俞、肾俞、肩髃、曲池、合谷、梁丘、血海、足三里、三阴交、解溪、太冲。

(2)腧穴定位(详见第二章)

①四神聪:在头顶部,当百会前后左右各1寸处,共4个穴位。坐位或仰卧位,先于两耳尖连线的中点取百会穴,在其前后左右各1寸处取穴。

②中脘:在上腹部,前正中线上,当脐中上4寸。仰卧位,在肚脐与胸骨剑突连线中点处取穴。

③肩髃:在肩部,三角肌上,臂外展,或向前平伸时,当肩峰前下方凹陷处。将上臂外展平举,肩关节部即可呈现出两个凹窝,前面一个凹窝中即为本穴。

④曲池:在肘横纹外侧端,屈肘,当尺泽与肱骨外上髁连线中点。屈肘成直角,当肘弯横纹尽头处取穴。

⑤血海:屈膝,在大腿内侧,髌底内侧端上2寸,当股四头肌内侧头的隆起处。正坐屈膝,左手掌按在右髌骨上,掌心对准髌骨顶端,拇指向内侧,当拇指尖所到之处是穴。

⑥足三里:在小腿前外侧,当犊鼻下3寸,距胫骨前缘1横指(中指)。正坐屈膝位,于外膝眼(犊鼻)直下1夫(3寸),距胫骨前嵴1横指处取穴。或用手从膝盖正中往下摸取胫骨粗隆,在胫骨粗隆外下缘直下1寸处是穴。

⑦三阴交:在小腿内侧,当足内踝尖上3寸,胫骨内侧缘后方。

⑧解溪:在足背与小腿交界处的横纹中央凹陷中,当(踇)长伸肌腱与趾长伸肌腱之间。正坐垂足或仰卧位,平齐外踝高点,在足背与小腿交界处的横纹中,(踇)长伸肌腱与趾长伸肌腱之间处取穴。

2. 灸法提示

温和灸:选5～10个腧穴,点燃艾条,将燃着的一端对准腧穴,距离皮肤2～3cm进行熏烤,以感觉温热舒适而无灼痛为宜,每个穴位灸3～5分钟,灸至局部潮湿红晕即可,灸后避风寒。有疏风通络、温阳通脉之功,可以作为中风后遗症的长期康复和预防再次中风的保健方法。

3. 其他疗法

推拿疗法。

(1)手指张开,轻轻叩击头顶部(百会、四神聪穴)后脑勺部(脑空、脑户穴)、头颞侧(头维、角孙、悬颅、率谷、天冲、风池等腧穴)各1分钟。

(2)中指指腹点按阳白、印堂、睛明、太阳、上关、迎香、下关、地仓、颊车、承浆等

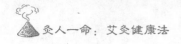
腧穴,以酸胀为度。

(3)按揉颈项、肩膀肌肉 2 分钟,点按肩井、肩髃穴,被动活动肩关节,以患者耐受为度。

(4)按揉上肢肌肉 2 分钟,点按曲池、手三里、内关、合谷等腧穴,被动活动肘关节、腕关节、指间关节。

(5)循足阳明胃经推按下肢 2～3 分钟,点按梁丘、足三里、上巨虚、丰隆、三阴交、解溪、太冲等腧穴,以酸胀为度。被动活动髋关节、膝关节、踝关节。

(6)用搓法自大腿根部至踝关节以放松下肢肌肉,往返 2～3 次。

(7)患者坐位,从下往上拍背 2～3 分钟,节律宜轻快。

4. 温馨提示

(1)中风后遗症患者因多伴有肢体感觉减退,故艾灸治疗时应注意温度,谨防烫伤;艾灸治疗应持之以恒,忌操之过急。

(2)中风后遗症期推拿按摩手法不宜太轻,应有一定力度,以加强刺激作用;但做关节被动活动时应以小幅度开始,以患者能力所及为度,忌暴力蛮力。

(3)中风后遗症的康复包括神志、语言、躯体与肢体的活动度、心理及情志等方面,故治疗时宜加强多方面治疗相结合,例如药物治疗、针灸推拿按摩治疗、日常生活技能培训、肢体功能锻炼、言语训练、心理开导等。

十四、中暑轻症(附:中暑重症)——夏季炎热中暑多,人中神阙显奇功

(一)概述

中暑是发生在夏季高温环境下的以体液丢失过多而引起发热汗出、乏力头晕、心慌心跳、烦躁不安、呕恶泄泻为主要表现的疾病;主要是由于在暑热环境下缺乏必要的防暑降温措施或因体质虚弱,过度劳累所导致。

中医学认为本病多发生于平素体虚之人,正气亏虚、暑湿秽浊之邪趁机侵袭人体,阻遏气机、蒙蔽清窍所致,按照临床表现的不同分为阳证和阴证。治疗上以清泻暑热、益气养神为主。

(二)辨证分型

1. 阳证

面红身热,汗出不止,头晕头痛,胸闷恶心,心烦口渴,疲乏无力,小便黄赤量少,大便干硬。

2. 阴证

身凉无汗,面色垢黄,肢冷困倦,精神疲倦,胸闷气短,恶心呕吐,口渴不欲饮

水,不欲饮食,大便溏烂。

(三)治疗

1. 穴位处方

(1)主穴:人中、神阙、大椎、十宣。

(2)配穴:中暑阳证加合谷、内庭泻热解暑;中暑阴证加脾俞、胃俞、足三里调理脾胃;心悸心慌者加内关、膻中穴宽胸安神。

(3)腧穴定位(详见第二章)

①人中:又名水沟,在面部,当人中沟的上1/3与中1/3交点处。

②神阙:在腹中部,肚脐中央。

③大椎:在项部,当后正中线上,第7颈椎棘突下凹陷中。俯伏或正坐低头位,于第7颈椎棘突下凹陷处取穴。

④十宣:在手十指尖端,距指甲游离缘0.1寸,左右共10个穴位。

2. 操作提示

(1)点按人中穴:手食指腹按压在人中穴,力度宜柔和渗透、有较强刺激为度,约1分钟,可开窍醒神。

(2)隔盐灸:取神阙穴,予食盐20g放入肚脐内填平;取直径约2cm、厚约0.3cm生姜片,用牙签在中间扎6~8个小孔,置于食盐上;取艾绒适量,捻成枣核大小的圆锥状艾炷,放置于姜片中央,尖端朝上,线香点燃,使火力由大到小,缓缓深燃,直到温热灸感渗透入腹内,连灸7壮(7个艾炷)。有回阳救逆、益气温阳之功效,尤适用于中暑阴证。

(3)麦粒灸:去合谷、十宣穴,先于腧穴局部涂抹万花油,把一个如麦粒大小的艾炷置腧穴上,线香点燃艾炷尖顶端施灸,至患者感觉灼热难忍时,抖落艾炷,此为一壮,接着更换新炷继续施灸,至局部皮肤发红为度,每穴各灸3~7壮。灸治完毕后涂抹万花油保护皮肤。有邪热开窍之功效,尤适用于中暑阳证。

(4)温和灸:取大椎、脾俞等腧穴,点燃艾条,将燃着的一端对准腧穴,距离皮肤2~3cm进行熏烤,以感觉温热舒适而无灼痛为宜,每个穴位灸3~5分钟,灸至局部潮湿红晕即可。有疏经通络、益气养神之功效,中暑阴证、阳证均可施灸。

3. 其他疗法

(1)饮食疗法:清暑益气汤。太子参15g,鲜荷叶1张,西瓜皮100g,陈皮6g,淡竹叶10g,布渣叶20g。加水约500ml煎煮20分钟,当开水饮用。有益气固表,清热宁心之功效,可以作为夏季消暑食疗方。

(2)熨敷疗法:取温热适度又能熨敷的物品如热毛巾、热水袋、布包热土、炒热盐等,温熨、热敷腹部。可温里通络,阴证、阳证均有疗效。

4. 腧穴小知识

人中穴:别名水沟、鬼市、鬼宫,位于人中沟(鼻唇沟)上1/3与中1/3交界处,为手、足阳明与督脉之会,属督脉,督脉为"阳脉之海",督脉上行属脑,督脉对全身阳气有统率、督促的作用,可以开窍醒神,回阳救逆,交通阴阳,为急救要穴,治疗昏迷、中暑、抽搐等急性病症。实验研究和临床观察表明,人中穴有抗休克作用,电针人中穴可使失血性休克动物的血压上升、红细胞压积下降、白细胞增多、血浆皮质醇下降,减少休克所致受损心肌细胞数及受损面积,减轻受损程度,提高休克动物的抗损伤能力,降低死亡率;针刺人中穴使人颈总动脉血流量明显增加,迅速改善昏迷、低血压及失血性休克病人的全身血量分布。

5. 温馨提示

夏季出行,需注意防暑,可随身携带具有清热解毒外用药品,如清凉油、薄荷水、香薷水等,并及时补充体液(可喝淡盐水、糖盐水)。

附:中暑重症

阳证:高热汗出,或壮热无汗,烦躁不安,恶心呕吐,胸闷不舒,口唇干燥,手足抽搐,神志不清甚至昏厥。阴证:身体冰凉,面色苍白,四肢厥冷,冷汗如珠,烦躁不安或者不省人事。治疗:中暑重症发病急骤,变化快,需要及时抢救或送往医院就医。首先要离开高温环境,将患者转移至阴凉通风处后立刻施行抢救,可以按压人中穴、印堂穴、合谷穴、十宣穴,艾灸神阙穴、关元穴等。期间严格观察患者病情变化,采取综合措施。

十五、心悸(附:冠心病)——内关心俞与膻中,艾灸保健心脉通

(一)概述

心悸是指自觉心跳快而强,并伴有心前区(心脏所在部位,胸骨下段左侧,胃上方)不适感,不能自行控制的一种症状,可见于多种疾病过程中,多与失眠、健忘、眩晕、耳鸣等并存。本病病因复杂,尚未完全明了,凡各种原因引起心脏搏动频率、节律发生异常均可导致心悸,与血脂异常、高血压、糖尿病、吸烟、精神紧张及遗传等因素息息相关。中医学认为本病的发生系由于心脉痹阻、心失濡养所致,治疗上以养心安神、通痹安神为法则。

(二)治疗

1. 艾灸处方

(1)取穴:膻中、巨阙、心俞、厥阴俞、内关、通里、神门。

(2)灸法:取上述腧穴温和灸,点燃艾条,将燃着的一端对准腧穴,距离皮肤2～3cm进行熏烤,以感觉温热舒适而无灼痛为宜,每个穴位灸3～5分钟,灸至局

部潮湿红晕,灸后避风寒。有温通经络,养心安神之功效。

（3）腧穴定位(详见第二章)

①膻中:在胸部,前正中线上,平第 4 肋间,两乳头连线的中点。

②巨阙:在上腹部,前正中线上,当脐中上 6 寸。

③心俞:在背部,当第 5 胸椎棘突下,旁开 1.5 寸。

④厥阴俞:在背部,当第 4 胸椎棘突下,旁开 1.5 寸。

⑤内关:在前臂掌侧,当曲泽与大陵的连线上,腕横纹上 2 寸,掌长肌腱与桡侧腕屈肌腱之间。伸臂仰掌,在腕横纹上 2 寸,掌长肌腱与桡侧腕屈肌腱之间取穴。

⑥通里:前臂掌侧,当尺侧腕屈肌腱的桡侧缘,腕横纹上 1 寸。

⑦神门:在腕部,腕掌侧横纹尺侧端,尺侧腕屈肌腱的桡侧凹陷处。

2. 推拿按摩

可宽胸理气,疏经通络。

（1）自上而下直推胸骨 1 分钟,约 20 下,手法宜轻柔和缓。

（2）顺时针轻摩心前区(心脏所在部位,胸骨下段左侧,胃上方)2 分钟。

（3）点按上述腧穴,以酸胀为度。

（4）轻拍后背 2～3 分钟。

3. 其他疗法

饮食疗法:

取田七、丹参、花旗参各等份,充分混合均匀,磨成粉末,晨起冲服一小勺(约 5g),有益气活血、养心安神之功效。

4. 腧穴小知识

膻中穴:又名胸膛,首见于《灵枢・胀论》曰:"膻中者,心主之宫城也",本穴位于两乳中间,系心包募穴,气会,及任脉、足太阴脾经、足少阴肾经、手太阳小肠经、手少阳三焦经的交会穴。膻中穴为心包募穴,心包为心之护卫,故膻中穴亦有保卫心脏之功能,能治疗心系疾患;膻中为气会,一身之气聚结于此处,故能调理气机;此外,膻中穴沟通人体十四经脉之五条经脉,能促进经脉沟通;共奏宽胸理气,降逆止呕、养心安神之功效。实验研究及临床观察证实,膻中穴对心脏功能有特异性调整作用,针刺膻中穴能改善心肌梗死病人的微循环,降低心脏的前后负荷,提高心肌收缩力,增加心排出量,改善心脏功能;艾灸膻中穴可以改善冠心病患者的球结膜微循环障碍;针刺膻中穴还能显著升高乳少症患者的脑垂体泌乳素,促进乳汁分泌。

5. 温馨提示

（1）心悸病患者应选择安静的环境居住,并注重畅达情志,避免忧虑、恼怒、惊恐等刺激。

（2）艾灸对心悸病有明显改善作用,但宜持之以恒;心悸病按摩宜轻柔和缓,以

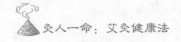

免加重心脏刺激。

附：冠心病

冠状动脉硬化性心脏病是指冠状动脉粥样硬化使管腔狭窄或者阻塞导致心肌缺血缺氧而引起的心脏病，它与冠状动脉痉挛一起，统称为冠心病，亦称为缺血性心肌病，多发于40岁以上，男性多于女性，脑力劳动者居多。冠心病的病因是冠状动脉粥样硬化，其原因尚未完全明了，但与血脂异常、高血压、吸烟、糖尿病或者糖耐量异常、肥胖、长期精神紧张、遗传等因素有关。冠心病属于中医学心悸范畴，保健治疗可参考心悸病，但急性发作者应及时就医，以免延误治疗。

十六、高血压(附:低血压)——常灸涌泉与太冲,血压稳定倍轻松

(一)概述

高血压是一种常见的慢性疾病，以安静状态下动脉血压持续性增高($\geqslant$140/90mmHg以上)为主要表现，病因至今未明，目前主要认为与中枢神经系统及内分泌调节功能紊乱有关，是在一定遗传易感基础上由多种后天因素作用所致，与年龄、体态、职业、情绪、饮食等有一定关系。

中医学认为木病的病机是肾阴不足、肝阳上亢，治疗上以滋养肝肾、潜镇肝阳为原则。

(二)治疗

1. 艾灸处方

(1)主穴:涌泉、太溪、曲池、降压、太冲。

(2)腧穴定位(详见第二章)

①涌泉:在足底部,卷足时足前部凹陷处,约当足底2、3趾趾缝纹头端与足跟连线的前1/3与后2/3交点上。

②太溪:在足内侧,内踝后方,当内踝尖与跟腱之间的凹陷处。

③曲池:在肘横纹外侧端,屈肘,当尺泽与肱骨外上髁连线中点。屈肘成直角,当肘弯横纹尽头处取穴。

④降压:位于足背部,大敦穴与太冲穴连线中点处。

⑤太冲:在足背侧,当第1跖骨间隙的后方凹陷处。正坐垂足或仰卧位,于足背第1、2跖骨之间,跖骨底结合部前方凹陷处,当姆长伸肌腱外缘处取穴。

⑥大敦:在足大趾末节外侧,距趾甲角0.1寸。

2. 灸法提示

(1)温和灸:取上述腧穴,点燃艾条,将燃着的一端对准腧穴,距离皮肤2～3cm

进行熏烤,以感觉温热舒适而无灼痛为宜,每个穴位灸3~5分钟,灸至局部潮湿红晕。

(2)麦粒灸:取降压、太冲穴,先于腧穴局部涂抹万花油,把一个如麦粒大小的艾炷置腧穴上,线香点燃艾炷尖顶端施灸,至患者感觉灼热难忍时,用镊子将艾炷挟去,此为一壮,接着更换新炷继续施灸,至局部皮肤发红,每穴各灸3~7壮。灸治完毕后涂抹万花油保护皮肤。

3. 其他疗法

饮食疗法:罗布麻降压茶。取罗布麻10g,枸杞子5g,菊花5g,沸水冲泡,代茶饮,有益肾养肝作用,可以作为高血压病的长期辅助食疗方。

4. 腧穴小知识

(1)太冲穴、涌泉穴、太溪穴:中医学认为,高血压的常见疾病机制是肾阴不足、肝阳上亢,故治法上宜滋养肾阴、镇潜肝阳。太冲穴为足厥阴肝经原穴,是肝脏之气留止的部位,能疏泄肝气、镇潜肝阳;涌泉穴是足少阴肾经的井穴,是肾经气血所出之处,能调理肾气、滋养肾阴;太溪穴是足少阴肾经原穴,是肾气原气留止的腧穴,能涵养肾水、滋养肾阴。太冲穴与涌泉穴、太溪穴合用,疏泄肝气、镇潜肝阳与涵养肾水、滋养肾阴并用,标本兼治,起到调降、稳定血压的作用。

(2)降压穴:降压穴是经外奇穴,位于足背部,大敦穴与太冲穴连线中点处,对治疗高血压病有良好临床疗效。《全国中草药新医疗法展览会资料选编》:主治:高血压。取穴:降压穴,位于足背部,大敦穴与太冲穴连线中点处。

5. 温馨提示

(1)起居有时,低盐低钠清淡饮食,保持乐观心态,适宜运动、避免剧烈,条畅情绪,避免过度激动等均有助于高血压病的预防和治疗。

(2)高血压是慢性病,艾灸治疗是良好的辅助方法,应长期坚持,但不能代替药物,患者仍需按时服药。

附:低血压

成年人安静状态下动脉血压持续低于90/60mmHg称为低血压。本病多见于女性,一部分人没有症状,一部分人伴有头昏、乏力、眩晕、耳鸣、面色苍白、消瘦、恶心呕吐、手足冰冷等症状,严重者甚至出现休克。本病病因尚未完全明确,目前认为本病的发生可能与内分泌失调有关,如脑下垂体前叶功能低下,肾上腺功能低下,甲状腺功能低下等,心肺功能不全、循环障碍等疾病也可以出现低血压。中医学认为本病病因多为气血不足、心脾两虚、肝肾亏损,治疗以补肾益精、补脾养心、补益气血为主。

合理饮食,补足营养,适度锻炼,增强体质,避免劳累和长时间站立有助于防治低血压。严重低血压可危及生命,须及时就医。

(1)主穴：百会、神阙、气海、关元、足三里。

(2)灸法提示：取上述腧穴温和灸(详见高血压灸法提示)。

(3)腧穴定位：(详见第二章)

①百会：在头部，当前发际正中直上 5 寸，或两耳尖连线的中点处。正坐或俯伏，于两耳尖连线的交点处取穴。

②神阙：在腹中部，肚脐中央。

③气海：仰卧位。在下腹部，前正中线上，当脐中下 1.5 寸。

④关元：在下腹部，前正中线上，当脐下 3 寸。仰卧位，在肚脐直下 1 夫(3 寸)处取穴。

⑤足三里：在小腿前外侧，当犊鼻下 3 寸，距胫骨前缘 1 横指(中指)。正坐屈膝位，于外膝眼(犊鼻)直下一夫(3 寸)，距离胫骨前嵴 1 横指处取穴。或用手从膝盖正中往下摸取胫骨粗隆，在胫骨粗隆外下缘直下 1 寸处是穴。

十七、糖尿病——肺胃脾肾共灸调，养阴生津治糖尿

(一)概述

糖尿病是常见的内分泌代谢障碍性疾病，主要是由于胰岛素相对或绝对不足，引起糖、脂肪、蛋白质代谢紊乱，出现血糖增高及尿糖，常伴有口渴多饮、多食易饥、多尿以及身体消瘦症状，简称"三多一少"。空腹血糖≥7mmol/L，或者餐后两小时血糖≥11.1mmol/L 和尿糖阳性是诊断本病的主要依据。

糖尿病是慢性疾病，如果长期得不到合理治疗可使病情加重，累及全身器官，出现一系列并发症，如糖尿病肾病、糖尿病视网膜病变、糖尿病心脏损害、糖尿病脑血管病变、神经病变、糖尿病足、酮症酸中毒、继发感染等。

糖尿病属于中医学的"消渴""消瘅"范畴，中医学认为其基本病机为脏腑(肺脾胃肾)亏损、阴虚燥热，治疗上以养阴生津、清热润燥为原则。

(二)治疗

1. 艾灸处方

(1)主穴：肺俞、脾俞、胃俞、肾俞、尺泽、足三里、阴陵泉、三阴交、夜尿点、太溪、照海、内庭、至阴、涌泉。

(2)腧穴定位：(详见第二章)

①肾俞：在腰部，当第 2 腰椎棘突下，旁开 1.5 寸。俯卧位，腰围最小处一般平对第 2 腰椎棘突，于棘突下凹陷旁开 1.5 寸处取穴。

②阴陵泉：在小腿内侧，当胫骨内侧髁后下方凹陷处。正坐屈膝或仰卧位，在胫骨内侧髁后下方约胫骨粗隆下缘平齐处取穴。

③三阴交:在小腿内侧,当足内踝尖上3寸,胫骨内侧缘后方。

④太溪:在足内侧,内踝后方,当内踝尖与跟腱之间的凹陷处。

⑤照海:在足内侧,内踝尖下方凹陷处。正坐垂足或仰卧位,在内踝正下缘之凹陷处取穴。

⑥内庭:在足背,当2、3趾间,趾蹼缘后方赤白肉际处。

⑦至阴:在足小趾末节外侧,距趾甲角0.1寸(指寸)。

⑧涌泉:在足底部,卷足时足前部凹陷处,约当足底2、3趾趾缝纹头端与足跟连线的前1/3与后2/3交点上。

(3)古籍论述:根据黑龙江卫生局介绍:"夜尿点,穴位:三阴交水平线,胫骨前缘外0.5寸处。主治:夜尿。"《千金方》:"消渴小便数,灸两手小指头,及足两小指头……"《八法八穴歌》:"喉塞小便淋涩,膀胱气痛肠鸣,食黄酒积腹脐并,呕泻胃翻便紧,难产昏迷积块,肠风下血肠频,膈中决气气眩侵,照海有功必定。"

2. 灸法提示

(1)温和灸:每次取5~10个腧穴,点燃艾条,将燃着的一端对准腧穴,距离皮肤2~3cm进行熏烤,以感觉温热舒适而无灼痛为宜,每个穴位灸1~2分钟。每日1次,每天灸治时间不超过20分钟,灸治时注意掌握好温度,谨防烫伤。

(2)陶瓮灸(涌泉穴):取宽口陶瓮或者瓦盆,取一小截艾条或艾绒点燃置于陶瓮中,双脚架于瓮沿,涌泉穴对准艾条,使艾烟绕涌泉穴熏灸,灸热缓缓渗入。如感觉灼热不适,可适当拉长瓮体,以感觉温暖舒适为度,谨防烫伤。每天1次,每次10~15分钟。

3. 其他疗法

饮食疗法:西洋参(或红参)10g,枸杞、麦冬、莲子各15g,瘦肉200g,加适量清水,隔水炖煮1小时即可饮用。有益气养阴、清热生津之功效,适合糖尿病的长期辅助治疗。

4. 腧穴小知识

肺俞、脾俞、胃俞、肾俞分别是肺、脾、胃、肾的背俞穴,是其脏腑之气输注于背部的腧穴,能调理脏腑,治疗脏器及其相关疾病。中医学认为消渴病(糖尿病)的基本病机为肺脾胃肾亏损,故可以结合脏腑相应背俞穴进行调理。

5. 温馨提示

(1)目前糖尿病尚不能根治,但可以控制,需终身治疗,应早期发现,及早治疗,以纠正代谢紊乱,消除糖尿病症状,防止或者延缓并发症,提高生活质量,延长生命。针灸治疗糖尿病对早期患者及轻症患者效果较好,但不能代替药物治疗。

(2)糖尿病人应合理控制饮食,每天主食以250~350g为宜,以瘦肉、鸡蛋、豆制品等含蛋白质类食物为主,不吃糖(包括糖果、甜食、含糖水果等),戒除烟酒。

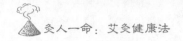
（三）医案

李正荣医师医案：王某，女，45岁。

患者口渴、咽干、多饮、尿多3个月，空腹血糖9.7mmol/L，尿糖（＋＋＋），疲乏无力，眼花，腰痛，面色微黄，逐渐消瘦，全身皮肤干燥，大便2～3次/天，舌红，苔白，脉沉细。西医诊断为2型糖尿病，中医诊断为消渴病，证属肾气不足，治宜滋阴补肾。取肾俞、足三里、曲池、三阴交、中脘、关元、支沟，针灸并用，每日1次，15次为一疗程，经治疗3个疗程后，患者自觉症状基本消失，测空腹血糖4.6mmol/L，尿糖转阴，嘱其坚持治疗，患者表示经济条件不允许，嘱其自行按摩穴位及艾灸（每日1次，每穴1分钟左右），结合饮食调控。半年后随访，血糖、尿糖均正常。

十八、高脂血症——血脂异常隐患多，艾灸神阙调代谢

（一）概述

高脂血症是指血浆中一种或者几种脂质高于正常，可表现为高胆固醇血症、高甘油三酯血症，或者两者兼有的混合型高脂血症。由于血浆中高密度脂蛋白降低也是一种血脂紊乱，常和高脂血症合称为血脂异常。血脂异常、脂代谢紊乱与冠心病及其他动脉粥样硬化的患病率和病死率密切相关，故应及早发现，积极治疗。

（二）治疗

1. 艾灸处方

（1）主穴：中脘、神阙、天枢、大横、关元、阴陵泉、足三里、上巨虚、丰隆、三阴交。

（2）腧穴定位（详见第二章）

①中脘：在上腹部，前正中线上，当脐中上4寸。仰卧位，在肚脐与胸骨剑突连线中点处取穴。

②神阙：在腹中部，肚脐中央。

③关元：在下腹部，前正中线上，当脐下3寸。仰卧位，在肚脐直下1夫（3寸）处取穴。

④足三里：在小腿前外侧，当犊鼻下3寸，距胫骨前缘1横指（中指）。正坐屈膝位，于外膝眼（犊鼻）直下1夫（3寸），距离胫骨前嵴1横指处取穴。或用手从膝盖正中往下摸取胫骨粗隆，在胫骨粗隆外下缘直下1寸处是穴。

⑤阴陵泉：在小腿内侧，当胫骨内侧髁后下方凹陷处。正坐屈膝或仰卧位，在胫骨内侧髁后下方约胫骨粗隆下缘平齐处取穴。

⑥三阴交：在小腿内侧，当足内踝尖上3寸，胫骨内侧缘后方。

2. 灸法提示

温和灸：每次取5～10个腧穴，点燃艾条，将燃着的一端对准腧穴，距离皮肤2～

3cm进行熏烤,以感觉温热舒适而无灼痛为宜,每个穴位灸3～5分钟,每日1次。

3. 其他疗法

(1)饮食调控:饮食调控是各种血脂异常的首要治疗措施,其目的是调整血脂异常,减轻肥胖及超重者的体重,故应及时改变不良饮食习惯,按时进餐,不食夜宵,少吃零食,限定食量,进食不过七分饱,用餐需细嚼慢咽;食物宜清淡,以碳水化合物、高纤维食物、优质蛋白为主,少食肥腻煎炸。胆固醇过高者应少食蛋黄、肥肉、动物内脏、鸡鸭皮、虾皮等含胆固醇量高的食物;甘油三酯过高者应减少糖类摄入,因糖可在肝脏中转化为内源性甘油三酯,使血浆中甘油三酯的浓度增高。

(2)消脂茶:荷叶5g,三七花5g,沸水冲泡,能清热消食,活血通脉,适用于血脂异常的辅助食疗。

4. 腧穴小知识

神阙穴:别名脐中、脐孔;神阙意指元神出入之处与所居宫阙,脐神也指人之元神。本穴在肚脐,肚脐为先天之结缔,母体与胎儿连接处及输送营养物质的纽带,又为后天之气舍,元气存此,可以综合调整人体,增强机体功能。现代研究表明,艾灸神阙穴可以增强机体免疫力,改善代谢;隔盐灸神阙穴可以提高正常小鼠脾NK细胞(自然杀伤细胞)活性水平。

5. 温馨提示

(1)定期健康检查,有助于高脂血症的及早诊断和治疗,从而改善预后,提高生活质量和延长寿命。

(2)降脂药物均有较严格的适应证,宜在医师指导下服用。

(3)积极参加体力活动和体育锻炼,不仅能增加热能的消耗,而且可以增强机体代谢,提高体内脂蛋白酯酶的活性,有利于甘油三酯的运输和分解,从而降低血脂。

(4)适量饮酒,不酗酒:研究表明,适量饮酒可使血清中高密度脂蛋白增高,低密度脂蛋白降低,有利于血脂调控;过度饮酒则可以刺激肝脏合成更多的内源性甘油三酯,增高血浆中低密度脂蛋白浓度,引起高胆固醇血症。

(三)医案

夏中朝、王玲玲等学者通过对171例高脂血症者进行艾灸治疗,取神阙穴、双侧足三里,艾条温和灸,每穴10分钟,隔日1次,15次为1个疗程。1个月后复查血脂,提示各种类型的高脂血症者的血脂含量等均较灸前下降。

十九、痛风(附:高尿酸血症)——痛风关节肿热痛,艾灸局部止疼痛

(一)概述

痛风症是由于多种原因引起的嘌呤代谢障碍引起所致血尿酸增高的一组慢性

疾病。临床上表现为高尿酸血症、急性和慢性痛风性关节炎、痛风石、痛风性肾病、尿酸性尿路结石等,严重者呈关节畸形、肾衰竭等,其中以高尿酸盐结晶而引起的痛风性关节炎最为多见,表现为受累关节的红、肿、热、痛及关节畸形,本章主要讨论痛风性关节炎的治疗。

痛风可以分为原发性和继发性两类,其中绝大多数为原发性痛风,多有家族遗传史,男性多于女性,除遗传外,还与肥胖、高血压、血脂异常、糖尿病、胰岛素抵抗等密切相关。

痛风属于中医学痹症、历节、脚气病范畴,系由素体阳盛,脏腑积热蕴毒,壅滞血脉,循于经络,攻于骨节所致,故治疗上以清热解毒,滋阴泻火,疏通经脉为法则。艾灸通过灸火热力和艾草药效,能改善微循环,促进局部血液流动,降低血黏度,加快损伤组织的康复,对痛风性关节炎有良好的镇痛、消肿作用。

(二)治疗

1. 艾灸处方

(1)主穴:阿是穴(局部疼痛、肿胀处)、阴陵泉、丰隆、三阴交、太溪、涌泉、行间、内庭。

(2)腧穴定位(详见第二章)

①阴陵泉:在小腿内侧,当胫骨内侧髁后下方凹陷处。正坐屈膝或仰卧位,在胫骨内侧髁后下方约胫骨粗隆下缘平齐处取穴。

②丰隆:在小腿前外侧,当外踝尖上 8 寸,条口外,距胫骨前缘 2 横指(中指)。

③三阴交:在小腿内侧,当足内踝尖上 3 寸,胫骨内侧缘后方。

④太溪:在足内侧,内踝后方,当内踝尖与跟腱之间的凹陷处。

⑤涌泉:在足底部,卷足时足前部凹陷处,约当足底 2、3 趾趾缝纹头端与足跟连线的前 1/3 与后 2/3 交点上。

⑥行间:在足背部,当第 1、2 趾间,趾蹼缘的后方赤白肉际处。

⑦内庭:在足背,当 2、3 趾间,趾蹼缘后方赤白肉际处。

2. 灸法提示

温和灸:取上述腧穴,点燃艾条,将燃着的一端对准腧穴,距离皮肤 2~3cm 进行熏烤,以感觉温热舒适而无灼痛为宜,每个穴位灸 1~2 分钟,阿是穴可适当延长艾灸时间,每日 1 次。

3. 其他疗法

痛风症的饮食疗法主要是减少外源性嘌呤的摄入,增加低渗容易摄入,促进尿酸排泄。嘌呤是细胞核中的一种成分,含有细胞的食物就含有嘌呤,动物性食品中嘌呤含量较多,如动物内脏、骨髓、海产品等,发酵食物、豆类也含有较多嘌呤,应减少食用,牛奶、鸡蛋则为无细胞食物,不含嘌呤。

为促进尿酸排泄,宜多饮白开水或淡盐水,尽量保持每日尿量＞2000ml。因为白开水或淡盐水渗透压低,有利于溶解体内各种有害物质,而其他液体(如汤类、浓饮料)则含有较多嘌呤成分,可加重病情。

山慈菇 30g,金钱草 30g,水煎服。山慈菇性凉,微甘、辛,归肝、脾经;功善清热解毒、消肿镇痛。研究证明,山慈菇含有秋水仙碱成分,可用于高尿酸血症、痛风症的治疗。金钱草性凉,微甘、苦,归肝、肾、膀胱经;功善利湿退黄、清热通淋;有较强利尿排石作用,有助于增加尿酸排泄,降低血尿酸,防止痛风石形成。

4. 腧穴小知识

阿是穴:又称天应穴、不定穴等,通常是指该处既不是经穴,又不是奇穴,只是按压痛点取穴。这类腧穴既无具体名称,又无固定位置,而是以压痛或者其他反应点作为刺灸的部位。阿是穴多在病变附近,对于治疗疼痛性疾病有良好疗效。

5. 温馨提示

(1)原发性痛风症目前尚无根治方法,防治目标为纠正高尿酸血症,终止急性痛风性关节炎发作及复发,防治高尿酸结石及肾功能损害。

(2)痛风性关节炎急性发作期应卧床休息,并以药物控制。

附:高尿酸血症

通常血尿酸大于正常值为高尿酸血症。高尿酸血症诊断。血尿酸测定:男性＞420μmol/L,女性＞360μmol/L 为高尿酸血症,但血尿酸波动性大,容易受饮水、排尿多少及药物影响,故宜反复检测。

高尿酸血症中仅 10%～20% 发展为痛风,一般认为血尿酸＜480μmol/L,无伴有痛风症状者为无症状高尿酸血症,不需要药物治疗,但应积极控制饮食(特别是高嘌呤饮食)、避免酗酒、过度劳累等,以免促发急性关节炎。

二十、类风湿关节炎(附:风湿性关节炎)——肿痛畸形类风关,艾灸局部可减缓

(一)概述

类风湿关节炎是一种以周围关节骨质损害(滑膜炎)为特征的慢性自身免疫性疾病,表现为晨起或者休息后关节僵硬、裹有胶布样感、疼痛肿胀、晚期出现关节畸形和功能障碍。

类风湿关节炎可以发生于任何年龄,但好发于 35－50 岁,女性多见,多以慢性、侵袭性方式发病,初发病时可能 1、2 个关节受累,以后逐渐发展为对称性多发关节炎,受累关节以指间关节、掌指关节、腕关节等小关节最常见。

类风湿关节炎属中医学"痹证"范畴,系由于正气不足,卫外无力,风寒湿火等

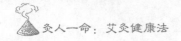

毒邪入侵，流于经络，机关不利所致。治疗上以补益正气，驱邪化毒，通利关节为原则。

(二)治疗

1. 穴位处方

(1)主穴：阿是穴、神阙、气海、关元、膈俞、脾俞、肾俞、风市、血海、足三里、上巨虚、丰隆、三阴交、昆仑。

(2)腧穴定位(详见第二章)

①神阙：在腹中部，肚脐中央。

②气海：仰卧位。在下腹部，前正中线上，当脐中下1.5寸。

③关元：在下腹部，前正中线上，当脐下3寸。仰卧位，在肚脐直下1夫(3寸)处取穴。

④膈俞：在背部，当第7胸椎棘突下，旁开1.5寸。俯卧位，肩胛骨下角平对第7胸椎棘突，于棘突下旁开1.5寸处取穴。

⑤脾俞：在背部，当第11胸椎棘突下，旁开1.5寸。

⑥肾俞：在腰部，当第2腰椎棘突下，旁开1.5寸。俯卧位，腰围最小处一般平对第2腰椎棘突，于棘突下凹陷旁开1.5寸处取穴。

⑦风市：在大腿外侧部的中线上，当腘横纹上7寸处。当直立垂手时，中指止点处取穴。

⑧血海：屈膝，在大腿内侧，髌底内侧端上2寸，当股四头肌内侧头的隆起处。正坐屈膝，左手掌按在右髌骨上，掌心对准髌骨顶端，拇指向内侧，当拇指尖所到之处是穴。

2. 灸法提示

(1)温和灸：取阿是穴及其他3～5个腧穴，点燃艾条，将燃着的一端对准腧穴，距离皮肤2～3cm进行熏烤，以感觉温热舒适而无灼痛为宜，阿是穴施灸10～15分钟，其他腧穴每穴灸1～2分钟，每日1次。可补益正气、疏经止痛。

(2)长蛇灸：取督脉经大椎穴至腰俞穴，撒上少量麝香粉，铺上大蒜泥(大蒜捣碎成泥状)，在蒜泥上再铺长蛇形艾炷(直径约麦粒大小，从大椎穴到腰俞穴，连续无断开)，从大椎穴处点燃，缓缓施灸，直至艾绒全部燃烧完毕，此为一壮，连续施灸2～3壮，每天1次。

(3)衬垫灸：取干姜、草乌各100g煎汁，与面粉调糊，纱布包裹，压成饼状衬垫。将衬垫置于腧穴上，再将艾条点燃直接按在衬垫上，灸4～8秒，待局部感觉灼热疼痛难忍时提起，此为1壮，每穴1壮，每次取局部阿是穴及其他4～8穴，每天1次。

3. 小知识

类风湿关节炎的诊断标准(美国风湿病协会1987年的诊断标准)。

(1)晨僵持续至 1 小时(每天),病程至少 6 周。

(2)有 3 个或 3 个以上的关节肿,至少 6 周。

(3)腕、掌指、近指关节肿,至少 6 周。

(4)对称性关节肿,至少 6 周。

(5)有皮下结节。

(6)手 X 线片改变(至少有骨质疏松和关节间隙的狭窄)。

(7)类风湿因子阳性(滴度>1:20)。

凡符合上述 7 项者为典型的类风湿关节炎;符合上述 4 项者为肯定的类风湿关节炎;符合上述 3 项者为可能的类风湿关节炎;符合上述标准不足 2 项而具备下列标准 2 项以上者(①晨僵;②持续的或反复的关节压痛或活动时疼痛至少 6 周;③现在或过去曾发生关节肿大;④皮下结节;⑤血沉增快或 C 反应蛋白阳性;⑥虹膜炎)为可疑的类风湿关节炎。

4. **温馨提示**

(1)类风湿疾病的病因尚未完全明确,可能与遗传、感染及神经内分泌因素有关。

(2)现代研究表明:单纯灸法对类风湿关节炎有良好疗效,不仅能改善其僵硬、疼痛、肿胀等症状,还能减少关节畸形,改善后期关节功能。

附:风湿性关节炎

风湿性关节炎是由风湿热侵袭关节导致的一种急性炎症性关节病变。风湿热是由 A 组乙型溶血性链球菌感染所致的全身变态反应性疾病,多见于青少年,起病急,初期常有发热、扁桃体炎、咽喉炎、肺炎等感染病史。风湿性关节炎有两个特点,一是好发于髋、膝、踝、肩、肘、腕等四肢大关节,受累关节红、肿、热、痛明显,偶能发现皮下结节;二是疼痛游走不定,一段时间是这个关节发作,一段时间波及另一关节,但疼痛持续时间不长,几天即可消退,一般不遗留关节畸形。风湿性关节炎的艾灸治疗以局部取穴为主,具体操作可以参照类风湿关节炎。

二十一、汗证——汗出不已,艾灸可止

(一)概述

汗证是指人体阴阳失调、营卫失和、腠理不固引起的汗液外泄异常的病证,主要包括自汗和盗汗两个类型。

(二)辨证分型

1. 自汗症

指不因劳累活动,不因天热及穿衣过暖或服用发散药物等因素而自然汗出,不

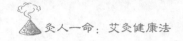

能自止，动则尤甚；多见于素体虚弱之人，平时不耐风寒，容易反复感冒，形寒肢冷，汗出怕风，疲倦乏力，心悸心慌，大便溏烂，小便量多；舌淡红，舌体胖大，苔白，脉细弱。

2. 盗汗症

是指以入睡时汗出不止，醒来后汗液自止为主要表现的病证；多见于形体消瘦之人，面色暗红，或者颧骨部发红，兼见烦躁易怒，手足心热，口干明显，不欲饮冷水，失眠多梦，心悸心慌，大便干硬或便秘，小便黄少，舌暗红，苔少，脉细数。

(三)治疗

1. 艾灸处方

(1)主穴：大椎、神阙、大横、肺俞、膏肓俞、足三里。

(2)配穴：自汗症加气海穴、关元穴；盗汗加复溜、涌泉、太溪。

(3)腧穴定位(详见第二章)

①大椎：在项部，当后正中线上，第7颈椎棘突下凹陷中。俯伏或正坐低头位，于第7颈椎棘突下凹陷处取穴。

②神阙：在腹中部，肚脐中央。

③大横：在腹中部，脐中旁开4寸。仰卧位，在脐中(神阙)旁开4寸处取穴。

④肺俞：在背部，当第3胸椎棘突下，旁开1.5寸。俯卧位，肩胛冈内侧缘平对第3胸椎棘突，于棘突下旁开1.5寸处取穴。

⑤膏肓俞：在背部，当第4胸椎棘突下，旁开3寸。

⑥足三里：在小腿前外侧，当犊鼻下3寸，距胫骨前缘1横指(中指)。正坐屈膝位，于外膝眼(犊鼻)直下1夫(3寸)，距离胫骨前崤1横指处取穴。或用手从膝盖正中往下摸取胫骨粗隆，在胫骨粗隆外下缘直下1寸处是穴。

2. 灸法提示

(1)温和灸：取上述腧穴，点燃艾条，将燃着的一端对准腧穴，距离皮肤2～3cm进行熏烤，以感觉温热舒适而无灼痛为宜，每个穴位灸2～3分钟，灸至局部潮湿红晕即可，灸后避风寒。

(2)隔盐灸：自汗严重者可予神阙穴隔盐灸，取食盐20g放入肚脐内填平；取直径约2cm，厚约0.3cm生姜片，用牙签在中间扎6～8个小孔，置于食盐上；取艾绒适量，捻成枣核大小的圆锥状艾炷，放置于姜片中央，尖端朝上，线香点燃，使火力由大到小，缓缓深燃，直到温热灸感渗透入腹内，连灸7壮(7个艾炷)。

3. 其他疗法

(1)玉屏风散：黄芪15g，白术10g，防风10g，水煎服，或者直接服用中成药玉屏风颗粒，功善益气固表止汗，用于自汗症。

(2)生脉散：党参15g，麦冬15g，五味子9g，水煎服。有益气生津、敛阴止汗之功效,用于盗汗症。

4. 腧穴小知识

大椎穴:大椎穴为督脉腧穴,位于人体后正中线上,第7颈椎棘突下凹陷中。古人认为第7颈椎为诸椎之长,背部为阳,大椎穴为阳中之阳,能调益阳气。故能治疗汗证。研究证明,针刺大椎穴能提高机体免疫功能,可以促进凝集素、溶血素及抗体的产生,可使白细胞数量增加,并有明显的核左移现象。针刺大椎穴对血小板和白细胞有双向调节作用。艾灸动物的大椎穴,可提高网状内皮系统的吞噬能力。在动物移植性实体瘤模型上艾灸大椎穴,连续14天后,处死动物,剥出肿瘤,结果表明对瘤体的生长有抑制作用,使瘤体重量减少,提高带瘤机体的存活率。

5. 温馨提示

(1)出汗为人体的生理现象,因受外界气候、运动、饮食、药物等生活环境因素的影响,稍有汗出,其人并无明显不适,属于正常的生理现象;在感受表邪时,出汗又是驱邪外出的方法之一,此时汗出属于战汗或药汗;均需与病理性汗证相鉴别。

(2)防治汗证,关键在于调整机体阴阳,平时应注意劳逸结合,增强体质,合理饮食,补充营养。

(3)汗出过多,皮毛疏松,容易感受外邪,宜及时揩干并更换汗湿衣服,避风寒。

(4)汗出过多者,应注意及时补充体液,如糖盐水、水果、稀粥;此外还能进食生津止渴药膳食物,如麦冬、枸杞、葛根、甘蔗、马蹄,以助调理。

二十二、失眠——百会安眠神门穴,养心安神助睡眠

(一)概述

失眠是以入睡困难、睡眠中易醒、早醒导致睡眠质量低下、睡眠时间明显减少、甚至彻夜不眠为主要表现的病证。患者一般进入睡眠的潜伏期延长,睡眠时间缩短,在睡眠过程中生理性觉醒增多。具体表现:轻者入睡困难,睡眠中易醒,醒后难于再次入睡,清晨过早醒来,严重者彻夜难眠,常伴有对失眠的焦虑恐惧,头痛头晕、神疲乏力、心悸不安等。由于夜晚休息不足,白天精神不济、注意力不集中、记忆减退,直接影响工作效率。

现代医学认为,引起失眠的原因较为复杂,疾病影响、药物不良反应、不良睡眠习惯、昼夜轮班工作、紧张和压力、抑郁、焦虑等,都可能导致失眠。

中医学认为,正常睡眠由心所主,阳气由动转静时,即为入睡状态;反之,阳气由静转动时,即为清醒状态。失眠是由于机体阴阳失调、营卫失和所致,病位在心,治疗上以调和阴阳,调和营卫,养心安神为法则。

(二)治疗

1. 艾灸处方

(1)主穴：百会、安眠、中脘、内关、神门、三阴交。

(2)配穴：心烦不能入睡，烦躁易怒者加太冲、行间、涌泉疏肝理气，养阴安神；失眠多梦，易醒易惊者加心俞、胆俞、内关补心壮胆、安神定志；睡眠不安，胸闷痞塞，口苦痰多者加丰隆、内庭化痰清热、和胃安神。

(3)腧穴定位(详见第二章)

①百会：在头部，当前发际正中直上 5 寸，或两耳尖连线的中点处。正坐或俯伏，于两耳尖连线的交点处取穴。

②三阴交：在小腿内侧，当足内踝尖上 3 寸，胫骨内侧缘后方。

③中脘：在上腹部，前正中线上，当脐中上 4 寸。仰卧位，在肚脐与胸骨剑突连线中点处取穴。

④内关：在前臂掌侧，当曲泽与大陵的连线上，腕横纹上 2 寸，掌长肌腱与桡侧腕屈肌腱之间。伸臂仰掌，在腕横纹上 2 寸，掌长肌腱与桡侧腕屈肌腱之间取穴。

⑤神门：在腕部，腕掌侧横纹尺侧端，尺侧腕屈肌腱的桡侧凹陷处。

⑥安眠：在项部，当翳风穴和风池穴边线的中点。

⑦翳风：在耳垂后，当乳突与下颌骨之间凹陷处。

⑧风池：在项部，当枕骨之下，后发际正中直上 1 寸，胸锁乳突肌与斜方肌上端之间的凹陷处。正坐或俯伏，在项后，当胸锁乳突肌与斜方肌上端之间的凹陷中取穴。

2. 灸法提示

(1)温和灸：取上述腧穴，点燃艾条，将燃着的一端对准腧穴，距离皮肤 2～3cm 进行熏烤，以感觉温热舒适而无灼痛为宜，每个穴位灸 2～3 分钟，灸后避风寒。

(2)隔姜灸：取中脘穴，选择合适体位，使腧穴充分暴露，取直径约 2cm、厚约 0.3cm 生姜片，用牙签在中间扎 6～8 个小孔，放置于腧穴上，在姜片中央放置艾炷(大小如黄豆)，点燃艾炷上端，任其慢慢燃烧完毕，此为一壮，接着倒去艾灰，更换新艾炷继续施灸，连灸 7 壮。生姜性辛温，善温里散寒、和胃止呕；温通化痰湿，和胃助安眠，故隔姜灸中脘穴治疗失眠疗效更优。

(3)麦粒灸：取太冲、行间、内庭等腧穴，先于腧穴局部涂抹万花油，把一个如麦粒大小的艾炷置腧穴上，线香点燃艾炷尖顶端施灸，至患者感觉灼热难忍时，用镊子将艾炷挟去，此为一壮，接着更换新炷继续施灸，每穴各灸 3 壮。灸治完毕后涂抹万花油保护皮肤。

3. 其他疗法

(1)三仁粥：酸枣仁末 15g，柏子仁 15g，薏苡仁 30g，粳米 100g；先以粳米、薏苡仁煮粥,临熟,下柏子仁、酸枣仁末再煮 15 分钟;睡前 1 小时服用;有宁心安眠、清热除烦之功效,适用于失眠多梦、心悸心烦者。

(2)安神茶:合欢花、菊花、枸杞各 6g;加适量清水煎煮 20 分钟或者沸水冲泡,当茶水喝,可疏肝解郁,安神除烦。适用于失眠症见抑郁、焦虑、心烦易怒者。

4. 小知识

(1)安眠穴:安眠穴是经外奇穴,位于颈项部,当翳风穴和风池穴连线的中点,有镇静安神助眠之功效,是治疗失眠、精神衰弱症的经验效穴。

(2)中脘穴:别名胃脘、太仓,中,有方位之义,脘,指胃脘,顾名思义,中脘穴是位于胃脘中部的腧穴,能和胃健脾、通降腑气。现代研究表明,刺激中脘穴对胃肠功能有调整作用;艾灸中脘穴还能提高机体免疫能力、降低血糖和尿素氮。中医学认为,胃不和则卧不安,中脘穴既为胃之募穴,又位于胃脘中部,能和胃健脾、通降腑气,故能治疗失眠。

(3)失眠诊断标准(出自中国精神疾病分类方案):①以睡眠障碍为几乎唯一的症状,其他症状均继发于失眠,包括难以入睡、睡眠不深、易醒、多梦、早醒、醒后不易再睡,醒后感不适、疲乏或白天困倦。②上述睡眠障碍每周至少发生 3 次,并持续 1 个月以上。③失眠引起显著的苦恼,或精神活动效率下降,或妨碍社会功能。④不是任何一种躯体疾病或精神障碍症状的一部分。

5. 温馨提示

(1)因一时情绪紧张或者新环境、床铺不适等引起失眠者,不属于病理范围,只要解除有关因素即可恢复正常;老年人因为睡眠时间逐渐缩短而容易早醒,如无明显失眠症状,属于生理现象,不需要治疗。

(2)艾灸治疗失眠有较好的疗效,但治疗前应明确病因,如因为疼痛、咳喘等疾病导致的失眠,应积极治疗原发病。

二十三、白细胞减少症——任督背俞足三里,综合调理助升白

(一)概述

白细胞减少症是指循环血液中的白细胞计数持续低于正常值,可以分为原发性和继发性两大类,多由理化因素、感染以及相关疾病,通过人体变态反应和对造血细胞的直接毒性作用,或者抑制骨髓的造血功能,或者破坏周围血液的白细胞而引起。继发性白细胞减少症常见于放疗、化疗及免疫抑制治疗后。

多数病人病程短暂,能自我恢复,无明显临床症状。持续白细胞减少可出现头晕眼花、神疲乏力、少气懒言、嗜睡困倦、耳鸣、健忘、腰酸背痛等症状。

本病属于中医学虚劳、虚损范畴,多因为脾胃气虚,气血生化不足,不能化血生

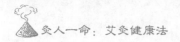

精、益肾生髓,致使精血不足,肌体失养所致;治疗上以调理脏腑,益气养血为主。

(二)治疗

1. 艾灸处方

(1)主穴:大椎、中脘、神阙、气海、关元、膈俞、脾俞、肾俞、足三里。

(2)腧穴定位(详见第二章)

①大椎:在项部,当后正中线上,第7颈椎棘突下凹陷中。俯伏或正坐低头位,于第7颈椎棘突下凹陷处取穴。

②膈俞:在背部,当第7胸椎棘突下,旁开1.5寸。俯卧位,肩胛骨下角平对第7胸椎棘突,于棘突下旁开1.5寸处取穴。

③脾俞:在背部,当第11胸椎棘突下,旁开1.5寸。

④肾俞:在腰部,当第2腰椎棘突下,旁开1.5寸。俯卧位,腰围最小处一般平对第2腰椎棘突,于棘突下凹陷旁开1.5寸处取穴。

⑤中脘:在上腹部,前正中线上,当脐中上4寸。仰卧位,在肚脐与胸骨剑突连线中点处取穴。

⑥神阙:在腹中部,肚脐中央。

⑦气海:仰卧位。在下腹部,前正中线上,当脐中下1.5寸。

⑧关元:在下腹部,前正中线上,当脐下3寸。仰卧位,在肚脐直下1夫(3寸)处取穴。

⑨足三里:在小腿前外侧,当犊鼻下3寸,距胫骨前缘1横指(中指)。正坐屈膝位,于外膝眼(犊鼻)直下1夫(3寸),距离胫骨前嵴1横指处取穴。或用手从膝盖正中往下摸取胫骨粗隆,在胫骨粗隆外下缘直下1寸处是穴。

2. 灸法提示

温和灸:每次取上述8～10个腧穴,点燃艾条,将燃着的一端对准腧穴,距离皮肤2～3cm进行熏烤,以感觉温热舒适而无灼痛为宜,每个穴位灸2～3分钟,灸后避风寒。每天1次,可以作为长期保健治疗。

3. 腧穴小知识

(1)大椎穴:大椎穴为督脉腧穴,位于人体后正中线上,第7颈椎棘突下凹陷中。研究证明,针刺大椎穴能提高机体免疫功能,可以促进凝集素、溶血素及抗体的产生,可使白细胞数量增加,并有明显的核左移现象。针刺大椎穴对血小板和白细胞有双向调节作用。艾灸动物的大椎穴,可提高网状内皮系统的吞噬能力。

(2)中脘、气海、关元、足三里及背俞穴:这些都是人体的强壮穴,能调理脏腑,补益正气,调和气血,故均有升白作用,治疗白细胞减少症。

4. 温馨提示

本病注重预防,积极锻炼身体,增强体质,避免滥用药物,尽量减少理化刺激等均有助于预防发病。

(三)医案

孙德斌等医案:某男,39 岁。

患者 10 年前有接触有毒化学物质史,平时感觉头晕乏力,胸闷气急,嗜睡,容易感冒。检查:白细胞数 $3.2×10^9$/L,中性粒细胞比率 73%,淋巴细胞比率 25%,单核细胞比率 1%。取督脉、四花穴(膈俞、胆俞)、足三里、悬钟穴指压,配合捏脊20 遍,艾条温和灸 10 分钟,每天 1 次。经治疗 30 次后患者自觉症状明显好转,查穴白细胞数 $5.7×10^9$/L,中性粒细胞比率 73%,淋巴细胞比率 25%,单核细胞比率 2%。3 个月后随访,疗效巩固。

二十四、尿潴留——膀胱拘急尿不通,急灸关元中极穴

(一)概述

尿潴留是以膀胱充盈(内充满尿液)而不能自行排出为主要表现的病证,常见于膀胱括约肌痉挛、尿路结石、尿道狭窄、尿路损伤、前列腺增生、脊髓损伤、神经性尿闭等疾病及老年男性、产后、术后。

尿潴留属于中医学癃闭范畴,病位在膀胱,与肾相关,多由肾气亏虚,膀胱气化不利或者湿热下注,蕴结膀胱所致;治疗上以补益肾气、调理膀胱、行气通闭为主。

(二)治疗

1. 艾灸处方

(1)主穴:中极、关元、肾俞、膀胱俞、阴陵泉、三阴交。

(2)腧穴定位(详见第二章)

①关元:在下腹部,前正中线上,当脐下 3 寸。仰卧位,在肚脐直下 1 夫(3 寸)处取穴。

②中极:在下腹部,前正中线上,当脐下 4 寸。

③肾俞:在腰部,当第 2 腰椎棘突下,旁开 1.5 寸。俯卧位,腰围最小处一般平对第 2 腰椎棘突,于棘突下凹陷旁开 1.5 寸处取穴。

④膀胱俞:在骶部,当骶正中嵴旁开 1.5 寸,平第 2 骶后孔。俯卧位,髂后上棘内下缘约平第 1 骶后孔,往下适对第 2 骶后孔、后正中线旁开 1.5 寸处取穴。

⑤阴陵泉:在小腿内侧,当胫骨内侧髁后下方凹陷处。正坐屈膝或仰卧位,在胫骨内侧髁后下方约胫骨粗隆下缘平齐处取穴。

⑥三阴交:在小腿内侧,当足内踝尖上 3 寸,胫骨内侧缘后方。

(3)古籍论述:《备急灸法》:"转胞不得溺,取关元、曲骨、中极……小便不通、胸

闷气促，用盐填脐中，大艾炷灸三七壮，未通更灸，已通即住。"《神灸经论》："小便不通利，三焦俞、小肠俞、三阴交、中极、太冲、至阴，均灸。"

2. 灸法提示

(1)温和灸：取上述腧穴，点燃艾条，将燃着的一端对准腧穴，距离皮肤 2～3cm 进行熏烤，以感觉温热舒适而无灼痛为宜，每个穴位灸 2～3 分钟，配合局部按揉。有疏经通络、行气通闭之功效。

(2)神阙艾灸法：将食盐 20g 放入肚脐内填平；取葱白两根，洗净捣烂成泥状，用手压成 0.3cm 厚的葱饼，置于食盐上；取艾绒适量，捻成枣核大小的圆锥状艾炷，放置于葱饼中央，尖端朝上，线香点燃，使火力由大到小，缓缓深燃，直到温热灸感渗透入腹内，连续施灸 3～7 个艾炷。

3. 腧穴小知识

中极穴：别名玉泉、膀胱募，居任脉上，是任脉与足三阴经交会穴，膀胱募穴。中，有方位之义，极，通急；本穴内应胞宫、精室，胞宫、精室为人体极内之处，乃人体至中至极，故名中极。元气流注于此处，能治疗内急不通诸病。现代研究表明，在膀胱神经支配完整的情况下，针刺中极、关元穴可引起副交感神经兴奋和交感神经抑制，从而导致膀胱逼尿肌收缩和内括约肌松弛。针刺中极、曲骨穴，可使紧张的膀胱张力下降，而松弛的膀胱张力增高，对神经系统疾患伴有膀胱功能障碍者有治疗作用。针刺中极、归来、血海穴，有促进垂体-性腺功能的作用，动物实验也提示针刺上述腧穴可见卵巢中间质细胞增生与肥大，卵泡腔扩大，周围多颗粒细胞增殖，其中有黄体生成现象。针刺中极、关元、大赫等腧穴也能引起血浆黄体生成素、尿促卵泡素水平发生改变，可改善迟发排卵；中极穴也对男子性功能障碍有一定疗效。

4. 温馨提示

尿潴留患者往往伴有精神紧张，在艾灸治疗的同时应消除精神紧张，反复做腹肌收缩、松弛的交替锻炼。

(三)医案

彭惠婷医案：某患者，女，60 岁。

患者食管癌术后 2 天，因导尿管拔除后不能自行排尿而接受针灸治疗。诊见：小腹膨隆，膀胱充盈至脐下 3 指。取阴陵泉、三阴交针刺后加电，气海、关元、中极穴用隔附子饼灸。灸至第 2 壮时，患者有尿意。灸完 3 壮后，患者自行排尿约 400ml，一次即愈。

第二节 头面五官科疾病

一、三叉神经痛——三叉神经灸合谷，清热泻火止面痛

(一)概述

三叉神经痛是以反复发作的三叉神经分布区出现放射性抽掣疼痛为主症的疾病，多发于 40 岁以上女性。临床上常表现为面部疼痛突然发作，或者因为说话、吞咽、刷牙、洗脸、冷刺激、情绪变化等诱发，呈闪电样、刀割样、针刺样、火灼样剧烈疼痛，伴有面部潮热、流泪、流涕、流口水、面部肌肉抽搐，持续数秒到数分钟，发作次数不定，间歇期无症状，多为单侧出现，较少累及双侧。

本病属于中医学面痛、面风痛、面颊痛范畴，多因为外感风邪、情志不调、外伤等因素导致经脉阻塞，不通则痛；治疗上以疏通经络、祛风止痛为主。

(二)治疗

1. 艾灸处方

(1)主穴：阿是穴、曲池、合谷、内庭、太冲、行间。

(2)腧穴定位(详见第二章)

①曲池：在肘横纹外侧端，屈肘，当尺泽与肱骨外上髁连线中点。屈肘成直角，当肘弯横纹尽头处取穴。

②合谷：在手背，第 1、2 掌骨间，当第 2 掌骨桡侧的中点处。以一手的拇指指间关节横纹，放在另一手拇、食指之间的指蹼缘上，当拇指尖下是穴。

③内庭：在足背，当 2、3 趾间，趾蹼缘后方赤白肉际处。

④太冲：在足背侧，当第 1 跖骨间隙的后方凹陷处。正坐垂足或仰卧位，于足背第 1、2 跖骨之间，跖骨底结合部前方凹陷处，当姆长伸肌腱外缘处取穴。

⑤行间：在足背部，当第 1、2 趾间，趾蹼缘的后方赤白肉际处。

2. 灸法提示

(1)温和灸：取局部阿是穴或曲池、合谷等腧穴，点燃艾条，将燃着的一端对准腧穴，距离皮肤 2～3cm 进行熏烤，以感觉温热舒适而无灼痛为宜，局部阿是穴施灸时间不超过 2 分钟，其余腧穴可以适当延长施灸时间，但总时间不超过 20 分钟，每天 1 次。灸后避风寒。

(2)麦粒灸：取阿是穴以外的腧穴，先于腧穴局部涂抹万花油，把一个如麦粒大小的艾炷置腧穴上，线香点燃艾炷尖顶端施灸，至患者感觉灼热难忍时，用镊子将艾炷挟去，此为一壮，接着更换新炷继续施灸，每穴各灸 3 壮。灸治完毕后涂抹万

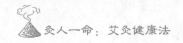

花油保护皮肤。

3. 其他疗法

(1)耳尖放血:75%酒精消毒双手、双耳后揉搓双耳,使其充血发红,再消毒耳尖穴,用注射针头或者三棱针快速点刺耳尖,刺破皮肤而不损伤软骨,自有血液流出,及时用酒精棉球拭擦血液以防凝固影响放血疗效,直至无血液流出为止。

(2)闪罐疗法:一手用镊子或者止血钳夹紧95%酒精棉球,点燃,一手握罐体,将棉球快速伸入罐内闪火即退出,速即将火罐轻轻吸叩于应拔部位,随即取下,再吸叩,直至局部潮红。

4. 腧穴小知识

合谷穴:又名虎口,在手背部,第1、2掌骨间,当第2掌骨桡侧中点处,为手阳明大肠经原穴,四总穴之一。中医经络腧穴学认为,"经脉所过,主治所及",即腧穴具有治疗经脉所过之处的疾病的作用;手阳明大肠经上通头面,挟鼻孔而循行,合谷穴又为手阳明大肠经原穴,故能有效调理手阳明大肠经经脉气血,治疗经脉所过之处的疾病,达到治疗头面部疾患的作用。此外,合谷穴还有开窍醒神、清热泻火、疏风止痛的作用,可用于治疗所有疼痛性疾病。因为其有下胎作用,孕妇禁用。

5. 温馨提示

(1)三叉神经痛急性发作时局部艾灸、按摩宜轻柔,远端腧穴则可加强刺激,以疏经通络止痛;艾灸对三叉神经痛有良好的止痛效果和减少复发的作用。

(2)三叉神经痛是一种顽固性难治疾病,对于继发性三叉神经痛应积极治疗原发病。

(三)医案

笔者医案:周某,男,38岁。

患者3年前出现左侧牙齿酸胀不适,餐后出现牙槽突发闪电样剧烈疼痛,放射至面颊部,不能张口、洗脸,冷热刺激均诱发疼痛,每次发作2～3分钟,严重时可连续性发作。1周前因感受风寒而再次发作,持续性疼痛不已。诊断为三叉神经痛,取四白、下关、地仓、颊车、合谷穴,各艾灸1分钟,使局部温热,注射针头局部轻点刺下关、颧髎穴后拔罐,出血约3ml,隔天1次,经治疗1周后疼痛明显减轻,间断性发作。停止点刺、拔罐,仅行艾灸和闪罐治疗,经治疗3周后痊愈。半年后随访,未见复发。

二、周围性面瘫(附:中枢性面瘫)——面口歪斜常用灸,局部取穴配四关

(一)概述

周围性面瘫是以口眼向一侧歪斜为主要表现的病证,又称为口眼㖞斜,属于西

医学周围性面神经麻痹。本病可以发生于任何年龄,多见于冬季和夏季,常在夜间或者清晨突然发作,也会吹风受寒后出现,表现为一侧面部肌肉麻木、瘫痪,额纹消失,不能皱眉、蹙额,眼裂变大,不能合眼,伴有流泪,鼻唇沟变浅,口角下垂,歪向健侧,说话较困难,不能吹口哨,鼓腮漏气,进食时牙齿和面颊之间时有食物滞留,舌前2/3味觉减退或者消失,或者伴有耳朵疼痛,听觉过敏。

西医学认为,本病的发生是由于局部受风或者寒冷刺激,引起面神经管及周围组织的炎症、缺血、水肿,或者自主神经功能紊乱,局部营养血管痉挛,导致组织水肿,面神经受挤压而出现炎症变化。

中医学认为面瘫病是由于劳作过度,机体正气不足,脉络空虚,不能抗御外邪,风寒或者风热邪气趁机侵袭人体面部经络,导致气血痹阻,经脉功能失调,不能约束肌肉筋脉,出现㖞斜。治疗上以益气固表,活血通络,疏调经筋为主。

(二)治疗

1. 艾灸处方

(1)主穴:阳白、太阳、颧髎、牵正、地仓、承浆、翳风、合谷、太冲。

(2)腧穴定位(详见第二章)

①阳白:在前额部,当瞳孔直上,眉上1寸。在前额,于眉毛中点直上1寸处取穴。

②太阳:在颞部,当眉梢与目外眦之间,向后约1横指的凹陷处。正坐位或侧伏位,在颞部,当眉梢与目外眦之间,向后约1横指的凹陷处取穴。

③颧髎:在面部,当目外眦直下,颧骨下缘凹陷处。

④牵正:在面颊部,耳垂前方0.5寸,与耳垂中点相平处。

⑤地仓:在面部,口角外侧,上直瞳孔。正坐或仰卧,眼向前平视,于瞳孔垂线与口角水平线之交点处取穴。

⑥承浆:在面部,当颏唇沟的正中凹陷处。正坐仰靠,于颏唇沟的正中凹陷处取穴。

⑦翳风:翳风:在耳垂后,当乳突与下颌骨之间凹陷处。

⑧合谷:在手背,第1、2掌骨间,当第2掌骨桡侧的中点处。以一手的拇指指间关节横纹,放在另一手拇、食指之间的指蹼缘上,当拇指尖下是穴。

⑨太冲:在足背侧,当第1跖骨间隙的后方凹陷处。正坐垂足或仰卧位,于足背第1、2跖骨之间,跖骨底结合部前方凹陷处,当踇长伸肌腱外缘处取穴。

(3)古籍论述:《针灸大成》:"中风口眼㖞斜,听会、颊车、地仓,凡㖞向左者,宜灸右,向右者,宜灸左,各㖞陷中二七壮,艾灸如麦粒大,频频灸之,取尽风气,口眼正为度。"《针灸甲乙经》:"口㖞不正,翳风主之。"

2. 灸法提示

(1)温和灸:驱风通络、疏调经筋。取上述腧穴,点燃艾条,将燃着的一端对准腧穴，距离皮肤 3cm 进行熏烤，以感觉温热舒适而无灼痛为宜，每个穴位灸 1～2 分钟，灸至局部潮湿红晕，灸后避风寒。

(2)隔姜灸：祛风散寒较强。取面部腧穴，将直径约 2cm、厚约 0.3cm 生姜片，用牙签在中间扎 6～8 个小孔，放置于中脘穴，在姜片中央放置艾炷(大小如黄豆)，点燃艾炷上端，任其慢慢燃烧完毕，此为一壮，接着倒去艾灰，更换新艾炷继续施灸，连灸 7 壮。或者直接点燃艾条，将燃着的一端对准姜片中央，距离皮肤 1～2cm 施灸，以感觉温热舒适而无灼痛为宜。此法在原始隔姜灸法上演变而来，操作更简便。

(3)麦粒灸：清热泻火较强。取合谷、太冲穴，先于腧穴局部涂抹万花油，把一个如麦粒大小的艾炷置腧穴上，线香点燃艾炷尖顶端施灸，至患者感觉灼热难忍时，用镊子将艾炷挟去，此为一壮，接着更换新炷继续施灸，至局部皮肤发红(不发泡)为度，每穴各灸 7 壮。灸治完毕后涂抹万花油保护皮肤。

3. 其他疗法

(1)耳尖放血：75％酒精消毒双手、双耳后揉搓双耳，使其充血发红，再消毒耳尖穴，用注射针头或者三棱针快速点刺耳尖，刺破皮肤而不损伤软骨，自有血液流出，及时用酒精棉球拭擦血液以防凝固影响放血疗效，直至无血液流出为止。可疏风邪热，适用于面瘫早期(1 周以内)或者有明显热象者。

(2)闪罐疗法：一手用镊子或者止血钳夹紧 95％酒精棉球，点燃，一手握罐体，将棉球快速伸入罐内闪火即退出，速即将火罐轻轻吸叩于应拔部位，随即取下，再吸叩，直至局部潮红。

(3)红外线等照射：予棉球、纱布或者纸巾遮盖眼睛、耳孔，打开红外线等开关，调整灯罩高度，以感觉暖热舒适为度，照射时间为 15～20 分钟每次，每天 1～2 次。能改善面部血液循环，促进组织消炎消肿，促进面瘫痊愈。

4. 腧穴小知识

(1)翳风穴：位于耳垂后方，当耳后乳突下与下颌角之间的凹陷，穿衣服时恰好是衣领遮盖处，其形如遮蔽风邪之屏障，故名为翳风；系手少阳三焦经和足少阳胆经交会穴，有疏风通络、开窍益脑之功效。故能治疗面瘫。此外，因为其穴接近于耳，故也能治疗耳病。

(2)牵正穴：经外奇穴，位于面颊部，耳垂前方 0.5 寸，与耳垂中点相平处，是治疗面瘫的经验效穴，顾名思义，有牵引㖞斜的回归端正之意。

5. 温馨提示

(1)注意面部防寒保暖，必要时戴口罩、眼罩，避免吹风受寒，有助于预防面瘫；面瘫发作期，因为眼睑闭合不全，细菌、粉尘容易滞留，应注意防感染；同时注意保持口腔清洁。

(2)针灸治疗面瘫具有良好的疗效，是目前治疗面瘫病最安全有效的首选方法。

(三)医案

笔者医案:杜某,男,25 岁,左侧口眼㖞斜 54 天。

患者因为淋浴后汗出较多,室外乘凉,入睡前自觉左耳胀闷不适感,次晨起床后左耳跳痛,左口角麻木,漱口流涎,直至中午左侧额纹消失、眼睑不能闭合、鼻唇沟变浅,鼓腮漏气。曾予激素口服及维生素 B_1、B_{12} 注射液肌内注射,症状无明显改善。诊断为面瘫,取患侧风池、翳风、双合谷、双太冲穴针刺,阳白、太阳穴、四白、颧髎、下关、地仓、颊车穴隔姜灸,取直径约 2cm、厚约 0.3cm 生姜片,用牙签在中间扎 6 个小孔,放置于腧穴上,用艾绒捻成黄豆大小的艾炷放置于姜片中央,线香点燃艾炷上端,任其慢慢燃烧完毕,此为一壮,接着倒去艾灰,更换新艾炷继续施灸,每穴连灸 7 壮。灸后避风寒。每天 1 次,连续治疗 6 次后休息一天。治疗 10 次后,病情明显好转,继续治疗 6 次后基本痊愈,出院。

附:中枢性面瘫

中枢性面瘫是由于面神经核及其上行通路受损导致的面肌瘫痪,常见于脑梗死、脑出血、颅脑肿瘤等疾病中,表现为病变部位对侧眼裂以下的面瘫,而眼裂以上正常,即鼻唇沟变浅,口角下垂,歪向健侧,言语不清甚至不能说话,不能吹口哨,鼓腮漏气,舌前 2/3 味觉减退或者消失,但能皱眉、蹙额,眼睑开合正常,常伴有伸舌困难、一侧肢体瘫痪等大脑中枢病变的表现。以治疗原发疾病为主。

三、腮腺炎——灯草点灸角孙穴,消肿镇痛治痄腮

(一)概述

腮腺炎是由于病毒引起的急性腮腺非化脓性疾病,以耳下腮腺部肿胀疼痛为主要特征,四季均可以发病,但以冬春季节多见,发病年龄以学龄前后小儿为多,属于传染性疾病,主要通过飞沫在小范围传播。绝大多数人得过一次后终身免疫,不再复发,也有少数反复发作。

腮腺炎属于中医学痄腮范畴,是由于时行温热疫毒或者风温邪毒从口鼻进入人体,与痰火互结,壅滞于经脉所致。治疗上以泻火解毒、消肿镇痛为主。

(二)治疗

1. 艾灸处方

双侧角孙穴。

2. 灸法提示

灯火灸:取灯心草一根,长约 5cm,蘸菜籽油少许点燃,对准角孙穴,迅速点灸,

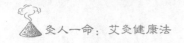

听见清脆的爆破声"啪"后快速离开穴位,每穴点灸 1～2 次即可。灸后局部稍有发红,可自行愈合,不必处理。

3. 腧穴小知识

角孙穴:位于头颞部,折耳廓向前,当耳尖直上入发际处。本穴首见于《灵枢·寒热病》,角,指耳角,孙,子之子曰孙,喻指事物未成及未盛者;足三阳经从头部走向下肢,角孙穴为手少阳三焦经腧穴,是少阳经气开始生发而没有明显茂盛的征象,有清热散风的作用,主治目赤肿痛、面肿牙痛、痄腮。

4. 温馨提示

(1)腮腺炎传染性很强,患病儿童应注意隔离。

(2)发病期间注意清淡饮食,多饮热水,多吃蔬菜水果,保持大便通畅有助于痊愈。

(三)医案

文献报道:何某,男,8 岁。

患儿两腮肿胀 5 天,伴有发热、烦躁,曾于外科治疗,诊断为腮腺炎,口服消炎药、镇痛药两天未见明显疗效。查体:体温 38℃,两侧腮腺部漫肿,坚硬,疼痛拒按。舌红,苔黄,脉数。予灯火灸双侧角孙穴,嘱其继续口服消炎药,停镇痛药;第 2 天复诊,已退热,腮腺局部肿胀渐见消退,继续灯火点灸治疗;第 3 天即痊愈。

四、眼睛干涩——眼睛干涩易疲劳,补益肝肾艾灸好

(一)概述

眼睛干涩又称为眼结膜干燥症,以眼部干涩和异物感,伴有灼热、瘙痒、畏光、红肿、疼痛不适、视物模糊、容易疲劳等为主要表现。

西医学认为本病的发生因维生素 A 缺乏、细菌感染结膜所致。中医学认为本病的发生与肝肾相关,治疗以滋肾养肝、泻火明目为主。

(二)治疗

1. 艾灸处方

(1)主穴:肝俞、肾俞、翳明、大骨空、小骨空、万里、光明、太溪、大敦穴。

(2)腧穴定位(详见第二章)

①翳明:在项部,当翳风后 1 寸。

②肝俞:在背部,当第 9 胸椎棘突下,旁开 1.5 寸。

③肾俞:在腰部,当第 2 腰椎棘突下,旁开 1.5 寸。俯卧位,腰围最小处一般平对第 2 腰椎棘突,于棘突下凹陷旁开 1.5 寸处取穴。

④万里:在小腿前外侧,足三里穴直下 0.5 寸处。正坐屈膝位,于外膝眼(犊鼻)直下 1 夫(3 寸),距离胫骨前嵴 1 横指处取足三里穴,足三里直下 0.5 寸处取万里穴。

⑤光明:在小腿外侧,当外踝尖上 5 寸,腓骨前缘。正坐垂足或仰卧位,在外踝尖直上 5 寸,当腓骨前缘,趾长伸肌和腓骨短肌之间取穴。

⑥大敦穴:在足大趾末节外侧,距趾甲角 0.1 寸。

⑦大骨空:在拇指背侧,指间关节的中点处。手掌微握拳,于拇指背侧指间关节横纹中点取穴。

⑧小骨空:在小指背侧,近侧指间关节的中点处。手掌微握拳,于小指背侧指间关节横纹中点取穴。

2. 灸法提示

温和灸:取上述腧穴,点燃艾条,将燃着的一端对准腧穴,距离皮肤 2～3cm 进行熏烤,以感觉温热舒适而无灼痛为宜,每个穴位灸 3～5 分钟,灸至局部潮湿红晕。

3. 其他疗法

(1)清肝明目茶:菊花、麦冬、枸杞各 5g,沸水冲泡。能益肾养肝、疏风明目。

(2)黑米蒸猪肝:猪肝 250g 洗净切片,黑米 50g 洗净,油盐适量,隔水蒸煮 1 小时即可食用,有养血明目之功效。

(3)药液洗眼:桑叶、野菊花、密蒙花、青葙子、夏枯草、牛膝各 10g,加清水煎煮 20 分钟,趁热滤渣,细纱布过滤,洗浴双眼,每天 1～2 次。可明目泻火,滋肾养肝。

4. 腧穴小知识

(1)光明穴:位于小腿外侧,当外踝尖上 5 寸,腓骨前缘。足少阳胆经的络穴,与肝经相通,与蠡沟穴相对应。中医学认为,目为肝之窍,肝血肝精可濡养双目,胆经起于瞳子髎穴,环绕眼眶;光明即双目,喻明珠放光,蠡沟比喻为蚌壳,光明、蠡沟二穴,犹如母子,两者相互照应,能疏肝利胆,濡眼明目。

(2)翳明穴:经外奇穴,位于项部,当翳风后 1 寸,有明目聪耳,宁心安神之功效,是治疗眼疾的经验效穴。

(3)万里穴:经外奇穴,《常用新医疗法手册》:"万里,取法:外膝眼下 3.5 寸,即足三里下 0.5 寸,主治眼病。"

5. 温馨提示

(1)合理休息,避免熬夜及用眼过度有利于本病的预防和治疗。

(2)多吃富含维生素 A 的食品。如:动物肝脏、蛋类、菠菜、胡萝卜、南瓜。

(3)眼保健操、眼周穴位按摩对本病有较好疗效,可以作为长期保健。

五、耳鸣、耳聋——耳鸣耳聋陶瓮灸，温经祛风通耳络

(一)概述

耳鸣是指自觉耳中鸣响而周围环境中并无相应的声源，常伴有耳部胀闷不适感，可以发生于一侧，也有两侧同时发病，或患者自觉鸣声来自头颅内部。

耳聋是指不同程度的听力下降，程度轻者又称为"重听"，重者听力完全丧失，不闻声响。

临床上，耳鸣和耳聋常同时或者先后出现，如《杂病源流犀烛》曰："耳鸣者，聋之渐也，惟气闭而聋者则不鸣，其余诸般耳聋，未有不先鸣者。"两者病因病机相似，可分为实证和虚证两种类型。

(二)辨证分型

1. 实证

常因为外感风热或者素体痰热聚集，郁而化火，循经上扰耳脉所致，症见耳鸣如闻潮声、风雷声、轰鸣混沌，耳部胀闷不适，或伴有疼痛，耳聋时重时轻，常在盛怒或者情绪激动后加重，伴有咽干口苦，口渴欲饮，面红目赤，眼睛干痛，小便黄赤，大便秘结或者黏腻等。

2. 虚证

多因素体虚弱，或者久病劳倦，损伤正气，气血生化不足，精血不能上荣濡养耳络，症见耳鸣耳聋日渐加重，病程较长，耳鸣于环境安静、夜间明显，耳中空洞感，自觉回声增强，常在劳累后加重，休息后可以减缓，伴有头晕神疲，肢体倦怠，心悸不安，食少腹胀，腰膝酸软，大便溏烂或大便干少、无力排出等。

(三)治疗

1. 艾灸处方

(1)主穴：耳门、听宫、听会、翳风、完骨、中渚、侠溪、腓聋、陵下。

(2)配穴：外感风热者加大椎、曲池驱风清热，素体痰多湿热、口干口苦、肢体困倦者加中脘、内庭清热化痰；常在盛怒或情绪激动后耳鸣加重，伴有口苦目赤、眼睛干痛、头顶、眉棱骨痛者加太冲、行间、足临泣清肝泻火；虚证者加气海、关元、肾俞、足三里、悬钟、涌泉穴健脾益肾、益气养血。

(3)腧穴定位(详见第二章)

①耳门：在面部，当耳屏上切迹的前方、下颌骨髁状突后缘，张口有凹陷处。

②听宫：在面部，耳屏前，下颌骨髁状突的后方，张口时呈凹陷处。

③听会：在面部，当耳屏间切迹的前方，下颌骨髁突的后缘，张口有凹陷处。

④翳风:在耳垂后,当乳突与下颌骨之间凹陷处。

⑤完骨:在头部,当耳后乳突的后下方凹陷处。

⑥中渚:在手背第4、5掌指关节后方凹陷中,液门穴直上1寸处。

⑦侠溪:在足背外侧,当第4、5趾缝间,趾蹼缘后方赤白肉际处。

⑧腓聋:在小腿外侧,当腓骨小头直下1寸,腓骨外侧。

⑨陵下:在小腿外侧,腓骨小头前缘下凹陷处直下2寸。

2. 灸法提示

(1)陶瓷灸:取直径7～10cm、长14～18cm陶瓷或陶瓷杯,瓷身(杯身)靠近底部琢1～2个透气小孔,直径0.2～0.3cm,取一小截艾条或艾绒点燃置于陶瓷中,贴近耳朵,使灸热缓缓渗入耳周及耳内。因为透气孔较小,艾条燃烧缓慢,热力温和,如果感觉灼热不适,可适当拉长距离,以感觉温暖舒适为度,每天1次,每次5～10分钟。若瓷身(杯身)不琢透气孔,亦能施灸,但空气不流通,艾条难以完全燃烧,可减损疗效(陶瓷灸首见于葛洪《肘后备急方》,因其简便廉验得要后世医家的推崇和继承)。

(2)温和灸:取腓聋、陵下、足三里等腧穴,点燃艾条,将燃着的一端对准腧穴,距离皮肤2～3cm进行熏烤,以感觉温热舒适而无灼痛为宜,每个穴位灸3～5分钟,灸至局部潮湿红晕。

(3)麦粒灸:取中渚、侠溪、太冲、行间等穴,先于腧穴局部涂抹万花油,把一个如麦粒大小的艾炷置腧穴上,线香点燃艾炷尖顶端施灸,至患者感觉灼热难忍时,用镊子将艾炷挟去,此为一壮,接着更换新炷继续施灸,至局部皮肤发红,每穴各灸7壮。灸治完毕后涂抹万花油保护皮肤。

3. 其他疗法

鼓膜按摩法:以手食指置外耳道口,轻轻按捺,两侧各按捺20～30次,每天3次,具有行血通经而减轻耳鸣、耳聋的作用。

4. 腧穴小知识

腓聋穴、陵下穴:腓聋、陵下穴均是经外奇穴,是人们在多年临证经验中总结积累而成的治疗耳聋耳鸣的经验效穴。《赤脚医生手册》:"腓聋,腓骨头下1寸,靠外侧,针尖向上,针1～1.5寸。"《常用新医疗法手册》:"陵下,取法:阳陵泉穴下2寸。主治:耳聋,胆囊炎,胆石症,胆道蛔虫病。"

5. 温馨提示

(1)耳鸣耳聋是临床难治性疾病,引起发病的原因复杂,应明确诊断,积极治疗原发病。

(2)针灸治疗耳鸣耳聋源远流长,尤其对虚性耳鸣和老年性耳鸣耳聋疗效显著,但对骨膜损伤导致的听力完全丧失者疗效欠佳。

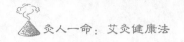

(四)医案

晏锦春医师医案：冯某，男，68岁。

患者因为家人去世，过度悲伤，致双耳听力大减，耳内鸣响。经医院检查，诊断为神经性耳聋，曾先后服中西药治疗无效。查体：双鼓膜完整，稍内陷；电测听：左耳45dB，右耳60dB；精神忧郁，面色萎黄，形体消瘦，头昏隐痛，耳内胀闷不适，持续性耳鸣，时轻时重，听力下降，口苦微干，心烦，腰膝酸软，小便可，大便干结。舌质红，苔薄黄，脉弦细数。取百会、听宫、听会、翳风、中渚、神门、太冲、丘墟、足三里、太溪等腧穴，针灸结合，经治疗10次，耳鸣消失，听力基本正常。电测听：左耳66dB，右耳88dB。

六、慢性鼻炎——鼻炎腧穴局部取，按摩艾灸通鼻窍

(一)概述

慢性鼻炎是指鼻黏膜和黏膜下的慢性炎性病变，病程较长，反复发作；表现为间歇性或交替性鼻塞流涕、量多不止、喷嚏连连、嗅觉障碍等症状，常累及邻近器官(中耳、鼻窦、咽、喉)，出现头痛、精神不振、耳部、咽喉不适等伴随症状，病程较长，反复发作，缠绵难愈。

慢性鼻炎的病因复杂，包括急性鼻炎反复发作或治疗不彻底、鼻中隔偏曲、邻近病灶影响、鼻腔用药不当、吸烟、灰尘和化学物质长期刺激等。中医学认为本病系由于邪滞鼻窍，脉络不通所致，根据临床表现不同分为3个证型。

(二)辨证分型

1. 肝胆郁热

症见鼻塞流涕反复发作，鼻涕脓浊，量多不止，色黄或者黄绿夹杂，或有腥臭味，嗅觉减退，伴有头痛剧烈，烦躁易怒，咽干，失眠多梦，小便黄赤，大便秘结等。舌质红，苔黄，脉弦或者弦滑。治宜清泻肝胆郁热，宣通鼻窍。

2. 脾胃湿热

症见鼻塞重而持续不解，鼻涕黄浊量多，嗅觉减退，头部昏蒙胀闷不适，伴有精神疲倦，胸腹胀闷痞满，肢体困倦乏力，口淡不渴，不欲饮食，大便溏烂或者黏腻不爽等。舌质红或者淡红，苔黄腻，脉滑。治宜健脾和胃，清热祛湿化痰。

3. 肺脾气虚

症见鼻塞或重或轻，鼻涕色白清稀，嗅觉下降，稍遇风寒则鼻塞加重，流涕增多，喷嚏时作，伴有头昏头重，气短乏力，少气懒言，语声低微，面色苍白或者萎黄，畏寒怕冷，自汗不止，反复感冒等。舌质淡红或者淡胖，苔白，脉细弱。治宜补肺健

脾,益气固表。

(三)治疗

1. 艾灸疗法

(1)主穴:鼻通、迎香、印堂、合谷、肺俞、肾俞。

(2)配穴:肝胆郁热者加太冲、行间、足临泣清肝泻火;脾胃湿热者加中脘、丰隆、内庭清热祛湿化痰;肺脾气虚者加中府、脾俞、足三里补肺健脾;外感疾病并发鼻炎发作者加风池、大椎、曲池解表驱风。

(3)腧穴定位(详见第二章)

①印堂:在前额部,当两眉头间连线与前正中线之交点处。

②鼻通:在面部,当鼻翼软骨与鼻甲的交界处,近处鼻唇沟上端处。

③迎香:在鼻翼外缘中点旁,当鼻唇沟中。

④肺俞:在背部,当第 3 胸椎棘突下,旁开 1.5 寸。俯卧位,肩胛冈内侧缘平对第 3 胸椎棘突,于棘突下旁开 1.5 寸处取穴。

⑤肾俞:在腰部,当第 2 腰椎棘突下,旁开 1.5 寸。俯卧位,腰围最小处一般平对第 2 腰椎棘突,于棘突下凹陷旁开 1.5 寸处取穴。

⑥合谷:在手背,第 1、2 掌骨间,当第 2 掌骨桡侧的中点处。以一手的拇指指间关节横纹,放在另一手拇、食指之间的指蹼缘上,当拇指尖下是穴。

2. 灸法提示

取上述腧穴温和灸,点燃艾条,将燃着的一端对准腧穴,距离皮肤 2~3cm 进行熏烤,以感觉温热舒适而无灼痛为宜,鼻周腧穴施灸时间每穴不超过 2 分钟,其他腧穴可灸 3~5 分钟,灸至局部潮湿红晕。

3. 推拿疗法

有舒经活络、宣通鼻窍之功,鼻炎急性期、缓解期均可进行。

(1)分推印堂→鼻通→迎香穴 5 分钟,约 100 次。

(2)向鼻尖方向点按风池、风府穴各 1 分钟,以胀痛感向鼻尖传播为佳。

(3)点按合谷、足三里穴 1~2 分钟,力度稍大,以酸胀为度。

4. 药物贴敷疗法

(1)鹅不食草方:鲜鹅不食草 30g 捣碎,塞纳于鼻部,2~3 小时后取下,有清热通窍之功,适用于慢性鼻炎急性发作。

(2)独蒜方:独蒜 1~2 个捣碎如泥状,贴敷双侧肺俞穴、涌泉穴,用治鼻炎流涕不止,并能防治鼻炎发作。

5. 天灸疗法

天灸,又称发疱疗法,中医传统的外治疗法之一,是根据天人相应法则,在三伏天和三九天进行的穴位药物贴敷疗法,借助气候特点和药物对穴位的刺激作用,以激发经络、调整气血而防治疾病的一种方法。一年经行两次灸治，即三伏天灸和三九天灸，分别在夏季三伏天和冬季三九天进行。每年全国各地较大的中医院都会按时举行相关的灸疗活动，因为医院的不同药物可能有所差异，但都是以温里散寒、辛温走窜的药物为主，对预防和治疗慢性鼻炎疗效显著。

6. 腧穴小知识

（1）印堂、鼻通、迎香穴：印堂、鼻通、迎香穴均是慢性鼻炎的局部取穴，中医经络腧穴学认为"腧穴所在，主治所在"，即腧穴能治疗局部病变肢体、组织、脏腑、器官的疾患。

（2）合谷穴：合谷穴是手阳明大肠经原穴。中医经络腧穴学认为，"经脉所过，主治所及"，即腧穴具有治疗经脉所过之处的疾病的作用；原穴是脏腑、经脉原气留止的穴位，具有调理脏腑、经脉原气，从而发挥其维护正气、抗御病邪的作用。手阳明大肠经上通头面，挟鼻孔而循行，合谷穴又为手阳明大肠经原穴，故能有效调理手阳明大肠经经脉气血，治疗经脉所过之处的疾病，达到治疗鼻炎等疾病的作用。

7. 温馨提示

（1）积极锻炼，增强体质，防寒保暖，减少刺激因素有利于防治慢性鼻炎。

（2）急性鼻炎应及时治疗以防迁延成慢性。

（3）艾灸治疗慢性鼻炎效果良好，结合针灸，疗效更佳。

（四）医案

王早立医师医案：钟某，男，39 岁。

7 年前因为感冒而引起鼻塞流涕，持续时间较长，后反复发作，症状时轻时重，嗅觉逐渐减退。近 3 年来鼻塞不通，只能用嘴呼吸，嗅觉完全消失，经专科检查，诊断为鼻间隔肥大，曾先后进行了 3 次手术治疗，有所好转，但半年后又复发如前。针灸治疗取迎香、合谷穴，针灸并用，每天 1 次，经 5 次治疗，症状基本消失；调整为隔日治疗 1 次，治疗 3 次巩固疗效，半年后随访，未再复发。

七、鼻出血——艾灸泡脚与敷贴，三管齐下止鼻血

（一）概述

鼻出血，俗称"流鼻血"，是多种疾病的常见症状之一；可由鼻部损伤引起，也可因脏腑功能失调所致，在此主要讨论后者。

鼻出血属于中医学"鼻衄"范畴，首见于《内经》，认为"阳络伤则血外溢，血外溢则衄血。"分为虚实两证，实证者，多因火热气逆、迫血妄行所致；虚证则多因肝肾阴虚、虚火上炎或者脾气虚弱、不能统摄血液所引发。治疗上应遵循"急则治其标、缓则治其本"原则，急性出血期以止血为主，缓解期则标本兼治，综合调理脏腑，以

杜绝生病之源。

(二)辨证分型

1. 火热气逆

表现为反复发作的鼻部出血,量多不止,颜色鲜红或深红,鼻部黏膜充血,常因进食温热饮食或者剧烈运动后出现,常伴有头晕头痛,面红目赤,口舌生疮,牙龈红肿,口臭口苦,渴欲饮水,胸胁疼痛,大便秘结,小便黄赤等热象。

2. 肝肾阴虚

鼻部出血时作时止,常在午后或夜间出现,出血量少,颜色暗红或者鲜红,鼻部黏膜干燥,伴有头晕不适,口干不欲多饮,失眠健忘,时有耳鸣,五心烦热,腰膝酸软,颧红盗汗等虚热征象。

3. 脾不统血

鼻部出血,淡淡渗出,颜色淡红,量多或量少,鼻部黏膜颜色淡红,伴有头晕昏蒙,面色淡白,口淡不渴,不欲饮食,疲倦乏力,肢体困倦,大便溏烂,小便量多等。舌淡红,边有齿印,脉细弱无力

(三)治疗

1. 艾灸处方

(1)主穴:隐白、上星、少泽。

(2)配穴:火热气逆者加曲池、少商、合谷、内庭、大敦清热泻火;肝肾阴虚者加肝俞、肾俞、阴陵泉、三阴交、涌泉补益肝肾之阴;脾不统血者加脾俞、胃俞、中脘、关元、足三里益气健脾。

(3)腧穴定位(详见第二章)

①上星:在头部,当前发际正中直上1寸处。

②少泽:在手小指末节尺侧,距指甲根角0.1寸(指寸)。

③隐白:在足大趾末节内侧,距趾甲角0.1寸。

2. 灸法提示

(1)麦粒灸:取隐白、少泽穴,先于腧穴局部涂抹万花油,把一个如麦粒大小的艾炷置腧穴上,线香点燃艾炷尖顶端施灸,至患者感觉灼热难忍时,用镊子将艾炷挟去,此为一壮,接着更换新炷继续施灸,至局部皮肤发红,每穴各灸7壮。灸治完毕后涂抹万花油保护皮肤。

(2)温和灸:取上述腧穴,点燃艾条,将燃着的一端对准腧穴,距离皮肤2~3cm进行熏烤,以感觉温热舒适而无灼痛为宜,每个穴位灸3~5分钟,灸至局部潮湿红晕。

3. 其他疗法

(1)冷敷止血法:取坐位,头部稍后仰,以冷水浸湿的毛巾或者冰袋敷于患者额

部或颈部，手指紧捏双侧鼻翼 10~15 分钟。有凉血止血之功效，用于急性止血，尤适用于火热气逆证。

（2）指压法：用手拇指、食指二指同时对掐两侧昆仑、太溪穴 5～10 分钟，能急性止血。

（3）冷水足浴：将双足浸泡于冷水中 10～20 分钟，能导热下行，凉血止血；用于急性止血。

（4）药物贴敷：鲜大蒜 10g，鲜韭菜根 10g；共捣碎如泥，贴敷涌泉穴 2～5 小时后取下。每天 1～2 次，3 天为一疗程，能引血下行，治疗鼻出血，发作时、缓解期均可治疗。

4. 腧穴小知识

（1）隐白穴：别名鬼眼、鬼垒，在足大趾内侧，距趾甲角 0.1 寸处；为足太阴脾经井穴，是脾气生发之处。中医学认为，脾为后天之本，主施统摄血液的职责，故能治疗出血性疾病，如鼻出血，功能性子宫出血，月经量多，经间期出血等。

（2）上星穴：别名鬼堂、神堂，在头部，当前发际正中直上 1 寸处，属督脉；中医学有鼻通天气、目比日月之说，本穴位于前头部正中，正为阳精所聚集之处，居于头部，在日月（双目）之上，犹如星星之居于天空，精英四照，故名为上星穴。有清脑利窍、疏通血脉、宣通鼻窍之功，故能用于治疗鼻部疾患。

5. 温馨提示

（1）鼻部出血时应取坐位或者半卧位，勿将血液咽下，以防刺激胃部引起呕吐。

（2）戒除挖鼻孔、嗜食辛辣食物等不良习惯，加强锻炼身体，增强体质。

（3）艾灸治疗单纯性鼻出血疗效显著，止血后应查明病因，积极治疗原发疾病。

（四）医案

笔者医案：叶某，男，12 岁。

患儿鼻出血 1 小时，用水洗鼻、麻黄碱滴鼻无效，又用纱布填塞，因苦于闭气而取出纱布，仍出血不止；急用艾条温和灸上星、隐白穴，半分钟后血止，观察 30 分钟未再出血，1 周内无复发。

八、口腔溃疡——口腔溃疡烦恼多，少冲少泽泻心火

（一）概述

口腔溃疡是指口腔部表面黏膜溃烂，出现黄白色如豆粒大小的溃疡点，多见于唇、舌颊黏膜、齿龈、硬腭等部位，疼痛明显，遇刺激则加重，影响进食和说话，常反复发作，此伏彼起，青壮年多见。

本病病因尚未完全明确，西医学认为可能和维生素缺乏、细菌感染有关。中医

学认为本病主要因心火热盛或脾胃湿热所致;治疗上以清心火、化湿热为主要治疗方法。

(二)辨证分型

1. 心火热盛

症见口腔溃疡,以舌尖、口颊、口角溃烂为主,甚则满口糜烂,周围红肿明显,疼痛拒食,烦躁不安,口苦口臭,小便短赤,大便秘结。舌尖红,苔黄或者黄腻,脉数。

2. 脾胃湿热

症见口腔溃疡,以口颊、齿龈为主,口腔溃疡面积较大,红肿疼痛不明显,反复发作,迁延不愈,伴有胸腹痞满不适,身倦神疲,恶心呕吐,不欲饮食,口淡不渴,大便溏烂或黏腻不爽等。舌质红或者暗红,苔厚黄腻,脉滑数。

(三)治疗

1. 艾灸处方

(1)主穴、配穴:神阙、少冲、少泽,脾胃湿热者加中脘穴、丰隆穴。

(2)腧穴定位(详见第二章)

①中脘:在上腹部,前正中线上,当脐中上 4 寸。仰卧位,在肚脐与胸骨剑突连线中点处取穴。

②神阙:在腹中部,肚脐中央。

③少泽:在手小指末节尺侧,距指甲根角 0.1 寸(指寸)。

④少冲:在手小指末节桡侧,距指甲根 0.1 寸(指寸)。

⑤丰隆:在小腿前外侧,当外踝尖上 8 寸,条口外,距胫骨前缘 2 横指(中指)。

2. 灸法提示

(1)隔盐灸:取神阙穴予食盐 20g 放入肚脐内填平;取直径约 2cm、厚约 0.3cm 生姜片,用牙签在中间扎 6～8 个小孔,置于食盐上;取艾绒适量,捻成枣核大小的圆锥状艾炷,放置于姜片中央,尖端朝上,线香点燃,待火力由大到小,缓缓深燃,直到温热灸感渗透入腹内,连灸 7 壮(7 个艾炷)。

(2)麦粒灸:取少冲穴、少泽穴,于局部涂抹万花油,把一个如麦粒大小的艾炷置腧穴上,线香点燃艾炷尖顶端施灸,至患者感觉灼热难忍时,用镊子将艾炷挟去,此为一壮,接着更换新炷继续施灸,至局部皮肤发红,每穴各灸 7 壮。灸治完毕后涂抹万花油保护皮肤。

(3)温和灸:上述腧穴均用温和灸,点燃艾条,将燃着的一端对准腧穴,距离皮肤 2～3cm 进行熏烤,以感觉温热舒适而无灼痛为宜,每个穴位灸 2～3 分钟,灸至局部潮湿红晕。

3. 其他疗法

(1)冰硼散外敷:取冰硼散适量,直接贴敷于溃疡处,30 分钟后漱口;清凉泻火

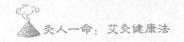

镇痛,用于口腔溃疡各证,尤适用于心火热盛证。

(2)口服中药:黄连 10g,生地黄 15g,淡竹叶 10g,通草 6g,陈皮 10g,莲子心、细辛各 3g;有泻心火、清湿热之功,脾胃湿热者加布渣叶、法半夏各 15g 加强清热化湿作用;清水煎煮半小时后服用,用治口腔溃疡。

4. 腧穴小知识

少冲、少泽穴:少冲穴位于手小指桡侧,距离指甲角 0.1 寸处;少泽穴位于手小指末节尺侧,距指甲角 0.1 寸处。少,指小指;冲,指通达、通行、直进无阻滞之义;泽,指广阔低洼有水之处。少冲穴是手少阴心经井穴,少阴相火由此而出,通达无阻,故命;少泽是手太阳小肠经井穴,上承手少阴心经经气,火气为阳,犹如天日之温热,照耀下土,冲和之气,蒸蒸而生,化为膏雨甘霖,恩泽万物,由此而得名。心与小肠相位表里,故两经之井穴少冲、少泽能调理心气、阳气、泻心火、除湿热。

5. 温馨提示

(1)保持口腔清洁,注意饮食卫生,少食肥甘厚腻之品有助于本病的预防和治疗。

(2)长期使用抗生素也可以导致口腔溃疡反复发作。

(3)艾灸疗法有较好防治口腔溃疡作用,对口腔溃疡反复发作、迁延不愈者应查明病因,积极治疗。

(四)医案

笔者验案:张某,女,42 岁。

患者因为双侧乳腺增生就诊,经询问患者患有顽固性口腔溃疡,月经前常发,缠绵难愈,少则 10 天,多则半月到 20 天,历经中西药治疗,未见好转。症见:体形偏胖,精神一般,面色暗黄,口唇色暗,口舌广泛溃疡,连结成片,疮面水液浸润,平素心烦失眠,晨起口干,喜热饮,胸闷腹胀,食少,大便黏腻,便后肛门灼热。舌质淡,苔黄厚腻,脉细。实验室检查,血常规、抗"O"、血沉均未见异常。证属脾胃湿热、虚火上炎;取中脘、关元、内庭、太冲、行间针刺,神阙穴隔盐灸黄豆大小艾炷 3 壮,隔天治疗 1 次。经治疗 4 次后月经来潮,口腔溃疡无发作,继续间断治疗 8 次(间隔时间 3～6 天不等),期间月经来潮两次,均未复发口腔溃疡,停止治疗。半年后随访,未见复发。

九、牙痛——牙龈肿痛难忍受,急灸内踝外踝尖

(一)概述

牙痛是指因各种原因引起的以牙龈疼痛为主要表现的病证,常见牙龈红肿疼痛,连及面部,遇寒冷、酸、辣、辛热等刺激则疼痛加重。西医学的龋齿、牙髓炎、牙

周炎、牙槽或牙周脓肿、冠周炎及牙本质过敏均可引起牙痛。

中医学认为牙痛的发生有虚证、实证之分,实证多因情志过激,口腔不洁或过食辛热肥腻食物,致肝火上冲、胃热炽盛引发;虚证则因阴液不足、虚火上炎、灼烁牙龈导致。

(二)辨证分型

1. 实证

症见牙龈红肿,疼痛剧烈,连及头面,遇热加重,遇冷稍减,伴有心烦易怒,面红目赤,口气臭秽,咽喉肿痛,口干口渴,欲饮冷水,小便黄赤,大便秘结等。

2. 虚证

症见牙痛隐隐,红肿不甚,缠绵难愈,伴有头晕头痛,疲倦乏力,失眠多梦,腰膝酸软,或五心烦热,口燥咽干,口渴喜热饮等。

(三)治疗

1. 艾灸处方

(1)主穴:内踝尖、外踝尖、合谷、风齿痛。实证加内庭、二间清热泻火;虚证加太溪、照海养阴清热,足三里益气健脾。

(2)腧穴定位(详见第二章)

①内踝尖:在足内侧面,足内踝高点处。

②外踝尖:在足外侧面,足外踝高点处。

③合谷:在手背,第1、2掌骨间,当第2掌骨桡侧的中点处。以一手的拇指指间关节横纹,放在另一手拇、食指之间的指蹼缘上,当拇指尖下是穴。

④风齿痛:位于前臂掌侧,掌长肌腱与桡侧腕屈肌腱之间,腕横纹上2.5寸处。患者伸臂仰掌,在腕横纹上2寸,掌长肌腱与桡侧腕屈肌腱之间取穴。

2. 灸法提示

麦粒灸:取上述腧穴,于局部涂抹万花油,把一个如麦粒大小的艾炷置腧穴上,线香点燃艾炷尖顶端施灸,至患者感觉灼热难忍时,用镊子将艾炷挟去,此为一壮,接着更换新炷继续施灸,至局部皮肤发红,每穴各灸3~5壮。灸治完毕后涂抹万花油保护皮肤。

3. 腧穴小知识

(1)内踝尖、外踝尖:内踝尖位于足内侧面,足内踝高点处;外踝尖位于足外侧面,足外踝高点处。两穴均是经外奇穴,是临床上治疗牙痛的经验效穴。其治疗牙痛病源远流长,如《医学纲目》记载:"牙痛,足内踝尖,灸治上牙。"《针灸孔穴及其疗法便览》:"内踝尖,奇穴,内踝骨尖上。灸五壮,主治下牙痛,脚内廉转筋,小儿四五岁不语,诸恶漏";《备急灸法》:"葛仙翁陶隐居治风牙痛不可忍受,不能食者,灸外踝尖三炷。"

（2）风齿痛：经外奇穴，首见于《备急千金要方》："风齿疼痛，以线量手中指至掌后横纹，折为四分，量横纹后当臂中灸二壮，愈，随左右。"是治疗牙痛的经验效穴，如今定位为：掌长肌腱与桡侧腕屈肌腱之间，腕横纹上 2.5 寸处。

4. 温馨提示

（1）保持口腔清洁，养成"早晚刷牙，饭后漱口"习惯，避免过度咀嚼硬物和冷、热、酸刺激，及时治疗牙龈疾病，有助于防治牙痛。

（2）艾灸治疗牙痛疗效显著，但对龋齿牙痛只能暂时缓解疼痛，应积极治疗原发病。

（四）医案

笔者验案：毛某，女，23 岁，反复右牙痛 6 年余。

患者六年前无明显诱因出现牙齿隐痛，咬合无力感，未予重视，后逐渐肿大，疼痛时作时止，常在进食后出现，经专科检查未见明显异常，曾服清热泻火中药（具体不详）未见好转。症见：右面颊稍肿，右侧牙龈肿大微红，压之疼痛。面色苍白，嘴唇淡紫，精神疲倦，口干不欲饮水，舌淡红，舌红，苔白，脉细。诊断为脾胃虚弱，虚火上炎。取患侧下关、颊车，双侧合谷、太冲、足三里；麦粒灸外踝尖、内踝尖各 5 壮，隔天治疗 1 次。连续治疗 5 次后牙龈、面部肿胀基本消失，仍时有隐痛；继续治疗 8 次后诉牙痛缓解；半年后随访牙痛未再发作。

第三节　外科疾病

一、痔（附：脱肛）——十人九痔，陶瓮灸治

（一）概述

痔又称痔核，是由于肛门和直肠黏膜下端静脉丛回流障碍导致血管扩张或纤曲所形成的静脉团或静脉结节，是肛肠科最常见的疾病，俗有"十人九痔"之说。

现代医学认为任何使静脉丛内回流受阻的因素，都能诱发痔。中医学认为，本病属"痔"范畴，多因为脏腑本虚，兼久坐久立、负重远行，或过食辛辣肥甘厚味，或长期便秘，久泻久痢，胎产劳倦等导致肛肠气血不调、湿热瘀滞，损伤脉络，发为痔疾；治疗上以补气升提、理气化瘀、清热利湿为治疗大法。

（二）治疗

1. 艾灸处方

（1）主穴：百会、长强、痔疮、二白、会阳、承山、飞扬。

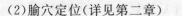

（2）腧穴定位（详见第二章）

①百会：在头部，当前发际正中直上5寸，或两耳尖连线的中点处。正坐或俯伏，于两耳尖连线的交点处取穴。

②痔疮：位于腰背部，后正中线上，脊柱对脐下1寸处。患者俯卧位，在肚脐下1寸水平线上与脊柱交点处取穴。

③长强：在尾骨端下，当尾骨端与肛门连线的中点处。

④会阳：在骶部，尾骨端旁开0.5寸。

⑤二白：在前臂掌侧，腕横纹上4寸，桡侧腕屈肌腱的两侧，一侧2穴。伸臂仰掌，于曲泽与大陵穴连线中1/3与下1/3交界处，桡侧腕屈肌腱左右两侧各1穴。

⑥承山：在小腿后面正中，委中与昆仑之间，当伸直小腿或足跟上提时腓肠肌肌腹下出现尖角凹陷处。下肢伸直，足尖向下，其腓肠肌部出现人字陷纹，于其尖下取穴。

⑦飞扬：在小腿后面，当外踝后，昆仑穴直上7寸，承山外下方1寸处。正坐垂足，在承山穴外下方，当昆仑上7寸处取穴。

（3）古籍论述：《针灸集成》："疗痔，昔人所传曰：令患者齐足正立，以竹柱地量脐断折，将其竹移后，准脊骨，以墨记，从点处下量一寸，艾灸五十壮。"《扁鹊神应针灸玉龙经》："痔漏之疾亦可针，里急后重最难禁；或痒或痛或下血，二白穴从掌后寻……灸二七壮。"《针灸图翼》："痔漏，命门、肾俞、长强（五痔便血最效，随年壮灸之）、三阴交（痔血）、承山（久痔）。"《针灸大成》："脱肛久痔，二白、百会、长强……五痔，承山，委中，飞扬……"

2. 灸法提示

（1）陶瓮灸：清洁肛门后，取长强穴。取直径8～10cm、长15～20cm陶瓮或陶瓷杯，瓮身（杯身）靠近底部琢1～2个透气小孔，直径0.2～0.3cm，取一小截艾条或艾绒点燃置于陶瓮中，瓮口紧扣肛门及长强穴，使灸热缓缓渗入。因为透气孔较小，艾条燃烧缓慢，热力温和，如果感觉灼热，可适当拉长距离，以感觉温暖舒适为度，每天1次，每次10～20分钟。配合缩肛运动效果更佳。若瓮身（杯身）不琢透气孔，亦能施灸，但空气不流通，艾条难以完全燃烧，会减损疗效（陶瓮灸首见于葛洪《肘后备急方》，因其简便廉验得要后世医家的推崇和继承）。

（2）隔姜灸：取上述腧穴（长强、会阳穴除外），选择合适体位，使腧穴充分暴露，取直径约2cm、厚约0.3cm生姜片，用牙签在中间扎6～8个小孔，放置于腧穴上，在姜片中央放置艾炷（大小如黄豆），点燃艾炷上端，任其慢慢燃烧完毕，此为一壮，接着倒去艾灰，更换新艾炷继续施灸，连灸7壮。

（3）麦粒灸：取上述腧穴（长强、会阳穴除外），选择合适体位，使腧穴充分暴露，先于腧穴局部涂抹万花油，把一个如麦粒大小的艾炷置腧穴上，线香点燃艾炷尖顶端施灸，至患者感觉灼热难忍时，用镊子将艾炷挟去，此为一壮，接着更换新炷继续

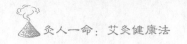

施灸,至局部皮肤发红,每穴各灸7壮。灸治完毕后涂抹万花油保护皮肤。

3. 其他疗法

中药外敷法:新鲜威灵仙叶(以嫩为佳)100g,红糖少许;共捣碎成泥状,贴敷于腰骶部,1~2小时后取下,每天1次,7天为一个疗程。有通络止血之功效,适用于痔疮出血。

4. 小知识

现代调查发现,女性患痔疮的发病率明显高于男性,其原因有生理结构不同,女性骨盆内脏器复杂,子宫、卵巢等器官血流丰富,容易充血、瘀血,压迫直肠、肛门,导致排便受阻、血液循环不佳,诱发痔疮,在月经期和妊娠期表现得最为明显。此后,女性分娩胎儿后,由于腹腔内压力急剧下降、腹壁松弛,容易导致肠蠕动减弱,大便囤积,引发痔疮;更年期雌激素水平降低,使其对下丘脑自主神经中枢的副交感神经的稳定作用减弱,使反应性交感神经张力过高,刺激肛门括约肌,出现便意频频、排便不尽感,导致反复如厕,也能诱发痔疮。

5. 温馨提示

养成定期排便、快速排便的习惯,清淡饮食,少吃刺激性食物,如辣椒、芥末等,多食含有纤维素的蔬菜,多饮水,保持大便通畅,有助于减少痔疮发生。

(三)医案

笔者验案:王某,女,38岁。

患者产后发痔疮8年,痔疮每因为劳累或食辛辣即发作,痔核肿胀疼痛,偶有少量出血,肛门瘙痒,坐卧不宁,长期便秘,大便2~5天一次。检查:6点、8点处有2枚分别为2cm×3.5cm、2cm×3cm大小的痔核,红肿发硬,触痛明显。诊断为外痔,取长强、腰俞、次髎、承山、二白、百会穴,针灸并用,治疗2次后疼痛缓解,红肿减轻,大便2~3天1行;嘱其继续针灸,配合腹部埋线,治疗9次后肿痛消失。1年后随访未见复发。

附:脱肛

脱肛即直肠脱垂,是指直肠黏膜部分或者全层脱出肛门之外,轻者排便时肛门脱出,便后可以自行回纳,重者稍有劳倦、咳嗽、排便即可脱出,需用手帮助回纳,伴有神疲乏力、少气懒言、肛门下坠、排便不尽感,多见于小儿、老人、多产妇女和久病体虚者。中医学认为脱肛是由于脏腑亏虚、中气下陷所致,治疗上以补气升提为法。取穴:百会、脾俞、肾俞、大肠俞、长强、委阳、承山;百会穴实按灸,其余腧穴灸法同痔疮。

百会穴实按灸:取百会穴,局部皮肤处涂抹少量万花油,在腧穴上铺6~7层纸巾或者薄布,点燃艾条,以执笔状执住艾条,对准腧穴直接按在纸巾或薄布上,稍等

2～5秒钟,使灸热透达深部;至患者觉烫不可忍,略提起艾条,待热减后再行按压。操作中若灸火熄灭,点燃后迅速接着施灸,如此反复进行。每次每个穴位应按灸7～10次,至皮肤红晕为度。可升阳举陷。

二、颈椎病——大椎夹脊百劳穴,揉按针灸治颈疾

(一)概述

颈椎病是由于颈椎骨质增生、颈项韧带钙化、颈椎间盘萎缩等颈椎退行性改变刺激或压迫颈神经根、颈部脊髓、椎动脉及交感神经而引起的综合征。局部症见有颈、肩、上肢放射性疼痛、麻木、无力、颤抖等,伴有头晕、偏头痛、恶心、呕吐、耳鸣耳聋等全身症状。

中医学认为颈椎病多是由于气血瘀滞、经气不通或气血不足、筋脉失养所致,治疗上以疏通经络、调理气血为原则。

(二)治疗

1. 艾灸处方

(1)主穴:百劳、颈夹脊、大椎、天柱、后溪、阿是穴。

(2)配穴:头目眩晕加百会、风池息风止眩;上肢、手指麻木疼痛者加曲池、内关、合谷通络镇痛;伴有头痛者加风池、太阳驱风镇痛。

(3)腧穴定位(详见第二章)

①百劳:在项部,当大椎穴直上2寸,后正中线旁开1寸。

②颈夹脊:在颈背部,当第2颈椎至第7颈椎棘突下两侧,后正中线旁开0.5寸。

③大椎:在项部,当后正中线上,第7颈椎棘突下凹陷中。俯伏或正坐低头位,于第7颈椎棘突下凹陷处取穴。

④天柱:在项部,大筋(斜方肌)外缘之后发际凹陷中,约当后发际正中旁开1.3寸。

⑤后溪:在手掌尺侧,微握拳,当小指本节(第5掌指关节)后的远侧掌横纹头赤白肉际。

2. 灸法提示

(1)温和灸:上述腧穴均用温和灸,点燃艾条,将燃着的一端对准腧穴,距离皮肤2～3cm进行熏烤,以感觉温热舒适而无灼痛为宜,每个穴位灸2～3分钟,灸至局部潮湿红晕。

(2)压灸:剪去头顶百会穴处一小撮头发,暴露头皮,于局部皮肤处涂抹少量万花油,放上如黄豆大小的圆锥形艾炷,线香点燃,缓慢施灸,待灸至患者感觉热痛难

忍时取一截艾条(未点燃),右手执笔状持艾条直接压于艾灶上,使艾灶熄灭,保持一定力度按压动作约一分钟,使热力慢慢渗透进腧穴内。适用于颈椎病见眩晕者。

3. 其他疗法

药物敷贴:地龙、威灵仙各等份,磨成粉末,混合均匀;取适量粉末,白酒调糊,薄纱布包裹,贴敷于颈椎处2~3小时后取下,每天1次,病愈即止。有通络镇痛之功效。

4. 腧穴小知识

(1)颈百劳:经外奇穴,位于颈部,大椎穴直上2寸,后正中线旁开1寸处,是治疗劳损性疾病的经验效穴,故名颈百劳,主治颈项痛、咳嗽、哮喘。《针灸资生经》:妇人产后浑身疼,针百劳穴,遇痛处即针,避筋骨及禁穴。明下云,产后未满百日,不宜灸。

(2)颈夹脊穴:经外奇穴,在颈部,当第2颈椎至第7颈椎棘突下两侧,后正中线旁开0.5寸处。

现代研究认为夹脊穴能调节自主神经的功能,改善血管功能和血液循环。故采用该穴治疗颈椎病,改善颈部血液循环,减缓疼痛。

5. 温馨提示

(1)注意纠正平时不良习惯姿势,躺卧时用枕头或毛巾垫起颈部,保持颈椎生理曲度,注意颈部保暖,合理锻炼颈部肌群,有利于颈椎病的预防。

(2)艾灸治疗颈椎病疗效显著,结合针刺、拔罐等效果更佳。

(3)中老年骨质增生者需适当补充钙质。

(三)医案

吴某,男性,48岁。颈项部疼痛伴麻木、僵硬3个多月。查体:第4、5、6颈椎棘突右侧旁压痛,颈肌紧张。X线片示:颈椎生理弯曲变直,第4、5、6颈椎前缘唇样增生,第5、6椎间隙变窄。既往颈椎无损伤史。诊断:颈椎病。治疗:取4、5、6颈夹脊穴、颈百劳、后溪、合谷,针刺得气后接通电针治疗仪,留针20分钟,颈部温和灸10分钟,隔天治疗1次。治疗8次后疼痛、麻木感消失,局部亦无压痛,停止治疗,半年后随访,未见复发(广州中医药大学第一附属医院针灸科病例)。

三、肩关节周围炎——中平阳陵肩三针,理气通络止肩痛

(一)概述

肩关节周围炎是指肩部关节囊和关节周围软组织损伤、退行性改变而引起的一种慢性无菌性炎症,以肩部疼痛、肩关节活动障碍和局部肌肉萎缩为临床特征。本病多见于50岁左右的中老年人,故又称五十肩。

西医学认为本病的病理基础是肩关节周围软组织充血、水肿、渗出、粘连等导致肩关节功能障碍。中医学认为本病多由于年老体虚或劳累过度而导致气血不足，风寒湿凝滞，筋脉失养所致，治疗上以调补脏腑、疏经通络、活血镇痛为原则。

(二)治疗

1. 艾灸处方

(1)主穴：肩三针、肩贞穴、阿是穴、阳陵泉、中平穴。

(2)腧穴定位(详见第二章)

①肩三针：肩三针包括肩髃穴及肩髃穴水平线上前 2 寸和后 2 寸各 1 穴，又称肩前穴、肩后穴，一侧共 3 个腧穴。

②肩贞：在肩关节后下方，臂内收时，腋后纹头上 1 寸(指寸)。正坐垂肩位，在肩关节后下方，当上臂内收时，当腋后纹头直上 1 寸处取穴。

③阳陵泉：在小腿外侧，当腓骨头前下方凹陷处。

④中平穴：在小腿外侧，足三里直下 1 寸处，正坐屈膝位，于外膝眼(犊鼻)直下 1 夫(3 寸)、距离胫骨前嵴一横指处取足三里穴，足三里直下 1 寸处取中平穴。

2. 灸法提示

温和灸、隔姜灸、麦粒灸均可，具体操作如下，施灸完毕结合局部按摩疗效更佳。

(1)温和灸：取上述腧穴，点燃艾条，将燃着的一端对准腧穴，距离皮肤 2～3cm 进行熏烤，以感觉温热舒适而无灼痛为宜，每个穴位灸 3～5 分钟，灸至局部潮湿红晕。

(2)隔姜灸：取上述腧穴，选择合适体位，使腧穴充分暴露，取直径约 2cm、厚约 0.3cm 生姜片，用牙签在中间扎 6～8 个小孔，放置于腧穴上，在姜片中央放置艾炷(大小如黄豆)，点燃艾炷上端，任其慢慢燃烧完毕，此为一壮，接着倒去艾灰，更换新艾炷继续施灸，连灸 7 壮。或者直接点燃艾条，将燃着的一端对准姜片中央，距离皮肤 1～2cm 施灸，以感觉温热舒适而无灼痛为宜。此法在原始隔姜灸法上演变而来，操作更简便，适用于长期保健治疗。

(3)麦粒灸：取上述腧穴，选择合适体位，使腧穴充分暴露，先于腧穴局部涂抹万花油，把一个如麦粒大小的艾炷置腧穴上，线香点燃艾炷尖顶端施灸，至患者感觉灼热难忍时，用镊子将艾炷挟去，此为一壮，接着更换新炷继续施灸，至局部皮肤发红，每穴各灸 7 壮。灸治完毕后涂抹万花油保护皮肤。

3. 其他疗法

(1)按摩疗法：能松解粘连，改善关节活动功能。①患者端坐位，操作者一手托住患者患侧手臂，另一手拿捏肩前部及上臂内侧肌肉 5～10 分钟，充分放松肩关节，配合肩关节被动内收、外展、上举动作。②点按肩髃、肩髎、肩贞、臂臑、阿是穴等腧穴各 1 分钟,以酸胀为度。③操作者一手扶住患肩,一手握住腕部或托住肘部,以肩关节为轴心做圆运动,幅度由小到大,以患者承受为度,反复环绕 5～7 次。④重复第一步操作,再次放松肩关节。

(2)刮痧疗法:能祛风散寒、通络镇痛。肩部皮肤涂抹适量万花油,手拿干净刮痧板,刮板与皮肤成 45°～60°角,从脊柱往肩关节方向刮拭,力度由轻及重,刮拭10～20 分钟,以局部皮肤微微发热,红点显现为度;每周一次。

(3)五籽散外熨:莱菔子、菟丝子、王不留行子、沙苑子、补骨脂各 100g,布袋包好,微波炉中火或者低火加热 2 分钟,热敷肩部,可以理气通络,散寒镇痛。

(4)药物贴敷:地龙、威灵仙各等份,磨成粉末,混合均匀;取适量粉末,白酒调糊,薄纱布包裹,贴敷于肩部 2～3 小时后取下,每天 1 次 病愈即止。有通络镇痛之功效。

4. 腧穴小知识

(1)肩三针:肩三针是靳三针疗法中的一组,包括肩髃穴及肩髃穴水平线上前 2 寸和后 2 寸各 1 穴,又称肩前穴、肩后穴,共 3 个腧穴,是岭南针灸名医靳瑞教授临证数十载总结的治疗肩周炎的经验效穴,众多医家继承靳老医学精髓,用肩三针作为主穴治疗肩周炎,屡试屡效。

(2)肩贞穴:在肩关节后下方,臂内收时,腋后纹头上 1 寸(指寸)。肩,穴所在部位肩部也。贞,古指贞卜问卦之意。肩贞名意指小肠经气血由此上行阳气所在的天部层次。本穴物质为小海穴蒸散上行的天部之气,上行到本穴后此气冷缩而量少势弱,气血物质的火热之性对天部层次气血的影响作用不确定,如需问卜一般,故名肩贞。

(3)中平穴:位于足三里直下 1 寸处,是现代新发现的治疗肩周炎的经验效穴。

5. 温馨提示

(1)注意肩部避风寒,避免劳累过度,有助于预防肩周炎。

(2)注意肩关节锻炼,可行爬墙运动、环转运动等,有助于松解粘连,改善预后。

爬墙运动:患者面对墙壁用双手或患侧单手沿墙壁缓慢向上摸高爬行,使患肢尽量上举,然后再缓慢放下回到原处,反复进行。

环转运动:患者站立,双臂或者患侧手臂由前向后转动数次,再由后向前转动数次,以充分锻炼肩关节环转功能。

(3)针灸治疗肩周炎疗效显著,病程越短疗效越好,应把握时机,积极治疗。

(三)医案

章逢润医案:任某,男,48 岁,右肩关节疼痛 10 月余。

患者由于冬天睡觉时受凉,导致右肩关节疼痛,初未予重视,后日渐加重,致疼痛连及手臂、肩臂抬举、后伸、搭肩不能,每遇阴雨、冷风天气加重。曾口服中药与药酒,疗效不明显。取肩髎、阿是穴、外关、中渚、阳陵泉,先针后灸,隔天 1 次;共治疗 12 次后患者肩部疼痛消失,活动灵便。

四、网球肘、鼠标手——局部劳损灸局部,揉揉捻捻其效显

(一)概述

网球肘又名肱骨外上髁炎,是以肘部疼痛、关节活动障碍为主症的疾病,多因前臂旋转用力不当而引起肱骨外上髁桡侧伸肌腱附着处劳损所致,多见于从事旋转前臂、屈伸关节和肘部长期受震荡的劳动者,如网球运动员、打字员、木工、钳工等,其中又以网球运动员最为多见,故称为网球肘。

鼠标手是以手腕部疼痛酸胀、重着僵硬感,伴有活动不利、手指麻木等症状的劳损性疾病,常见于长期从事手工劳动的人群,如白领、办公室人员(使用鼠标为主)、生产线工人、家庭妇女(家务劳动),其中以长期使用鼠标者症状最为显著,故称之为鼠标手。

(二)治疗

1. 艾灸处方
(1)网球肘:肘髎、曲池、手三里、阿是穴。
(2)鼠标手:大陵、阳溪、阳池、阳谷。
(3)腧穴定位(详见第二章)
①曲池:在肘横纹外侧端,屈肘,当尺泽与肱骨外上髁连线的中点。
②手三里:在前臂背面桡侧,当阳溪与曲池连线上,肘横纹下 2 寸。
③肘髎:在上臂外侧,屈肘,曲池上 1 寸,当肱骨边缘处。
④大陵:腕掌横纹的中点处,当掌长肌腱与桡侧腕屈肌腱之间。
⑤阳谷:在手腕尺侧,当尺骨茎突与三角骨之间的凹陷中。
⑥阳池:在腕背部横纹中,指伸肌腱的尺侧凹陷处。
⑦阳溪:在腕背横纹桡侧,拇指上翘时,当拇指短、长伸肌腱之间凹陷处。

2. 灸法提示
配合艾灸前后局部按摩疗效更佳。
(1)温和灸:取上述腧穴,点燃艾条,将燃着的一端对准腧穴,距离皮肤 2～3cm 进行熏烤,以感觉温热舒适而无灼痛为宜,每个穴位灸 3～5 分钟,灸至局部潮湿红晕。
(2)陶瓮灸:取直径约 10cm、长约 15cm 陶瓮或陶瓷杯,瓮身(杯身)靠近底部琢 1～2 个透气小孔,直径 0.2～0.3cm,取一小截艾条或艾绒点燃置于陶瓮中,贴近施灸部位(肘部、腕部),使灸热缓缓渗入。因为透气孔较小,艾条燃烧缓慢,热力温

和,如果感觉灼热不适,可适当拉长距离,以感觉温暖舒适为度,每天 1 次,每次 10～20 分钟。若瓮身(杯身)不琢透气孔,亦能施灸,但空气不流通,艾条难以完全燃烧,可减损疗效。(陶瓮灸首见于葛洪《肘后备急方》,因其简便廉验得到后世医家的推崇和继承。)

3. 其他疗法

熨敷疗法:取温热适度又能熨敷的物品如热毛巾、热水袋、布包热土、炒热盐等,温熨、热敷局部,可疏经通络镇痛;配合局部关节活动,疗效更为显著。

4. 温馨提示

(1)适当休息,避免过度劳作,或操作一段时间后注意活动关节,是防治劳损性疾病的最主要方法。

(2)佩戴护腕对网球肘、鼠标手的防治有一定作用。

五、腰腿痛——腰背委中灸

(一)概述

腰腿痛是以腰骶部、臀髋关节、下肢疼痛不适、活动不利、不能久坐久立为主要症状的临床综合征,常见于西医急慢性腰部扭伤、腰部软组织损伤(腰肌劳损)、腰椎间盘突出症、腰椎管狭窄症、强直性脊柱炎等疾病中。

中医学对腰痛早有认识,有"腰为肾之府""肾主腰脚"等论述,认为引起腰痛有多种病因,与脏腑不调、外伤劳损、外感风寒湿邪等关系密切,其中以肝肾不足、寒湿瘀滞最为多见,故治疗上以补益肝肾、散寒祛湿、活血通络为主要法则。

(二)治疗

1. 艾灸处方

(1)主穴:腰阳关、肾俞、腰眼、阿是穴、腰痛点、委中、阳陵泉、昆仑。

(2)腧穴定位(详见第二章)

①腰阳关:在腰部,当后正中线上,第 4 腰椎棘突下凹陷中。俯卧或坐位,髂嵴最高点约平第 4 腰椎棘突下,于棘突下凹陷中取穴。

②肾俞:在腰部,当第 2 腰椎棘突下,旁开 1.5 寸。俯卧位,腰围最小处一般平对第 2 腰椎棘突,于棘突下凹陷旁开 1.5 寸处取穴。

③腰眼:在腰部,位于第 4 腰椎棘突下,旁开约 3.5 寸凹陷中。

④腰痛点:在手指背,当第 2、3 掌骨及第 4、5 掌骨之间,当腕横纹与掌指关节中点处一侧 2 个穴位。

⑤委中:在腘横纹中点,当股二头肌腱与半腱肌肌腱的中间。

⑥阳陵泉:在小腿外侧,当腓骨头前下方凹陷处。正坐屈膝垂足位,在腓骨小

头前下方凹陷处取穴。

⑦昆仑:在足部外踝后方,当外踝尖与跟腱之间的凹陷处。

2. 灸法提示

取上述腧穴,点燃艾条,将燃着的一端对准腧穴,距离皮肤 2～3cm 进行熏烤,以感觉温热舒适而无灼痛为宜,每个穴位灸 3～5 分钟,灸至局部潮湿红晕。

3. 其他疗法

(1)刮痧疗法:往腰部皮肤涂抹适量万花油,手拿干净刮痧板,刮板与皮肤成 45°～60°角,沿膀胱经第一侧线(后正中线旁开 1.5 寸)从上往下刮拭,先刮一边,再刮另一边,力度由轻及重,每边刮拭 5～10 分钟,以局部皮肤微微发热,红点显现为度;每周一次。能祛风散寒、通络镇痛。

(2)火罐疗法:一手用镊子或者止血钳夹紧 95% 酒精棉球,点燃,一手握罐体,将棉球快速伸入罐内闪火即退出,速即将火罐吸扣于应拔部位,3～5 分钟后取下。能祛寒邪,散湿热,通经络。

(3)五籽散外熨:莱菔子、菟丝子、王不留行子、沙苑子、补骨脂各 100g,布袋包好,微波炉中火或者低火加热 2 分钟,热敷肩部,可以理气通络,散寒镇痛。

4. 腧穴小知识

(1)腰阳关穴:属督脉,位于腰部,当后正中线上,第 4 腰椎棘突下凹陷中。腰,指腰部;阳,指下焦之阳气;关,机关,关藏,门户要会之处;本穴为督脉经气出入之所,穴位于腰部之要冲,为下焦关藏元气与主管腰部运动的机关,故名腰阳关。本穴两旁为足太阳膀胱经之大肠俞,温灸此穴可感觉火气直入腹中,分布于内脏,即由于腰阳关穴横通大肠俞,由大肠俞连及膀胱经其他背俞穴,以通脏腑,有综合调理脏腑的功能。现代研究表明,针刺、艾灸、按摩等刺激腰阳关穴有明显的镇痛作用;针刺腰阳关穴所产生的镇痛作用,主要是通过激发下行抑制,对痛觉冲动在脊髓内的传递进行控制和影响。另有报道,针刺腰阳关穴对于急性坐骨神经痛患者,可以降低血清中 C 反应蛋白的含量,因而具有较强的镇痛作用。

(2)委中穴:位于在腿背部,腘窝横纹的中点处。《四总穴歌》曰"腰背委中求",委中穴为足太阳膀胱经合穴,膀胱下合穴,足太阳膀胱经循行经过腰背部,"经络所过,主治所及",故能治疗腰腿部疾患。现代研究证明,委中穴对各种原因导致的腰痛有良好的镇痛作用;此外,还有研究报道提示:针刺委中穴对膀胱功能有调整作用,对处于高度紧张状态的膀胱,针之能使其松弛,内压下降;对松弛状态的膀胱或者尿潴留者,针之可引起膀胱收缩,内压增高。动物实验提示委中穴能双向调节体温,使上升的白细胞下降,对实验性细菌腹膜炎有效。

5. 温馨提示

(1)腰腿痛需警惕腰椎骨折、肿瘤、结核、脊髓损伤等病变,应及时就诊。

(2)腰痛者忌搬重物、卧软床,避风寒湿,注意腰部防寒保暖。

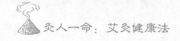

(三)医案

杜元灏医案：王某,男,45 岁,搬运工,2003 年 5 月 8 日就诊。

患者腰痛 1 年余,加重 2 个月。近 1 年来自觉腰脊两侧反复出现酸痛,遇劳加重,休息后可以缓解。2 个月前因为搬家劳累,腰部疼痛加重。腰椎 CT 示：未见椎间盘异常,腰椎轻度增生。查体：腰脊柱无压痛,两侧腰大肌紧张,有固定压痛点。诊断为腰痛(腰肌劳损),治以活血通络,舒筋镇痛。针灸取穴：腰阳关、大肠俞、局部阿是穴、委中穴,局部加拔火罐。治疗 1 次后疼痛大减,10 次后治愈。

六、退行性膝关节炎——艾灸止膝痛,爬楼好轻松

(一)概述

退行性膝关节炎是膝关节生理性退化作用和慢性积累性关节磨损的结果,以中老年发病较为普遍,女性居多,肥胖者居多。症见：膝关节活动时疼痛,初起为发作性,后为持续性,上下楼梯时疼痛明显,劳累和夜间疼痛加重,膝关节活动受限,跑、跳、跪、蹲均受不同程度的限制,关节活动时可有摩擦音或者弹响声,部分患者可出现关节肿胀,或股四头肌萎缩。

西医学认为退行性膝关节炎的病因尚未完全明了,治疗上以促进局部组织血液循环、改善新陈代谢和提高局部组织痛阈为主。

中医学认为本病的发生是由于肝肾不足,寒湿瘀滞,筋脉痹阻不通所致,治以补益肝肾、散寒除湿、化瘀镇痛为原则。

(二)治疗

1. 艾灸处方

(1)取穴：鹤顶、膝眼、阳陵泉、委中、承山、悬钟穴。

(2)腧穴定位(详见第二章)

①鹤顶：在膝上部,髌底的中点上方凹陷处。

②膝眼：屈膝,髌韧带两侧凹陷中,内侧称为内膝眼,外侧称为外膝眼。

③阳陵泉：在小腿外侧,当腓骨头前下方凹陷处。正坐屈膝垂足位,在腓骨小头前下方凹陷处取穴。

④委中：在腘横纹中点,当股二头肌腱与半腱肌肌腱的中间。

⑤承山：在小腿后面正中,委中与昆仑之间,当伸直小腿或足跟上提时腓肠肌肌腹下出现尖角凹陷处。下肢伸直,足尖向下,其腓肠肌部出现人字陷纹,于其尖下取穴。

⑥悬钟：在小腿外侧,当外踝尖上 3 寸,腓骨前缘。

（3）古籍论述：《圣惠方》：膝眼穴,治膝冷,疼痛不已。《针灸铜人》："阳陵泉,治膝伸不得卧,冷痹脚不仁,偏风半身不遂,脚冷无血色。"《针灸铜人》："悬钟,治膝痛,筋挛足不收履,坐不能起。"《针灸大成》："脚气膝肿,胫酸脚跟痛。承山主之。"《胜玉歌》："两膝无端肿如斗,膝眼三里艾当施。"

2. 灸法提示

（1）麦粒灸：取上述腧穴,选择合适体位,使腧穴充分暴露,先于腧穴局部涂抹万花油,把一个如麦粒大小的艾炷置腧穴上,线香点燃艾炷尖顶端施灸,至患者感觉灼热难忍时,用镊子将艾炷挟去,此为一壮,接着更换新炷继续施灸,至局部皮肤发红,每穴各灸 3～7 壮。灸治完毕后涂抹万花油保护皮肤。

（2）隔姜灸：取上述腧穴,选择合适体位,使腧穴充分暴露,取直径约 2cm、厚约 0.3cm 生姜片,用牙签在中间扎 6～8 个小孔,放置于腧穴上,在姜片中央放置艾炷（大小如黄豆）,点燃艾炷上端,任其慢慢燃烧完毕,此为一壮,接着倒去艾灰,更换新艾炷继续施灸,连灸 3～7 壮。

（3）温和灸：取上述腧穴,点燃艾条,将燃着的一端对准腧穴,距离皮肤 2～3cm 进行熏烤,以感觉温热舒适而无灼痛为宜,每个穴位灸 3～5 分钟,灸至局部潮湿红晕,灸后避风寒。

3. 其他疗法

（1）按摩疗法：能促进局部组织血液循环和提高痛阈。患者仰卧位,先揉拿大腿股四头肌（大腿前方）以充分放松肌肉,约 5 分钟;弹拨髌韧带,按揉鹤顶、内外膝眼、阳陵泉、阴谷等腧穴,每穴 1～2 分钟;上下左右推揉髌骨 20 次;点按上述各腧穴 1～2 分钟,以局部酸胀痛为度;用鱼际或手掌揉擦膝关节内外侧,以透热为度。

（2）外洗方：虎杖、桃树枝、大风艾、松叶、两面针、威灵仙、牛膝、络石藤各 50g。煎水 30 分钟,滤液放至适宜温度后泡脚,药液没过膝关节,保持水温,洗浴时配合局部药渣熨敷和按摩效果更佳,洗浴后注意避风寒湿。有补肾活血,通络镇痛,祛风除湿之功效,每日 1 次,治愈即止。

4. 腧穴小知识

膝眼穴：经外奇穴,位于髌韧带两侧凹陷中,内侧称为内膝眼,外侧称为外膝眼（犊鼻穴）,常屈膝取穴。有通经活络、疏风散寒、消肿镇痛之功效,是治疗膝关节疾病的常用穴位。

5. 温馨提示

（1）膝关节肿痛严重者应卧床休息,避免膝关节过度运动;肥胖者应控制体重以减轻膝关节负荷;老年人宜适当补充钙质。

（2）膝关节痛按摩治疗时,手法宜轻柔灵巧,忌暴力、蛮力,以免加重疼痛。

七、下肢静脉曲张——艾灸、按摩、浴足、放血，四管齐下治疗下肢静脉曲张

（一）概述

下肢静脉曲张是以下肢浅表静脉盘曲突起，颜色紫暗，状如蚯蚓，形成团块，不能自行消退为主要表现的病变。好发于长期站立工作者或者怀孕妇女。

西医学认为本病的发生是由于静脉瓣膜缺陷、静脉瓣膜功能不全、静脉壁薄弱以及静脉内压力持续升高所致，手术为治疗的根本大法。下肢静脉曲张属于中医学筋瘤范畴，认为其发生是由于长期站立负重工作，劳倦伤气，或多次妊娠，气滞血瘀，血壅滞于下，结成筋瘤，故治以益气通脉、活血散瘀。

（二）治疗

1. 艾灸处方

（1）主穴：阿是穴（局部静脉瘀曲处）、委阳、委中、承筋、承山、涌泉。

（2）腧穴定位（详见第二章）

①委阳：在腘横纹外侧端，当股二头肌肌腱的内侧。

②委中：在腘横纹中点，当股二头肌肌腱与半腱肌肌腱的中间。

③承山：在小腿后面正中，委中与昆仑之间，当伸直小腿或足跟上提时腓肠肌肌腹下出现尖角凹陷处。下肢伸直，足尖向下，其腓肠肌部出现人字陷纹，于其尖下取穴。

④涌泉：在足底部，卷足时足前部凹陷处，约当足底 2、3 趾趾缝纹头端与足跟连线的前 1/3 与后 2/3 交点上。

2. 灸法提示

温和灸：取上述腧穴，点燃艾条，将燃着的一端对准腧穴，距离皮肤 2～3cm 进行熏烤，以感觉温热舒适而无灼痛为宜，每个穴位灸 3～5 分钟，灸至局部潮湿红晕，灸后避风寒。

3. 其他疗法

（1）按摩疗法：患者取俯卧位，操作者以涌泉穴为起点快速擦足底 30 遍以充分激发肾气，从下往上搓小腿腓肠肌 5～10 遍，以透热为度。点按上述腧穴各 1 分钟，以酸胀为度；轻拍腘窝（委中穴）20～30 次，以红热为度。抬高下肢，注意防寒保暖。

（2）足浴疗法：艾绒 30g，煮水 20 分钟，放至适宜温度后浸泡双足（没过膝关节），配合局部按摩，每天 1 次。有活血通脉之功效，可以预防和治疗下肢静脉曲张。

（3）放血疗法：取阿是穴（局部静脉纡曲处），局部碘酒消毒后，用烧红的火针（也可用 7 号注射针头代替）快速点刺出血，或结合拔罐助血排出，每次出血量以 30～100ml 为宜。隔天 1 次，10 天为 1 个疗程。

4. 温馨提示

（1）患侧肢体用弹力绷带包扎，长期使用可以控制病情发展或减轻症状。

（2）长时间站立或者分娩后，适当加强下肢锻炼，可以预防下肢静脉曲张。

（3）以上方法孕妇忌用。

八、跟痛症(附:踝关节痛)——艾灸浴足通经络,制动补钙治跟痛

(一)概述

跟痛症是指跟骨跖面由于慢性损伤所引起的以疼痛不适、站立或者行走时加重甚至站立困难、行走不得为主要症状的病证，典型者晨起后站立或久坐后起身站立时足跟部疼痛剧烈，行走片刻后疼痛稍减轻，但站立或行走过久疼痛又加重。本病常见于 40—60 岁的中老年肥胖者，起病缓慢，多有数月或者数年病史，可单侧发病也可以两侧同时受累。

西医学认为本病是由于站立、行走时足底跖腱膜负荷较重，长期、持续地牵拉使跖腱膜与跟骨结节附着处发生慢性劳损或者骨质增生致使局部无菌性炎症刺激引起疼痛。中医学认为跟痛症的发生是由于肝肾不足或者久病体虚，气血衰少，筋脉失养所致，治疗上以调补肝肾、运行气血、通络镇痛为原则。

(二)治疗

1. 艾灸处方

（1）取穴：足跟部(阿是穴)、昆仑、丘墟、仆参、悬钟。

（2）腧穴定位(详见第二章)

①昆仑：在足部外踝后方，当外踝尖与跟腱之间的凹陷处。

②仆参：在足外侧部，外踝后下方，昆仑穴直下，跟骨外侧，赤白肉际处。

③丘墟：在足外踝的前下方，当趾长伸肌腱的外侧凹陷处。

④悬钟：在小腿外侧，当外踝尖上 3 寸，腓骨前缘。

（3）古籍论述：《胜玉歌》："踝跟骨痛灸昆仑，更有绝骨共丘墟。"《灵光赋》："后跟痛在仆参求。"

2. 灸法提示

（1）陶瓮灸：取宽口陶瓮或者沙盆，取一小截艾条或艾绒点燃置于陶瓮中，将足跟部置灸火正上方施灸。此法由温和灸和陶瓮灸演变而来，适合于足底、足跟部腧

穴,如涌泉穴、足跟部。

(2)麦粒灸:取上述腧穴(足跟部除外),选择合适体位,使腧穴充分暴露,先于腧穴局部涂抹万花油,把一个如麦粒大小的艾炷置腧穴上,线香点燃艾炷尖顶端施灸,至患者感觉灼热难忍时,用镊子将艾炷挟去,此为一壮,接着更换新炷继续施灸,至局部皮肤发红,每穴各灸 3～7 壮。灸治完毕后涂抹万花油保护皮肤。

(3)隔姜灸:取上述腧穴,选择合适体位,使腧穴充分暴露,取直径约 2cm、厚约 0.3cm 生姜片,用牙签在中间扎 6～8 个小孔,放置于腧穴上,在姜片中央放置艾炷(大小如黄豆),点燃艾炷上端,任其慢慢燃烧完毕,此为一壮,接着倒去艾灰,更换新艾炷继续施灸,连灸 7 壮。

3. 其他疗法

足浴疗法:乳香、没药、大风艾、透骨草、络石藤各 30g,煎水 30 分钟后洗浴,药液没过踝关节,每日 1 次,可补益肝肾,通络镇痛。

4. 温馨提示

(1)急性期宜休息,抬高患肢;症状好转后仍宜减少站立、行走。

(2)鞋以宽松为宜,并在患足鞋内放置海绵垫,以减少足部压力。

(3)老年人顽固性跟痛症宜适当补充钙质以防骨质疏松。

(三)医案

段湘波医案:曾某,男,59 岁。

患者双足跟疼痛 3 年余,牙痛明显。取阿是穴,针刺得气后用生姜片一块,穿过毫针,贴于皮肤上,将艾绒捏成大艾炷(大小如枣核)置于姜块上施灸,加刺太溪穴、申脉穴、仆参穴,留针 20 分钟。治疗 1 次即疼痛明显减轻;治疗 5 次疼痛完全消失,行走自由。

附:踝关节痛

踝关节痛是中老年人的常见病。症状表现以踝关节疼痛,伴或不伴有不同程度的关节肿痛、活动不利,甚则关节僵硬、变形。西医学认为生理退化性改变、骨密度降低,慢性积累性关节磨损是导致本病的根本原因。中医学认为本病可由年老体衰,肝肾不足,气血瘀滞,筋骨失养,加之外邪乘虚侵袭而入所致,治疗以调补肝肾、运行气血、通络镇痛为原则。具体治疗方法可以参照跟痛症。

第四节　皮肤科疾病

一、斑秃——局部叩刺隔姜灸，补益肝肾调气血，标本同治助生发

(一)概述

斑秃是突然发生的头部局限性脱发，多见于青年人，常见为突然出现圆形或椭圆形秃发斑，数目不等，大小不一，局部皮肤平滑光亮，无炎症现象，无任何不适症状；也有少数人早期在秃发区可以看见红斑和浮肿，秃发边缘的头发松动，很容易脱落或者拔出，拔出时可见发干近端枯萎。个别病损区可以不断扩大，以至整个头发全部脱光，俗称"全秃"。

西医学一般认为斑秃属于自身免疫性疾病，与高级神经活动障碍有关，也可能与内分泌障碍、局部病灶感染、中毒、遗传、精神创伤等因素相关，发病机制尚未明确，可能是血管运动中枢功能紊乱，交感神经及副交感神经失调，引起局部毛细血管持久性收缩，毛乳头供血障碍，引起毛发营养不良而致病。

中医学认为发为血之余，脏腑虚弱，气血生化不足，或者情志不调，气机不畅，滞而成瘀，瘀血不去，新血不生，均可导致头发毛发失于濡养而成片脱落，故治疗上以补益脏腑、调补气血为主。

(二)治疗

1. 艾灸处方

(1)主穴：脱发区、百会、大椎、肝俞、脾俞、肾俞。

(2)腧穴定位(详见第二章)

①百会：在头部，当前发际正中直上5寸，或两耳尖连线的中点处。正坐或俯伏，于两耳尖连线的交点处取穴。

②大椎：在项部，当后正中线上，第7颈椎棘突下凹陷中。俯伏或正坐低头位，于第7颈椎棘突下凹陷处取穴。

③肝俞：在背部，当第9胸椎棘突下，旁开1.5寸。

④脾俞：在背部，当第11胸椎棘突下，旁开1.5寸。

⑤肾俞：在腰部，当第2腰椎棘突下，旁开1.5寸。俯卧位，腰围最小处一般平对第2腰椎棘突，于棘突下凹陷旁开1.5寸处取穴。

2. 灸法提示

隔姜灸：取上述腧穴，选择合适体位，使腧穴充分暴露，取直径约2cm、厚约

0.3cm 生姜片,用牙签在中间扎 6～8 个小孔,放置于腧穴上,在姜片中央放置艾炷(大小如黄豆),点燃艾炷上端,任其慢慢燃烧完毕,此为一壮,接着倒去艾灰,更换新艾炷继续施灸,每穴连灸 7 壮。

3. 其他疗法

皮肤针叩刺:皮肤针用 75％酒精浸泡 30 分钟消毒后,75％酒精消毒上述腧穴及背部夹脊穴(后正中线旁开 0.5 寸)、足太阳膀胱经第一侧线(后正中线旁开 1.5 寸)。先从脱发边缘呈螺旋状向中心区叩刺,再叩刺上述腧穴或者从上往下沿着夹脊穴、膀胱经第一侧线叩刺,至局部皮肤微微出血,隔日 1 次。脱发区叩刺后用生姜片外擦,能提高生发效果。

4. 温馨提示

皮肤针叩刺和隔姜灸对治疗斑秃有较好疗效,可以调整神经系统功能,改善局部血液循环和毛发营养,促使毛发新生,适用于早期发现及时治疗,但是对"全秃"疗效欠佳。

(三)医案

笔者验案:梁某,男性,29 岁,发现头发脱发灶 3 天,于 2010 年 3 月 9 日就诊。

患者平素工作繁忙,常熬夜,3 天前梳头时发现头部"秃点"。检查:头发 5 处脱发区,大小均 2～3cm×2～3cm,局部皮肤平滑光亮,无疼痛,无其他不适症状。体质偏瘦,舌暗,尖红,苔少,脉细数,诊断为"斑秃",证属肝肾阴虚。取脱发区、风池、大椎、肝俞、脾俞、肾俞、阴陵泉,脱发区围刺,其余腧穴常规针刺,配合皮肤针叩刺脱发区、膀胱经第 7 侧线,脱发区隔姜灸。隔天治疗 1 次。经治疗 6 次后脱发区生出部分黑色细毛发,停隔姜灸,继续予针刺、皮肤针叩刺,经治疗 2 个月后全部长出黑发。

二、荨麻疹(附:皮肤瘙痒症)——曲池血海风市穴,祛风养血止瘙痒

(一)概述

荨麻疹又称为"风团""风疹块",是一种皮肤上出现红色或苍白色风团,大小不一,边界清楚,时隐时现,发无定处,骤起骤退,退后不留痕迹的过敏性皮肤疾病,可发于任何年龄、季节,常因为饮食(如进食海鲜后)、吹风等诱因反复发作。发作时患者常自觉灼热、瘙痒明显,部分患者可有怕冷、发热等症状;如果侵犯消化道黏膜,可伴有恶心、呕吐、腹痛等症状;喉头和支气管受累时可以导致喉头水肿、呼吸困难、甚至窒息等。

西医学认为荨麻疹的发生和过敏性体质有关,是接触过敏源导致的皮肤黏膜

小血管扩张及渗透性增强而引起的局限性、一过性水肿反应,治疗上以抗过敏、避免接触过敏原为主。

中医学认为,荨麻疹属于中医学"瘾疹"范畴,是因先天禀赋不足,卫外不固,风寒热乘虚侵袭,客于肌表,致使营卫失调而引发;或饮食不节,胃肠湿热,复感风寒湿热,内不得疏泄,外不得透达,郁于皮肤肌表而发病。治疗上以疏风养血、益气固表、和畅气机为原则。

(二)治疗

1. 艾灸处方

(1)主穴:曲池、外关、合谷、风市、百虫窝、血海、三阴交、大椎、膈俞。

(2)腧穴定位(详见第二章)

①曲池:在肘横纹外侧端,屈肘,当尺泽与肱骨外上髁连线中点。屈肘成直角,当肘弯横纹尽头处取穴。

②外关:在手背腕横纹上2寸,尺桡骨之间,阳池与肘尖的连线上。伸臂俯掌,于手背腕横纹中点直上2寸,尺桡骨之间,与内关穴相对取穴。

③合谷:在手背,第1、2掌骨间,当第2掌骨桡侧的中点处。以一手的拇指指间关节横纹,放在另一手拇、食指之间的指蹼缘上,当拇指尖下是穴。

④风市:在大腿外侧部的中线上,当横纹上7寸处。当直立垂手时,中指止点处取穴。

⑤百虫窝:屈膝,在大腿内侧,髌底内侧端上3寸(血海穴上1寸),屈膝,于髌底内侧端上3寸(一夫法)处取穴。

⑥血海:屈膝,在大腿内侧,髌底内侧端上2寸,当股四头肌内侧头的隆起处。正坐屈膝,左手掌按在右髌骨上,掌心对准髌骨顶端,拇指向内侧,当拇指尖所到之处是穴。

⑦三阴交:在小腿内侧,当足内踝尖上3寸,胫骨内侧缘后方。

⑧大椎:在项部,当后正中线上,第7颈椎棘突下凹陷中。俯伏或正坐低头位,于第7颈椎棘突下凹陷处取穴。

⑨膈俞:在背部,当第7胸椎棘突下,旁开1.5寸。俯卧位,肩胛骨下角平对第7胸椎棘突,于棘突下旁开1.5寸处取穴。

2. 灸法提示

隔姜灸:取上述腧穴,选择合适体位,使腧穴充分暴露,取直径约2cm、厚约0.3cm生姜片,用牙签在中间扎6～8个小孔,放置于腧穴上,在姜片中央放置艾炷(大小如黄豆),点燃艾炷上端,任其慢慢燃烧完毕,此为一壮,接着倒去艾灰,更换新艾炷继续施灸,连灸7壮。有驱风通络、养血止痒之功效。或者直接点燃艾条,将燃着的一端对准姜片中央,距离皮肤1～2cm施灸,以感觉温热舒适而无灼痛为宜。此法在原始隔姜灸法上演变而来,操作更简便,适用于长期保健治疗。

3. 其他疗法

闪罐疗法:取大椎穴、曲池穴、神阙穴;一手用镊子或者止血钳夹紧95％酒精棉球,点燃,一手握罐体,将棉球快速伸入罐内闪火即退出,速即将火罐轻轻吸扣于腧穴上,随即取下,再吸扣,直至局部潮红。有祛风止痒之功效。

4. 腧穴小知识

(1)曲池穴:别名鬼臣、鬼腿,位于肘横纹外侧端,屈肘时当尺泽与肱骨外上髁连线中点处。本穴为手阳明大肠经合穴,有驱风泻热、调和气血之功。中医学认为,肺主皮毛,皮肤疾病发生与肺脏相关,肺与大肠互为表里,故曲池亦能调理肺气、祛风养血,治疗皮肤疾病。

(2)血海穴:别名血郄、百虫窠,本穴最早见于《针灸甲乙经》,血,指气血;海,百川皆归纳之处。本穴是足太阴脾经腧穴,位于大腿内侧,屈膝,髌底内侧端上2寸,当股四头肌内侧头隆起处,按之凹陷。脾生血,此穴离膝而上,血生渐旺,而腹中饮食所生之血,亦能以此处上下,血生于此,故名血郄,能养血和血,引血归脾,犹如治疗血症之渊海。此外,本穴善治湿痒疮毒,或风痒斑疹,故又名百虫窠。除治疗皮肤疾病,血海还是治疗妇科疾病要穴,如《针灸甲乙经》载:"妇人漏下,若血闭不通,逆气胀,血海主之。"《医学入门》:"此穴极治妇人血崩,血闭不通。"现代研究表明,针刺血海穴对垂体-性腺功能有影响,尤其与卵巢功能相关,可使黄体生成素分泌增加,有促排卵、增加黄体、孕酮分泌作用。

5. 温馨提示

(1)避免过敏源的接触,积极锻炼身体,增强体质有助于本病的防治。

(2)荨麻疹发作累及喉头和支气管者可出现呼吸困难、不能言语、甚至窒息等,应及时就医。

(三)医案

笔者验案:谭某,女,42岁。

昨晚进食小虾后双上肢突发数个小风团,奇痒,用手抓挠后瘙痒更甚,风团逐渐变大、增多,自服阿司咪唑后症状缓解,今晨复发,再服阿司咪唑未效,遂来就诊。查体:双上肢及背、胸部散在大小不等、形状不一疹块,高于皮肤,表面发红,部分已融合成片。诊断为"荨麻疹"。取双曲池、血海、风市穴,针刺得气后患者即觉瘙痒感减退;取直径约2cm,厚约0.3cm生姜片,用牙签在中间扎6个小孔,避开毫针贴于双曲池穴上,点燃艾条,将燃着的一端对准姜片中央,距离皮肤1cm施灸,以感觉温热舒适而无灼痛为宜。10分钟后疹块开始褪色,变白变平,由中央向四周扩展,逐渐形成红环,最后完全消退。2周后随访,未再复发。

附:皮肤瘙痒症

皮肤瘙痒症是指皮肤无原发性损害,仅仅以皮肤瘙痒为主的神经功能障碍性皮肤病。属于中医学"痒风""风瘙痒"范畴,排除皮肤干燥、肝胆病、尿毒症皮肤瘙痒及蚊虫叮咬等因素,可以参照荨麻疹治疗。

三、湿疹——外洗叩刺拔罐灸,清热利湿通经络,四管齐下疗湿疹

(一)概述

湿疹是一种过敏性皮肤疾病,临床表现为对称性皮肤多形性损害,如丘疹、疱疹、糜烂、渗出、肥厚、色素沉着、皮肤苔藓样改变等,形态多样,剧烈瘙痒,反复发作,迁延不愈,易成慢性。

西医学认为湿疹是一种过敏性、炎症性皮肤病变,属于迟发型变态反应,治疗上以抗炎、抗过敏为主。中医学认为湿疹是风湿热浸淫肌肤所致,以清热利湿止痒为主要治法。

(二)治疗

1. 艾灸处方

(1)主穴:皮损局部、曲池、百虫窝、血海、足三里、阴陵泉、三阴交、内庭。

(2)腧穴定位(详见第二章)

①曲池:在肘横纹外侧端,屈肘,当尺泽与肱骨外上髁连线中点。屈肘成直角,当肘弯横纹尽头处取穴。

②血海:屈膝,在大腿内侧,髌底内侧端上2寸,当股四头肌内侧头的隆起处。正坐屈膝,左手掌按在右髌骨上,掌心对准髌骨顶端,拇指向内侧,当拇指尖所到之处是穴。

③足三里:在小腿前外侧,当犊鼻下3寸,距胫骨前缘1横指(中指)。正坐屈膝位,于外膝眼(犊鼻)直下1夫(3寸),距离胫骨前嵴1横指处取穴。或用手从膝盖正中往下摸取胫骨粗隆,在胫骨粗隆外下缘直下1寸处是穴。

④阴陵泉:在小腿内侧,当胫骨内侧髁后下方凹陷处。正坐屈膝或仰卧位,在胫骨内侧髁后下方约胫骨粗隆下缘平齐处取穴。

⑤三阴交:在小腿内侧,当足内踝尖上3寸,胫骨内侧缘后方。

⑥内庭:在足背,当2、3趾间,趾蹼缘后方赤白肉际处。

⑦百虫窝:屈膝,在大腿内侧,髌底内侧端上3寸(血海穴上1寸)。屈膝,于髌底内侧端上3寸(一夫法)处取穴。

2. 灸法提示

(1)隔姜灸:取上述腧穴,选择合适体位,使腧穴充分暴露,取直径约2cm、厚约

0.3cm 生姜片，用牙签在中间扎 6～8 个小孔，放置于腧穴上，在姜片中央放置艾炷（大小如黄豆），点燃艾炷上端，任其慢慢燃烧完毕，此为一壮，接着倒去艾灰，更换新艾炷继续施灸，连灸 7 壮。

（2）直接灸：取上述腧穴，选择合适体位，使腧穴充分暴露，先于腧穴局部涂抹万花油，把一个如麦粒大小的艾炷置腧穴上，线香点燃艾炷尖顶端施灸，至患者感觉灼热难忍时，用镊子将艾炷挟去，此为一壮，接着更换新炷继续施灸，至局部皮肤发红，每穴各灸 7 壮。灸治完毕后涂抹万花油保护皮肤。

3. 其他疗法

（1）外洗方：紫荆皮、地肤子、白鲜皮、土茯苓、陈艾叶、黄柏各 30g，加水 4 碗煎煮 30 分钟后滤除药液，放凉后泡洗病变处，每日 1 次，治愈即止，功善清热祛湿，养血凉血，理气止痒。

（2）药物外敷：黄连 30g 捣碎，加白酒调糊，贴敷于皮损处，5～8 小时后取下，忌抓挠。每日 1 次，治愈即止，有清热燥湿止痒之功效。

（3）刺络拔罐：取病变处，75%酒精消毒后，取干净皮肤针（使用前用 75%酒精浸泡 30 分钟）重叩局部至血液渗出，再于局部拔火罐。可清热止痒，用于湿疹急性期。

4. 温馨提示

（1）急性湿疹者忌用热水烫洗，忌用肥皂、洗衣粉等刺激物洗患处。

（2）湿疹患者应避免抓挠患处，以防感染。

（3）忌食辛辣、鱼虾、鸡、鹅、花生等发物，清淡饮食。

（三）医案

笔者验案：王某，男，23 岁，2010 年 8 月 18 日就诊。

患者无明显诱因出现两耳垂湿疹，瘙痒明显，抓挠后淡黄色黏稠液体渗出，局部轻度糜烂，经皮肤科诊断为急性湿疹，口服脱敏药，外涂硫化锌软膏，20 余天无好转，改用针灸治疗。取大椎、血海、足三里、三阴交穴，针刺后加电针 20 分钟，耳垂局部温和灸。第 2 天渗液明显减少，瘙痒减轻，患处部分干燥结痂，继续治疗。经治疗 3 次后未再出现液体渗出，焦痂脱落，局部皮肤开始出现脱屑，无瘙痒，予治愈。随访一月后复查未见发作。

四、带状疱疹——局部叩刺、拔罐和温灸，有效治疗带状疱疹

（一）概述

带状疱疹是由水痘-带状疱疹病毒引起的一种以簇集状丘疱疹沿周围神经成带状分布、刺痛明显、抓挠后可见液体渗出为特征的急性疱疹性皮肤病。该病毒接触人体后潜伏于脊髓后根神经节的神经元中，当机体免疫功能低下时（如劳累过

度、上呼吸道感染、精神创伤、恶性肿瘤放化疗或使用免疫抑制药)被激活而发病；发病前常有轻度发热、疲倦乏力、食欲不振、全身不适等症状。多沿某一周围神经分布，排列成带状，出现于身体的一侧，少部分人出现双侧发病，好发于肋间神经、三叉神经。

中医学称本病为"腰缠火丹""蛇串疮"，认为是肝火脾湿郁于体内，风火邪毒趁机侵袭，导致经脉气血不通，瘀滞于肌肤体表而发病。治疗宜"郁而发之"，即用温通宣发之法，使体内郁毒透发体外，外邪亦宣散而去。

(二)治疗

1. 艾灸处方
病变部位。

2. 灸法提示

(1)温和灸：取局部病变处，点燃艾条，将燃着的一端对准腧穴，距离皮肤 2～3cm 进行熏烤，以感觉温热舒适而无灼痛为宜，每个穴位灸 3～5 分钟，灸至局部潮湿红晕。

(2)棉花灸：取病变部位，选择合适体位，使腧穴充分暴露，取微薄一层医用脱脂棉，充分展开，越薄越好，但不能有空隙(不要人为地将厚棉压成薄片，以免影响疗效)，将薄棉片充分覆盖于疱疹上，令患者闭目，用火柴点燃棉片一端灸之，薄棉片一过性点燃，每天 1 次，治愈即止。因为棉花极薄，患者只感觉有轻微灼痛，无须特殊处理，若灼痛明显，可予局部涂抹少量万花油保护皮肤。

3. 其他疗法

(1)刺络拔罐：取病变处，75％酒精消毒后，取干净皮肤针(使用前用 75％酒精浸泡 30 分钟)重叩局部至血液渗出，再于局部拔火罐，3～5 分钟后取下火罐。

(2)火针疗法：取病变处，局部碘酒或者 75％酒精消毒后，用烧红的火针快速点刺，或结合局部拔罐 3～5 分钟。

4. 温馨提示

(1)针灸治疗带状疱疹镇痛效果显著，对疱疹消退后遗留神经痛也有较好镇痛作用。

(2)抗疱疹病毒药物主要有阿昔洛韦、更昔洛韦；包括针剂、片剂和外用药膏。

(三)医案

(1)笔者验案：刘某，女，65 岁，2009 年 12 月 17 日就诊。

患者 3 天前出现右背部刺痛，渐之有米粒大小丘疹出现，向胸部蔓延，刺痛明显，抓挠后有少量淡黄色渗出液。查体：右侧背胸部大片疱疹，大小约 5cm×30cm，有少量渗出液。治疗：局部病变处，碘酒消毒后，皮肤针沿疱疹分布区重重叩刺,至血液渗出,再于局部拔火罐,吸出暗红色血液约 50ml。次日复诊,诉疼痛明显减轻,改为围刺病变处,电针 20 分钟,用密波,局部温和灸,每天 1 次。经治疗 5 次后治愈。半年后随访,未见复发。

(2)王松荣医案:周某,男,34 岁,于 1983 年 6 月 5 日就诊。

患者几天前感觉精神疲倦,头部昏沉,周身不适,不欲饮食,口干口苦。前天夜间感觉右侧腰部至肚脐一带灼热疼痛,昨日晨起发现疼痛处皮肤上有呈簇状发亮水疱,疼痛如针刺,影响工作和休息,遂来医院就诊。症见:体温 38℃。从肚脐到脊柱见透亮水疱,沿右侧 12 肋骨下缘成半带状分布,长约 20cm,宽 3.5cm,局部发红成条索状。舌质红,苔黄,脉弦细数。辨证属肝胆火盛。

治疗:棉花灸。令患者左侧卧位,充分暴露患部,取微薄一层医用脱脂棉,充分展开,越薄越好,但不能有空隙(不要人为地将厚棉压成薄片,以免影响疗效),将薄棉片充分覆盖于疱疹上,令患者闭目,用火柴点燃棉片一端灸之,薄棉片一过性点燃,患者只感觉有轻微灼痛,无须特殊处理。

第 2 天复诊诉疼痛减轻,见疱疹缩小,颜色变暗,未再治疗,4 天后痊愈。

五、足癣(附:脚汗证)——痒湿热臭足癣病,外洗外涂隔蒜灸

(一)概述

癣是发生于表皮、毛发、指(趾)甲处的浅部真菌感染性皮肤病,发于足部者称为足癣。症见:足底或足趾缝隙成群分布的皮下水疱,或者皮肤浸渍发白,或者表面干燥粗糙,角化脱屑,伴有剧烈瘙痒,往往搓至皮烂疼痛。渗流血水方止,伴有臭味。

足癣在中医学中又名脚湿气、臭田螺、田螺疱、脚丫痒烂等。中医认为本病主要是由于风湿热下注足部、蕴积生虫,侵害皮肤而致。《外科正宗》认为本病:"乃三阳风湿下注,凝结不散,故先痒后湿"。治疗上以清利湿热、杀虫止痒为主。

(二)治疗

1. 艾灸处方
病变局部。

2. 灸法提示
隔蒜灸:清洁双足后,选择合适体位,使病变处充分暴露,取直径 1～2cm、厚约 0.2cm 生姜片,用牙签在中间扎 3～4 个小孔,放置于病变皮肤上,在蒜片中央放置艾炷(大小如黄豆),点燃艾炷上端,任其慢慢燃烧完毕,此为一壮,接着倒去艾灰,更换新艾炷继续施灸,连灸 7 壮。灸后全足涂抹生蒜汁。

3. 其他疗法
外洗方:大黄、生半夏各 50g,白矾 30g。大黄、生半夏加适量清水煎煮 30 分钟

后趁热滤液,加入白矾,放至适宜温度后泡洗双足,每天1次,14天为1个疗程。有清热除湿,杀虫止痒之功效。

4. 小知识

现代药理研究表明:大蒜有较强的广谱抗菌作用,对金黄色葡萄球菌、痢疾杆菌、幽门螺杆菌、多种致病性浅部真菌、恙虫病立克次体、流感病毒、疱疹病毒,以及阴道滴虫、阿米巴原虫等均有不同程度抑杀作用。抗菌作用紫皮蒜优于白皮蒜,鲜品强于干品。足癣是足部浅部真菌感染,故可用大蒜汁外涂、大蒜泥外敷以及隔蒜灸治疗。

5. 温馨提示

(1)久居湿地,水中作业,或鞋袜闷热潮湿者容易得患足癣病;公用的足盆、拖鞋是主要的传染源。对患癣病的动物要及时隔离,消除传染源。

(2)本病治疗宜中西医相结合治疗,在治疗期间注意勤换鞋袜,保持足部清洁、干燥、透气。

附:脚汗证

脚汗证是以足部汗多,潮湿恶臭为主要表现的病证。轻者足部潮湿不适,久则发臭;重症者汗出如珠,似水流淌。现代医学认为脚汗症属于多汗症,大多是由于精神紧张、情绪激动、自主神经功能调节紊乱所引起,少数发病与某些遗传因素相关。中医学认为脚汗症多由脾虚湿盛或体虚不固而致,治疗上以益气止汗、健脾化湿为主。

艾灸可以作为脚汗证的长期辅助治疗和保健方法。常用陶瓷灸:取宽口陶瓷或者砂盆,取一小截艾条点燃置于陶瓷中,双足悬起,置于灸火、艾烟正上方施灸。此法由温和灸演变而来,适合于足部、足底、足跟部腧穴。

第五节 妇科疾病

一、月经不调(附:闭经)——坚持艾灸与叩刺,气血和畅月经调

(一)概述

月经不调是指月经周期、经期或者经量的异常,包括月经先期、月经后期、月经先后不定期、月经期延长、月经量过多、月经量过少等。

西医学认为正常月经的建立与维持有赖于下丘脑-垂体-卵巢轴的神经内分泌调节,以及靶器官子宫内膜对性激素的周期性反应以及下生殖道的通畅性,其中任

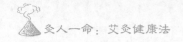

何一个环节出现障碍都可以导致月经不调。

中医学认为月经不调的主要病因病机是气血冲任失调,胞宫藏泻失职,治疗上以调理冲任气血为大法。

(二)辨证分型

1. 气血亏虚

常见月经先期,月经量少或量多,经色淡红,经质清稀,伴有脸色㿠白,神疲乏力,头晕气喘,遇劳加重等。

2. 肝郁气滞

常见月经后期,经期延长,月经量少,经色暗红,夹有血块,经前或者经期小腹胀满疼痛,乳房胀痛不适,烦躁易怒,情志不舒等。

3. 寒凝血瘀

常见月经后期,经期延长,点滴不尽,经色暗红,夹有血块,小腹腰骶冷痛不适,得温则舒,畏寒肢冷,神疲乏力,面色㿠白。

4. 脾肾虚损

常见月经先期,月经量多,经色淡红,经质清稀,头晕乏力,气短懒言,手足不温,腰酸腿软,小腹隐痛,喜暖喜按,大便溏烂,小便量多等。

5. 血热不宁

常见月经先期,经期延长,月经量多,经色紫暗,经质黏稠,夹有血块,口干口苦,咽干欲饮,身热面赤,心烦失眠,小便黄赤,大便干结等。

(三)治疗

1. 艾灸处方

(1)主穴:气海、关元、子宫、血海、三阴交、女福。

(2)配穴:气血亏虚加脾俞、膈俞、足三里补益气血;肝气郁滞者加肝俞、期门、太冲调理气机;寒凝血瘀者加归来、命门、关元俞温通胞脉、活血通经;脾肾亏虚者加脾俞、胃俞、肾俞、足三里、涌泉健脾益肾;血热不宁者加地机、行间、内庭清泻血热。

(3)腧穴定位(详见第二章)

①气海:在下腹部,前正中线上,当脐中下1.5寸。

②关元:在下腹部,前正中线上,当脐下3寸。仰卧位,在肚脐直下1夫(3寸)处取穴。

③子宫:在下腹部,当脐中下4寸,中极旁开3寸。

④血海:屈膝,在大腿内侧,髌底内侧端上2寸,当股四头肌内侧头的隆起处。正坐屈膝,左手掌按在右髌骨上,掌心对准髌骨顶端,拇指向内侧,当拇指尖所到之

处是穴。

⑤女福：外踝尖前下方肌肉凹陷处。

⑥三阴交：在小腿内侧，当足内踝尖上 3 寸，胫骨内侧缘后方。

2. 灸法提示

(1)温和灸：取上述腧穴，点燃艾条，将燃着的一端对准腧穴，距离皮肤 2～3cm 进行熏烤，以感觉温热舒适而无灼痛为宜，每穴灸 2～5 分钟，灸后避风寒。

(2)麦粒灸：取内庭、行间等腧穴，先于腧穴局部涂抹万花油，把一个如麦粒大小的艾炷置腧穴上，线香点燃艾炷尖顶端施灸，至患者感觉灼热难忍时，用镊子将艾炷挟去，此为一壮，接着更换新炷继续施灸，每穴各灸 3 壮。灸治完毕后涂抹万花油保护皮肤。

3. 其他疗法

皮肤针叩刺：可调理阴阳气血。用 75％酒精沿任脉从胸剑联合消毒至耻骨联合后，取消毒皮肤针(使用前用 75％酒精浸泡 30 分钟消毒)沿任脉上下循环往复轻轻叩刺 3～4 遍，至局部皮肤微微发红，隔天 1 次。督脉：用 75％酒精沿督脉从大椎穴消毒至腰俞穴，取消毒皮肤针(使用前用 75％酒精浸泡 30 分钟消毒)沿督脉上下循环往复轻轻叩刺 2～3 遍，至局部皮肤微微发红，隔天 1 次。

4. 腧穴小知识

子宫穴：经外奇穴，位于下腹部，当脐中下 4 寸，前正中线旁开 3 寸，是治疗妇科疾病的经验效穴，主治月经不调、痛经、不孕症、附件炎、阴道脱垂。《备急千金要方》云："妇人胞下垂注阴下脱，灸侠玉泉三寸，随年壮，三报。"《针灸大成》云："子宫二穴，在中极两旁各开三寸，针二寸，灸二七壮，治妇人久无子嗣。"

5. 温馨提示

(1)针灸疗法对于功能性月经不调有较好的疗效，如是生殖系统器质性病变导致的月经不调应采取综合治疗措施。

(2)把握治疗时机有助于提高疗效，一般多在月经来潮前一周开始治疗，直到月经干净。

附：闭经

女子年满 16 周岁，月经从未来潮，或者正常月经发生后又停止 6 个月或者 3 个月经周期以上者，称为闭经。前者属于原发性闭经，后者为继发性闭经。青春期前、妊娠期、哺乳期和绝经后的月经不来潮属于生理性停经，不属于疾病。

西医学认为引起病理性闭经的原因很多，先天性器官缺如或后天切除、性染色体异常、卵巢功能早衰、多囊卵巢综合征以及下丘脑异常等均可引起闭经。中医学认为，闭经可由于情志抑郁，经血凝滞，胞脉闭阻，或因素体亏虚，肝、脾、肾亏损，阴血耗甚，无血可行而成，包括：气血亏虚、肝郁气滞、寒凝血瘀、脾肾不足等证，具体

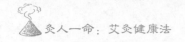

治疗方法可参照月经不调。对于功能性闭经，针灸治疗效果较好，但合并器质性病变者宜综合治疗，艾灸仅作为辅助调理方法。

二、痛经(附:子宫内膜异位症)——痛经地机十七椎,温经通脉止经痛

(一)概述

痛经是指妇女在月经期或经期前后出现的周期性小腹疼痛,坠胀不适,连及腰骶,影响生活和工作,严重者伴有面青肢冷,冷汗淋漓,恶心呕吐,周身无力,甚至晕厥等症状。

本病病因病理尚未完全明了,西医学认为其可能与前列腺素的合成、释放和子宫收缩异常有关。

中医学认为本病的发生与冲、任二脉以及胞宫、肝、肾密切相关,经期前后冲任二脉气血不和,气滞血瘀,或寒湿凝滞胞宫,导致血液瘀阻,"不通则痛";或气血不足,胞宫失养,"不荣则痛"。治疗上均以调理气血、温通经脉为治疗大法。

(二)辨证分型

1. 气滞血瘀

症见经期或者经前小腹胀痛不适,不喜揉按,月经量少,经色暗红,夹有血块,块下痛减,痛甚则呕吐,乳房胀痛,胸闷不舒,前后二阴坠胀不适等。

2. 寒湿凝滞

症见经期或者经后小腹冷痛,连及腰骶,喜暖喜按,得温痛减,月经量少,经色黯红,夹有血块,形寒肢冷,倦怠乏力等。

3. 气血虚弱

经期或者经期前后小腹绵绵作痛,喜揉喜按,月经量少,经色淡红,质清稀,腰膝酸软,头晕目眩,精神疲倦,失眠多梦,心悸不安等。

(三)治疗

1. 艾灸处方

(1)主穴:关元、子宫、十七椎、次髎、地机、三阴交。

(2)配穴:气滞血瘀者加次髎、期门调气活血;寒湿凝滞者加神阙、水道温经散寒镇痛;气血虚弱者加脾俞、膈俞、血海、足三里补益气血。

(3)腧穴定位(详见第二章)

①关元:在下腹部,前正中线上,当脐下 3 寸。仰卧位,在肚脐直下 1 夫(3 寸)处取穴。

②子宫:在下腹部,当脐中下4寸,中极旁开3寸。

③十七椎:在腰部,后正中线上,第5腰椎棘突下。

④次髎:在骶部,当髂后上棘内下方,适对第2骶后孔处。俯卧位,髂后上棘内下缘约平第1骶后孔,往下适对第2骶后孔处取穴。

⑤地机:在小腿内侧,当内踝尖与阴陵泉的连线上,阴陵泉下3寸。

⑥三阴交:在小腿内侧,当足内踝尖上3寸,胫骨内侧缘后方。

2. 灸法提示

(1)温和灸:取上述腧穴,点燃艾条,将燃着的一端对准腧穴,距离皮肤2～3cm进行熏烤,以感觉温热舒适而无灼痛为宜,每穴灸2～5分钟,灸后避风寒。

(2)隔姜灸:寒湿凝滞者用隔姜灸效果更佳,取上述腧穴,选择合适体位,使腧穴充分暴露,取直径约2cm、厚约0.3cm生姜片,用牙签在中间扎6～8个小孔,放置于腧穴上,在姜片中央放置艾炷(大小如黄豆),点燃艾炷上端,任其慢慢燃烧完毕,此为一壮,接着倒去艾灰,更换新艾炷继续施灸,连灸7壮。或者直接点燃艾条,将燃着的一端对准姜片中央,距离皮肤1～2cm施灸,以感觉温热舒适而无灼痛为宜。此法在原始隔姜灸法上演变而来,操作更简便,适用于长期保健治疗。

3. 其他疗法

(1)红外线照射:打开红外线等开关,调整灯罩高度,直照下腹部,以感觉暖热舒适为度,照射时间为每次15～20分钟,每天1～2次。能温经镇痛,适用于寒湿凝滞证。

(2)五籽散外熨:莱菔子、菟丝子、王不留行子、沙苑子、补骨脂各100g,布袋包好,微波炉中火或者低火加热2分钟,热敷肩部,可以理气通络,散寒镇痛。适用于痛经所用证型。

(3)中药洗浴:香附、艾叶、小茴香、元胡、牛膝、干姜各50g;煮水一小时,放至适宜温度后洗浴,保持水温,每天1次,经前1周起治疗,直到月经来潮。有温里散寒、理气镇痛之功效,适用于各种类型的痛经。

4. 腧穴小知识

(1)十七椎穴:又名腰孔穴,经外奇穴,位于腰部,后正中线上,第5腰椎棘突下,是治疗痛经的经验效穴。

(2)地机穴:足太阴脾经郄穴,位于小腿内侧,当内踝尖与阴陵泉的连线上,阴陵泉下3寸。中医学认为,脾有化生和统摄血液的作用,而女子以血为用,脾所生化、统摄的血液直接濡养胞宫,郄穴为气血深藏聚积之处,能疏调脾经经气,通调任脉气机,达到调经镇痛之效。

5. 温馨提示

(1)经期或者月经前后仅有小腹、腰骶部轻微不适,不影响生活和工作者属于正常生理现象,不作病论。

(2)经期前后需注意小腹部及腰骶部保暖,保持心情舒畅,有利于缓解痛经。

附:子宫内膜异位症

子宫内膜异位症(简称内异症)是指具有生长功能的子宫内膜组织在子宫腔被覆内膜及宫体肌层以外的其他部位出现,并且因其生长、浸润、反复出血而引发的一系列症状的病证。异位的子宫内膜可侵犯全身任何部位,但绝大多数位于盆腔内,最常见的是卵巢、宫骶韧带和直肠子宫凹陷。内异症常有宫腔手术史、继发性痛经、不孕,或者宫颈粘黏、生殖器畸形病史。内异症常合并痛经,表现为渐进性的继发性痛经,在经前1～2天开始,经期首日最为剧烈,疼痛部位多为下腹部及腰骶部,放射至阴道、会阴、肛门或大腿,可伴有肛门下坠感和腹泻。关于子宫内膜异位症的记载散在于中医学痛经、不孕等篇章中,认为其病机主要是瘀血阻滞冲任胞宫,治疗以理气通脉、活血化瘀为原则。艾灸有温阳通络、活血镇痛之功效,适用于内异症的辅助治疗和保健,但需要长期坚持,具体操作方法参照痛经。

三、功能性子宫出血——功血艾灸隐白穴,止血调经和气血

(一)概述

功能性子宫出血(简称功血)是指妇女在月经期出血量多,经期延长或不规则出血,经妇科检查未能发现器质性病变者,常发生于青春期、绝经期、产后或流产后,也可以由精神过度紧张、情绪急剧变化、代谢紊乱、贫血、甲状腺或肾上腺功能异常等引发。

西医学认为本病的发生是由于下丘脑-垂体-卵巢轴的调控功能异常。中医学认为,本病属"崩漏"范畴,病因复杂,包括虚、热、瘀多个方面,治疗上以"塞流""澄源""复旧"为原则。塞流即止血。包括补气摄血、凉血止血、化瘀止血等。澄源即正本清源,根据不同证型辨证论治。复旧即固本善后,调理恢复。

(二)辨证分型

1. 虚热夹瘀证

经血不定期出现,经量少,持续时间长,淋漓不尽,血色暗红而黏稠,伴有心烦失眠,头晕耳鸣,颧红潮热,小腹疼痛拒按,小便黄,大便干等症状。舌质暗红,苔少,脉细数。

2. 实热证

经血不定期出现,淋漓不尽又时而增多,血色深红或者暗红,黏稠,或有血块,兼见面红目赤,烦热口渴,小便黄少,大便干结等症状。舌质红,苔黄,脉滑数。

3. 脾肾阳虚证

经血不定期而来,初期经血量多,经血淡红、清稀,中后期量少,色淡红或咖啡色,拖延时间长,伴有面色苍白,精神疲倦,气短乏力,畏寒肢冷,腰腿酸软等症状,舌质淡,苔白腻或者白滑,脉虚弱无力。

(三)治疗

1. 艾灸处方

(1)主穴:隐白、断红、漏阴、三阴交、关元。

(2)配穴:实热证加大敦、行间、内庭穴清泄里热;虚热夹瘀证加阴陵泉、涌泉穴养阴清热;脾肾阳虚证加脾俞、肾俞、命门、关元俞温补下元。

(3)腧穴定位(详见第二章)

①隐白:在足大趾末节内侧,距趾甲角 0.1 寸。

②断红:在手指背,当第 2、3 掌骨之间,指端下 1 寸处。微握拳,于第 2、3 掌骨之间,指端下 1 寸处取穴。

③漏阴:位于足内踝下缘 0.5 寸处。

④三阴交:在小腿内侧,当足内踝尖上 3 寸,胫骨内侧缘后方。

⑤关元:在下腹部,前正中线上,当脐下 3 寸。仰卧位,在肚脐直下 1 夫(3 寸)处取穴。

(4)古籍论述:《神应经》:"女人漏下不止,太冲、三阴交。"《千金方》:"妇人漏下赤白,四肢疫削,灸漏阴三十壮。穴在内踝下五分微动脉上。"《针灸甲乙经》:"行间,主妇人小腹肿,面尘脱色,经血过多不止,崩中⋯⋯"《针灸铜人》:"隐白治卒疝,小便数,遗溺,阴头中痛⋯⋯妇人血崩不止。"

2. 灸法提示

(1)麦粒灸:取隐白、断红、太冲等腧穴,先于腧穴局部涂抹万花油,把一个如麦粒大小的艾炷置腧穴上,线香点燃艾炷尖顶端施灸,至患者感觉灼热难忍时,用镊子将艾炷挟去,此为一壮,接着更换新炷继续施灸,每穴各灸 7 壮。灸治完毕后涂抹万花油保护皮肤。

注:麦粒灸隐白穴、断红穴有直接止血作用,故除大量出血外一般不在经期前 3 天进行,经血量多、淋漓不尽者宜在经期第 4 天开始施灸,每天 1 次,至月经干净。

(2)温和灸:取上述腧穴,点燃艾条,将燃着的一端对准腧穴,距离皮肤 2～3cm 进行熏烤,以感觉温热舒适而无灼痛为宜,每穴灸 2～5 分钟,灸后避风寒。

3. 其他疗法

穴位贴敷:蓖麻叶 1 张捣烂,贴于关元俞、涌泉穴,6～8 小时后取下。止崩固冲,适用于功血急性期,血止即停贴敷治疗。

4. 腧穴小知识

(1)隐白穴:别名鬼眼、鬼垒,在足大趾内侧,距趾甲角 0.1 寸处;为足太阴脾经井穴,是脾气生发之处。中医学认为,脾为后天之本,主施统摄血液的职责,故能治疗出血性疾病,如功能性子宫出血、月经量多、经间期出血、鼻出血等。

(2)断红穴:经外奇穴,位于手指背,当第 2、3 掌骨之间,指端下 1 寸处,有调经止血

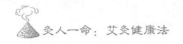

功效,是治疗月经过多、崩漏的经验效穴。《中医妇科学》:断红穴,2、3掌骨之间,指端下1寸,有减少月经量的作用。

5. 温馨提示

(1)功能性子宫出血是妇科常见病,注意经期卫生,劳逸适度,避免精神过度紧张,加强营养,增加铁剂,改善贫血状况等有助于预防功血。

(2)生殖器官肿瘤如子宫内膜癌、宫颈癌、滋养细胞肿瘤、子宫肌瘤、卵巢肿瘤等也可有月经不调、子宫出血症状,应提高警惕;通过盆腔检查、B超、诊断性刮宫及相关特殊检查可以鉴别诊断。

(四)医案

笔者验案:刘某,女,48岁,经血不止1个月余,2010年12月1日就诊。

患者素体虚弱,易反复感冒。近1年来月经不规则,15~40天一行,经血期7~15天不等,自10月22日感冒后行经,至今未尽,经血量少,点点滴滴,色暗红或咖啡色,无血块,偶有下腹隐痛,腰酸腰痛,晨起腹痛腹泻,泻后痛减,大便稀烂,小便正常。曾行诊断性刮宫示内膜良性增生,口服药物治疗未效。诊断:崩漏,证属脾肾阳虚,取中脘、大横、关元、气海、足三里、三阴交、公孙,针灸并用,麦粒灸隐白穴各7壮。两天后复诊,诉经血停止。嘱其继续治疗,腧穴1组:中脘、气海、关元、子宫、血海、足三里、三阴交、太冲;2组:脾俞、胃俞、肾俞、关元俞、三阴交、昆仑穴。针灸并用,组1、组2交替,隔天治疗1次。至12月28日患者月经来潮,6天止,经行畅顺。半年后随访,月经规则,28~30天一行,经血期6~8天,无血块,无痛经。

四、慢性盆腔炎——灸通经络,治疗迁延不愈的盆腔炎

(一)概述

慢性盆腔炎是指女性内生殖器及其周围结缔组织、盆腔腹膜的慢性炎症。主要临床表现为下腹部坠胀、疼痛,连及腰骶、肛门,伴有月经不调、白带量、色、味异常等症状,反复发作,迁延不愈,休息时好转,劳累后加重。

中医学认为寒、湿、热、瘀是导致本病发生的原因,主要包括湿热下注、寒湿凝滞、肝郁血瘀、气虚血瘀四个证型。治疗上分别以清热利湿、散寒祛湿、理气化瘀及益气活血为治疗大法。

(二)辨证分型

1. 湿热下注

症见下腹部时时作痛,疼痛较为剧烈,连及腰骶部,时有低热,行经或者劳累时加重,阴道分泌物增多,黏稠臭秽,伴有口渴心烦,小便短赤,大便秘结或黏腻不爽,便后肛

门灼热疼痛等症状。

2. 寒湿凝滞

症见小腹隐痛或坠胀冷痛,连及腰骶,遇寒加重,得温稍减,经行腹痛加重,阴道分泌物量多,色白清稀,伴有身体困重,疲倦乏力,手足不温,胸闷不适,口淡不渴等症状。

3. 气滞血瘀

症见少腹胀痛或者刺痛,经行疼痛加重,情绪抑郁或盛怒时加重。伴有月经不调,经前乳房胀痛,痛经,经血暗红有血块,胸胁疼痛,口苦心烦、急躁易怒等症状。

4. 气虚血瘀

下腹部下坠疼痛,痛连腰骶,劳累或行经时加重,月经量多色白清稀,伴有精神疲倦,乏力倦怠,少气懒言,食少等。

(三)治疗

1. 艾灸处方

(1)主穴:天枢、带脉、中极、子宫、次髎、三阴交。

(2)配穴:湿热下注者加阴陵泉、蠡沟穴清肝利胆,祛下焦湿浊;寒湿凝滞者加中脘、神阙穴温里散寒祛湿;气滞血瘀者加期门、肝俞、太冲疏肝理气;气虚血瘀者加气海、关元、足三里健脾益气。

(3)腧穴定位(详见第二章)

①天枢:在腹中部,脐中旁开 2 寸。

②带脉:在侧腹部,章门下 1.8 寸,当第 11 肋骨游离端垂线与脐水平线的交点上。侧卧位,在第 11 肋骨游离端做垂直线,与脐相平处取穴。

③中极:在下腹部,前正中线上,当脐下 4 寸。

④子宫:在下腹部,当脐中下 4 寸,中极旁开 3 寸。

⑤次髎:在骶部,当髂后上棘内下方,适对第 2 骶后孔处。俯卧位,髂后上棘内下缘约平第 1 骶后孔,往下适对第 2 骶后孔处取穴。

⑥三阴交:在小腿内侧,当足内踝尖上 3 寸,胫骨内侧缘后方。

2. 灸法提示

(1)温和灸:取上述腧穴,点燃艾条,将燃着的一端对准腧穴,距离皮肤 2～3cm 进行熏烤,以感觉温热舒适而无灼痛为宜,每穴灸 2～5 分钟,灸后避风寒。

(2)隔姜灸:取中脘穴、神阙穴,选择合适体位,使腧穴充分暴露,取直径约 2cm、厚约 0.3cm 生姜片,用牙签在中间扎 6～8 个小孔,放置于腧穴上,在姜片中央放置艾炷(大小如黄豆),点燃艾炷上端,任其慢慢燃烧完毕,此为一壮,接着倒去艾灰,更换新艾炷继续施灸,连灸 7 壮。

3. 其他疗法

熨敷疗法:王不留行子、决明子、补骨脂、菟丝子、莱菔子、沙苑子各 100g,混合均匀,

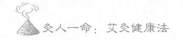

装入薄布袋中。使用前文火炒热(约炒 5 分钟)或者微波炉(中火)加热 2 分钟,趁热熨敷于下腹部,能温经散寒、行气通络镇痛,适用于盆腔炎各证。

4. 腧穴小知识

带脉穴:位于侧腹部,当第 12 肋骨游离端下方垂线与肚脐水平线的交点上。为足少阳胆经与奇经八脉之带脉的交会穴。带脉是各经脉中唯一横行于人体腰腹部的经脉,在人身绕腰一周,如束带状,有约束其他经脉和脏腑的作用。本穴位于带脉之上、依带所系之处,有调经止带作用。

5. 温馨提示

(1)注意生理卫生,保持外阴清洁,月经期间忌性生活;均衡饮食,忌食辛辣刺激性食物;积极锻炼身体,增强体质,注意劳逸结合,保持心情舒畅等均有助于盆腔炎的预防治疗。

(2)慢性盆腔炎病程较长、缠绵难愈,艾灸治疗和药物外敷疗法均有较好效果,宜长期坚持。

(四)医案

郑魁山医案:姜某,女,28 岁,已婚。

患者经期一直错后,阴道常有茶色分泌物,且痛经剧烈,有时因为腹痛而失去知觉,结婚 5 年未孕,苔薄白,脉弦细。诊为慢性盆腔炎,证属寒湿凝滞。取肾俞、关元俞、腰阳关、上髎、中脘、气海、关元、足三里、三阴交,用热补法。治疗 6 个月后痊愈,后生 1 女孩。

五、子宫脱垂——关元提托维道穴,益气升提灸百会

(一)概述

子宫脱垂是指子宫从正常位置沿阴道下垂,子宫颈外口达坐骨棘水平线以下,甚至子宫全部脱出阴道口以外。根据患者平卧并用力向下屏气时子宫下垂的程度,将子宫脱垂分为 3 度。Ⅰ度:轻者宫颈外口距处女膜缘<4cm,未达处女膜缘;重者宫颈口已达处女膜缘,阴道口未见宫颈。Ⅱ度:轻型者宫颈脱出阴道口,子宫体仍在阴道内;重者子宫颈及部分宫体脱出阴道口。Ⅲ度:宫颈与宫体全部脱出于阴道口外。

西医学认为子宫脱垂的常见病因为分娩损伤及子宫支持组织疏松薄弱,常见:①绝经后雌激素水平降低,盆底组织萎缩退化而薄弱;②营养不良引起支持子宫的组织薄弱;③盆底组织先天发育不良。在上述基础上,有慢性咳嗽、便秘、经常从事重体力劳动等造成长期的腹压增加,可以加重或者加快本病的发生。以手术治疗为主。

本病属于中医学"阴挺""阴脱",发生病机是气虚下陷与肾虚不固导致胞络受损,不能提摄子宫。治疗以补益脾肾、升阳固脱为原则。

(二)治疗

1. 艾灸处方

(1)主穴:百会、气海、关元、提托、维道、肾俞、气海俞、关元俞。

(2)腧穴定位(详见第二章)

①百会:在头部,当前发际正中直上5寸,或两耳尖连线的中点处。正坐或俯伏,于两耳尖连线的交点处取穴。

②气海:在下腹部,前正中线上,当脐中下1.5寸。

③关元:在下腹部,前正中线上,当脐下3寸。仰卧位,在肚脐直下1夫(3寸)处取穴。

④提托:在下腹部,脐下3寸,左右各旁开4寸。仰卧位,先于脐直下1夫取关元穴,再旁开4寸(上直乳头)处取提托穴。

⑤维道:在侧腹部,当髂前上棘的前下方,约平脐下3.5寸处取穴。

⑥肾俞:在腰部,当第2腰椎棘突下,旁开1.5寸。俯卧位,腰围最小处一般平对第2腰椎棘突,于棘突下凹陷旁开1.5寸处取穴。

⑦气海俞:在腰部,当第3腰椎棘突下,旁开1.5寸。

⑧关元俞:在腰部,当第5腰椎棘突下,旁开1.5寸。

2. 灸法提示

(1)温和灸:取上述腧穴,点燃艾条,将燃着的一端对准腧穴,距离皮肤2～3cm进行熏烤,以感觉温热舒适而无灼痛为宜,每穴灸2～5分钟,施灸时配合盆底肌肉锻炼,如提肛、收缩阴道、收缩腹部等,灸后避风寒。

(2)实按灸:取百会穴,局部皮肤处涂抹少量万花油,在腧穴上铺6～7层纸巾或者薄布,点燃艾条,以执笔状执住艾条,对准腧穴直接按在纸巾或薄布上,稍等2～5秒,使灸热透达深部;至患者觉烫不可忍,略提起艾条,待热减后再行按压。操作中若灸火熄灭,点燃后迅速接着施灸,如此反复进行。每次按灸7次,至皮肤红晕为度。每天1次,可调和阳气、升阳举陷。

3. 腧穴小知识

(1)提托穴:经外奇穴,位于下腹部,脐下3寸,前正中线旁开4寸处。主治子宫脱垂、下腹痛、疝痛、肾下垂。

(2)维道穴:又名外枢,位于下腹部,髂前上棘前下方0.5寸处,维,维持、维系之意;道,指道路;本穴位于胆经上,胆经循行到五枢穴时向腹前行交本穴,又从本穴折而后行,在其中起连接作用,是维持阴阳脉络的道路,故名维道。维道穴是足少阳胆经和带脉的交会穴,有温阳利湿、舒经活络、固带调经的作用,故能治疗子宫脱垂。

4. 温馨提示

(1)除先天性盆底组织发育不良外,本病的预防更重于治疗,应实行计划生育

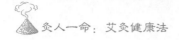

政策,减少多产、分娩损伤。

(2)加强营养,避免过劳,多卧床休息,积极治疗咳嗽、便秘等引起腹压增高的疾病,有助于本病的治疗。

(3)针灸治疗本病效果良好,Ⅰ度子宫脱垂者经治疗和调理后,可好转或痊愈;Ⅱ度、Ⅲ度患者应积极采取综合治疗。

(三)医案

石学敏医案:罗某,女,32岁,已婚。

患者分娩后会因坠胀伴腰酸腹胀半年,妇科检查诊断为"Ⅰ度子宫下垂",经服药治疗症状时轻时重,每因劳累则发作。症见:面色苍白,不见光泽,腹部柔软,无压痛,未触及明显包块。舌淡红,舌苔薄白,脉沉细。以补阳益气为治法。取百会、关元、归来、三阴交。经治疗30次后,诸症消失,妇科检查子宫位置正常。半年后随访,未再复发。

六、更年期综合征——女人更年烦恼多,灸刺刮痧和食疗,调理脏腑平阴阳

(一)概述

更年期综合征是由于更年期妇女的卵巢功能减退,雌激素水平下降,引起垂体功能反馈性分泌过多的促性腺激素,引起自主神经功能紊乱而引起的一系列症状。临床表现多样,常见:月经周期紊乱,早期月经量多、甚至来潮如血崩,继之经量逐渐减少而停止(绝经),外阴、子宫、输卵管、卵巢、乳腺等组织逐渐萎缩,失眠多梦,阵发性潮热、面赤、汗出,时冷时热,情绪不稳,急躁易怒,或紧张、忧郁、好哭,记忆力减退,思想不集中,有时感觉过敏,出现头痛、关节痛、皮肤瘙痒,手足心热等。

本病属于中医学绝经前后诸病,其发生是由于年老体衰,肾气不足,天癸衰少,或受产育、精神情志等因素的影响,引起心、肝、脾、肾等脏腑功能不足、阴阳平衡失调所致。治疗上以调理脏腑,平衡阴阳为治疗原则。

(二)治疗

1. 艾灸处方

(1)主穴:百会、中脘、关元、肾俞、三阴交、太溪、涌泉。

(2)配穴:失眠多梦者加内关、神门养心安神;急躁易怒者加太冲、行间疏肝解郁;食少神疲者加足三里补益脾胃。

(3)腧穴定位(详见第二章)

①百会:在头部,当前发际正中直上5寸,或两耳尖连线的中点处。正坐或俯

伏,于两耳尖连线的交点处取穴。

②中脘:在上腹部,前正中线上,当脐中上 4 寸。仰卧位,在肚脐与胸骨剑突连线中点处取穴。

③关元:在下腹部,前正中线上,当脐下 3 寸。仰卧位,在肚脐直下 1 夫(3 寸)处取穴。

④肾俞:在腰部,当第 2 腰椎棘突下,旁开 1.5 寸。俯卧位,腰围最小处一般平对第 2 腰椎棘突,于棘突下凹陷旁开 1.5 寸处取穴。

⑤三阴交:在小腿内侧,当足内踝尖上 3 寸,胫骨内侧缘后方。

⑥太溪:在足内侧,内踝后方,当内踝尖与跟腱之间的凹陷处。

⑦涌泉:在足底部,卷足时足前部凹陷处,约当足底 2、3 趾趾缝纹头端与足跟连线的前 1/3 与后 2/3 交点上。

2. 灸法提示

(1)实按灸:取百会穴,局部皮肤处涂抹少量万花油,在腧穴上铺 6～7 层纸巾或者薄布,点燃艾条,以执笔状执住艾条,对准腧穴直接按在纸巾或薄布上,稍等 2～5 秒,使灸热透达深部;至患者觉烫不可忍,略提起艾条,待热减后再行按压。操作中若灸火熄灭,点燃后迅速接着施灸,如此反复进行。每次按灸 2～3 次,至皮肤红晕为度。每天 1 次,可调和阳气。

(2)温和灸:取上述腧穴,点燃艾条,将燃着的一端对准腧穴,距离皮肤 2～3cm 进行熏烤,以感觉温热舒适而无灼痛为宜,每穴灸 2～5 分钟,灸后避风寒。

(3)麦粒灸:取内关、神门、太冲、行间穴,先于腧穴局部涂抹万花油,把一个如麦粒大小的艾炷置腧穴上,线香点燃艾炷尖顶端施灸,至患者感觉灼热难忍时,用镊子将艾炷挟去,此为一壮,接着更换新炷继续施灸,每穴各灸 3 壮。灸治完毕后涂抹万花油保护皮肤。

3. 其他疗法

(1)皮肤针叩刺:用 75％酒精沿督脉从大椎穴消毒至腰俞穴,取消毒皮肤针(使用前用 75％酒精浸泡 30 分钟消毒)沿督脉上下循环往复轻轻叩刺 2～3 遍,至局部皮肤微微发红,隔天 1 次。用 75％酒精沿膀胱经第 1 侧线从肺俞消毒至膀胱俞,取消毒皮肤针(使用前用 75％酒精浸泡 30 分钟消毒)沿经脉上下循环往复轻轻叩刺 3～4 遍,至局部皮肤微微发红,隔天 1 次。督脉和膀胱经交替叩刺,隔天 1 次,可调理脏腑、平衡阴阳。

(2)刮痧疗法:背部皮肤涂抹适量万花油,手拿干净刮痧板,刮板与皮肤成 45°～60°角,沿膀胱经第一侧线从上往下刮拭,力度由轻及重,刮拭 10～20 分钟,以局部皮肤微微发热,红点显现为度;10 天 1 次。能祛湿热、散风寒,通经脉,调气机。

(3)饮食疗法:①百合芡实粥:百合、薏苡仁、芡实、桑葚子各 20g,粳米 100g,共洗净,放入锅中,加适量清水煮沸后文火煮烂成粥,加冰糖即可食用。可补益肺脾肾,养心安神。②五花饮:玫瑰花、合欢花、素馨花、鸡蛋花、茉莉花各 5g,沸水冲泡,当茶水每天饮用;有疏肝解郁,安神除烦之功效。

4. 腧穴小知识

三阴交:位于小腿内侧,当足内踝尖上 3 寸,胫骨内侧缘后方,是足太阴脾经、足厥阴肝经、足少阴肾经的交会穴,故名三阴交,通于任脉。能健脾、疏肝、补肾、调理冲任,是治疗妇科疾病的常用穴。

5. 温馨提示

(1)生活规律,劳逸结合,积极锻炼,多参加社会活动,保持豁达心情有助于更年期综合征的过度和治疗。

(2)艾灸、刮痧疗法安全简便、无副作用,可作为更年期综合征的保健调护以及辅助治疗方法。

(三)医案

笔者医案:齐某,女,50 岁。

患者自诉近 1 年来性情变化大,情绪容易波动,急躁易怒,常因小事与人争吵,月经先后不定期,经前双乳胀痛,两胁部闷痛不舒,喜叹息,失眠多梦,时有惊醒,晨起口干口苦,腹胀,小便正常,大便黏稠,便后不爽。多方治疗,诊断为更年期综合征,口服药物治疗未见明显效果。治以疏肝解郁,针刺百会、膻中、期门、中脘、内关、神门、足三里、三阴交、太溪穴,麦粒灸太冲穴各 3 壮,后背刮痧(膀胱经第一侧线)。次日复诊,患者诉心情明显好转,口干口苦减轻,昨夜睡眠佳,仍有腹胀、胸闷等不适,嘱其继续治疗,隔 2 天治疗 1 次,针刺、艾灸取穴同前,刮痧每周 1 次。经治疗 1 个月后诉诸症消失。1 年后随访未见复发。

七、产后恶露不绝——恶露不绝虚瘀热,艾灸益气祛瘀血

(一)概述

分娩或者堕胎、小产、人工流产、药物流产 3 周以后,仍有血性分泌物从阴道排出,淋漓不断,并伴有色、质、气味异常者,称之为产后恶露不绝,常伴有腹部疼痛、腰痛不适等症状。

恶露:是指胎儿、胎盘娩出后,子宫中遗留的余血浊液,随着子宫收缩复原而逐渐排出,总量约 500ml。正常的恶露为血红色,有血腥味,但无臭味,大约 3 周之内干净。

西医学认为产后恶露不绝常由子宫复旧不全,或者胎盘胎膜残留,或者子宫内膜感染影响子宫收缩所致。中医学认为本病可以分为气虚、血热及血瘀 3 个证型,

治疗原则为虚者补之、热者清之、瘀者攻之,同时应该注意产后多虚多瘀的特点,补虚勿碍邪,攻邪勿伤正。

(二)辨证分型

1. 气虚证

产后恶露逾期不止,量多色淡,质地清稀,无明显臭味,小腹空坠不适,精神疲倦,气短懒言,面色淡白等。舌淡红,苔白,脉细弱。

2. 血热证

产后恶露逾期不止,量多,颜色深红或者鲜红或者如咖啡色,质地黏稠,伴有臭味,伴有身热面赤,口燥咽干,小便黄赤,大便秘结等。舌红,苔黄,脉数。

3. 血瘀证

产后恶露过期不止,时多时少,淋漓不尽,颜色暗或暗淡,夹有血块,腹部疼痛,不喜揉按,块下痛减。

(三)治疗

除血热证不适宜艾灸之外,其余证型均可用艾灸治疗。

1. 艾灸处方

(1)主穴:气海、子宫、血海、三阴交、太冲、女福。

(2)腧穴定位(详见第二章)

①气海:在下腹部,前正中线上,当脐中下 1.5 寸。

②子宫:在下腹部,当脐中下 4 寸,中极旁开 3 寸。

③三阴交:在小腿内侧,当足内踝尖上 3 寸,胫骨内侧缘后方。

④太冲:在足背侧,当第 1 跖骨间隙的后方凹陷处。正坐垂足或仰卧位,于足背第 1、2 跖骨之间,跖骨底结合部前方凹陷处,当踇长伸肌腱外缘处取穴。

⑤女福:外踝尖前下方肌肉凹陷处。

2. 灸法提示

温和灸:取上述腧穴,点燃艾条,将燃着的一端对准腧穴,距离皮肤 2～3cm 进行熏烤,以感觉温热舒适而无灼痛为宜,每穴灸 2～3 分钟,灸后避风寒。

3. 其他疗法

腹带法:在腹壁上放棉花 3～5 层或者包裹软毛巾,用腰带围而束之,适用于产后恶露不绝诸证。

4. 腧穴小知识

女福穴:经外奇穴,位于外踝尖前下方肌肉凹陷处,是治疗妇科疾病的经验效穴,能调理冲任气血、调经止带,治疗妇人诸疾。

5. 温馨提示

(1)产后注意保暖,保持心情舒畅,有助于预防产后恶露不绝。

(2)产后突然大量出血者可以危及生命,应及时就医。

(3)产后恶露淋漓不尽日久者,应注意滋养细胞肿瘤的可能。

(四)医案

杨长森医案:张某,女,29岁。

患者产后月余,恶露不绝,颜色浅淡,无臭,腹痛绵绵,面色苍白,舌淡,苔薄白,脉细弱。证属冲任不固,气虚不能摄血。取气海穴灸5壮,合谷、三阴交针刺,治疗8次,诸症逐渐平复。

八、产后腹痛(附:产后身痛)——熨通经络,灸调气血,治产后痛

(一)概述

产妇分娩后,产生与产褥有关的小腹疼痛,持续时间超过7天,疼痛较重的,称为产后腹痛。

产后下腹疼痛主要是由于子宫收缩所致,哺乳时疼痛加重,一般可以忍受,持续3~5天即可消失,是一种正常的生理现象,无须治疗。疼痛较重的产后子宫收缩痛,多见于生产次数多和分娩过程较短的产妇。这可能是因为多次妊娠使子宫肌肉所含有的弹性纤维减少,弹性差的结缔组织增多,以致子宫肌肉的收缩力不正常;分娩过程短于3小时的急产,因为分娩时子宫收缩过程较短,痛阈值较低,容易引起产后子宫收缩痛;哺乳时,由于婴儿吸吮奶头,刺激反射性引起脑垂体释放催产素,引起频繁的子宫收缩,而出现疼痛加重;一般3~5天后子宫便能恢复,疼痛缓解。

中医学认为产后腹痛的原因主要是血虚和血瘀,血虚则气血不能濡养胞宫,不荣则痛;血瘀则经脉不通,不通则痛。

(二)治疗

1. 艾灸处方

(1)主穴:合谷、气海、关元、子宫、血海、三阴交。

(2)腧穴定位(详见第二章)

①合谷:在手背,第1、2掌骨间,当第2掌骨桡侧的中点处。以一手的拇指指间关节横纹,放在另一手拇、食指之间的指蹼缘上,当拇指尖下是穴。

②气海:在下腹部,前正中线上,当脐中下1.5寸。

③关元:在下腹部,前正中线上,当脐下3寸。仰卧位,在肚脐直下1夫(3寸)处取穴。

④子宫:在下腹部,当脐中下4寸,中极旁开3寸。

⑤血海:屈膝,在大腿内侧,髌底内侧端上2寸,当股四头肌内侧头的隆起处。正坐屈膝,左手掌按在右髌骨上,掌心对准髌骨顶端,拇指向内侧,当拇指尖所到之处是穴。

⑥三阴交:在小腿内侧,当足内踝尖上3寸,胫骨内侧缘后方。

2. 灸法提示

温和灸:取上述腧穴,点燃艾条,将燃着的一端对准腧穴,距离皮肤2~3cm进行熏烤,以感觉温热舒适而无灼痛为宜,每穴灸2~5分钟,灸后避风寒。每日1次。

3. 其他疗法

外熨法:食盐500g,小茴香30g,共炒热(文火约炒5分钟),装入薄布袋中,趁热熨敷于下腹部,能温经通络、行气镇痛。

4. 温馨提示

产后注意保暖,保持心情舒畅,饮食有节,有助于预防产后腹痛。

附:产后身痛

妇女在产褥期间,肢体关节酸楚疼痛、重着麻木者,称为产后身痛,又称产后关节痛,多因为产后气血不足,脉络空虚,风寒湿邪趁机侵袭,稽留关节、经络所致。多发生于冬季春初严寒季节,或者产后过早吹空调导致,但病在产后,总因产后失血过多,气血虚弱不能濡养经脉为本,故治疗以养血为主,兼疏通经络、祛风寒湿。艾灸功善温通经络、祛风散寒镇痛,适用于产后身痛病的治疗,取穴以神阙、气海、关元及局部腧穴(疼痛部位)为主,此外,还可以结合饮食疗法,多食人参、黄芪、当归、熟地、红枣、阿胶、枸杞等益气补血养血之品。

九、产后小便不通——膀胱拘急尿不通,急灸关元中极穴

(一)概述

妇女产后小便点滴而下,甚至闭塞不通,小腹胀满拘急而疼痛者,称为产后小便不通,常发生于产后3天内。产后小便不通属于中医学产后癃闭,中医学认为,产后多虚,产后癃闭是因为肾气虚弱、膀胱气化不足所致,治疗上以温阳化气为原则。

(二)治疗

1. 艾灸处方

(1)主穴:中极、关元、肾俞、下极俞、膀胱俞、阴陵泉、三阴交。

(2)腧穴定位(详见第二章)

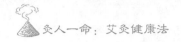

①中极：在下腹部，前正中线上，当脐下 4 寸。

②关元：在下腹部，前正中线上，当脐下 3 寸。仰卧位，在肚脐直下 1 夫（3 寸）处取穴。

③肾俞：在腰部，当第 2 腰椎棘突下，旁开 1.5 寸。俯卧位，腰围最小处一般平对第 2 腰椎棘突，于棘突下凹陷旁开 1.5 寸处取穴。

④下极俞：在腰部，当后正中线上，第 3 腰椎棘突下。

⑤膀胱俞：在骶部，当骶正中嵴旁 1.5 寸，平第 2 骶后孔。俯卧位，髂后上棘内下缘约平第 1 骶后孔，往下适对第 2 骶后孔、后正中线旁开 1.5 寸处取穴。

⑥阴陵泉：在小腿内侧，当胫骨内侧髁后下方凹陷处。正坐屈膝或仰卧位，在胫骨内侧髁后下方约胫骨粗隆下缘平齐处取穴。

⑦三阴交：在小腿内侧，当足内踝尖上 3 寸，胫骨内侧缘后方。

2. 灸法提示

（1）温和灸：有温经通络、行气通闭之功效。取上述腧穴，点燃艾条，将燃着的一端对准腧穴，距离皮肤 2～3cm 进行熏烤，以感觉温热舒适而无灼痛为宜，每个穴位灸 2～3 分钟，配合局部按揉。有温经通络、行气通闭之功效。

（2）神阙隔盐灸：功善温阳救逆、益气通闭。食盐 20g 放入肚脐内填平；取葱白两根，洗净捣烂成泥状，用手压成 0.3cm 厚的葱饼，置于食盐上；取艾绒适量，捻成枣核大小的圆锥状艾炷，放置于葱饼中央，尖端朝上，线香点燃，使火力由大到小，缓缓深燃，直到温热灸感渗透入腹内。连续施灸 3～7 个艾炷。——摘选自《中国针灸》1986 年第 4 期。

3. 腧穴小知识

中极穴：别名玉泉、膀胱募，居任脉上，是任脉与足三阴经交会穴，膀胱募穴。中，有方位之义，极，通急；本穴内应胞宫、精室，胞宫、精室为人体极内之处，乃人体至中至极，故名中极。元气流注于此处，能治疗内急不通诸病。现代研究表明，在膀胱神经支配完整的情况下，针刺中极、关元穴可引起副交感神经兴奋和交感神经抑制，从而导致膀胱逼尿肌收缩和内括约肌松弛。针刺中极、曲骨穴，可使紧张的膀胱张力下降，而松弛的膀胱张力增高，对神经系统疾患伴有膀胱功能障碍者有治疗作用。

4. 温馨提示

（1）本病及时治疗大多数预后良好，艾灸治疗起效快、安全无副作用，但若经调摄 3～5 小时仍旧不能解出小便者，应考虑导尿。

（2）本病若失治，膀胱过度膨胀可致破裂，或肌肉失去张力而难以恢复。

十、产后大便难——产后大便不通，天枢大横有功

（一）概述

妇女产后饮食正常而大便秘结，数日不解，或者排便时艰涩疼痛，难以排出者，

称为产后大便难,又称产后便秘。中医学认为,产后大便难的主要病因病机是因为产后气血亏虚,气虚则传导无力,血虚则阴液不足,肠燥失润,均可出现大便秘结、艰涩难出。治疗除补益气血、润肠通便外,还需温通经络。

(二)治疗

1. 艾灸处方

(1)主穴:天枢、大横、关元、足三里、太溪、涌泉。

(2)腧穴定位(详见第二章)

①天枢:在腹中部,脐中旁开 2 寸。

②大横:在腹中部,脐中旁开 4 寸。仰卧位,在肚脐旁开 4 寸,上直乳头处取穴。

③关元:在下腹部,前正中线上,当脐下 3 寸。仰卧位,在肚脐直下 1 夫(3 寸)处取穴。

④足三里:在小腿前外侧,当犊鼻下 3 寸,距胫骨前缘 1 横指(中指)。正坐屈膝位,于外膝眼(犊鼻)直下 1 夫(3 寸),距离胫骨前崎 1 横指处取穴。或用手从膝盖正中往下摸取胫骨粗隆,在胫骨粗隆外下缘直下 1 寸处是穴。

⑤太溪:在足内侧,内踝后方,当内踝尖与跟腱之间的凹陷处。

⑥涌泉:在足底部,卷足时足前部凹陷处,约当足底 2、3 趾趾缝纹头端与足跟连线的前 1/3 与后 2/3 交点上。

2. 灸法提示

温和灸:取上述腧穴,点燃艾条,将燃着的一端对准腧穴,距离皮肤 2~3cm 进行熏烤,以感觉温热舒适而无灼痛为宜,每穴灸 2~3 分钟。配合按摩效果更佳。

3. 按摩疗法

(1)推摩腹部:以肚脐为中心,用手掌按顺时针方向轻轻推摩腹部,3~5 分钟,以腹部透热为度。

(2)按揉天枢穴:用双食指指腹按揉双天枢穴,力度由轻到重慢慢渗透,约 1 分钟。

(3)竖擦腰骶部:用手掌根部从上往下擦腰骶部 10~20 次,以透热为度。

(4)按揉长强穴 1 分钟,力度由轻到重慢慢渗透。

4. 腧穴小知识

天枢穴:别名谷门、大肠募。天,天地,此指人体之上下半身而言;枢,户枢、枢纽,常指事物关键处或中心部位,北斗第一星名为天枢,主持天际各星运转的规律,天枢穴由此借喻为人体之枢机,主管人体阴阳之枢;此外天枢穴位于大肠屈曲回折之端,能助膈肌之下器官运行,促使胸膈之气上下沟通,故能治疗肠道疾病,包括便秘、腹泻、腹痛等。

5. 温馨提示

（1）产后不宜过于用力排便，以防过度增加腹压引起子宫、阴道下垂，必要时使用开塞露助润肠通便。

（2）产后适宜运动，保持心情愉快，注意饮食调摄，多进食水果、蔬菜等富含纤维素食物有助于通便。

十一、产后乳少、乳汁不畅——产后乳汁少，少泽膻中妙

（一）概述

乳少又称"乳汁不足"，以产后哺乳期初始乳汁甚少或乳汁全无为主症，主要表现为乳汁分泌量少或全无，乳房发育正常，无器质性病变。本病多由孕期营养不足，产时精力和体力大量消耗引发，由于情志不畅，过分紧张焦虑导致。

乳汁不畅俗称"聚奶"，是发生在哺乳期间出现的以乳房胀痛、乳出不畅、点滴而出为主症的疾病，表现为乳房胀满，甚至肿胀疼痛，可触及硬块等，可由于哺乳不当，未能形成排乳规律；或者外力所伤、断奶过早；或过食肥甘辛辣食物而引起。

中医学认为乳汁为血之变生，乳汁少、乳汁不畅可分虚实两证，虚证者为气血不足、无力化生乳汁，实证者情绪抑郁、肝气不疏、阻塞乳络而导致乳汁不行，治疗上均以调理气血、通脉下乳为原则。

（二）辨证分型

1. 实证

产后乳汁甚少甚至全无，或乳房胀满，乳汁点滴不出，或伤于情志后，乳汁骤然减少，常见乳房胀硬而疼痛，或有明显肿块，胸胁胀痛，乳汁黏稠，伴有精神抑郁或焦虑，食欲减退，发热等症状。

2. 虚证

产后乳汁不充或者全无，不够喂养婴儿，乳房柔软，无明显胀硬感或者肿块，乳汁清稀，伴有面色淡白，头目眩晕，食欲不振，疲倦乏力等症状。

（三）治疗

1. 艾灸处方

（1）主穴：少泽穴、鱼际穴、膻中穴、肩井穴、足三里。

（2）配穴：实证者加合谷、太冲、内庭穴解肝郁、泻胃火；虚证者加中脘、气海、关元穴补中益气。

（3）腧穴定位（详见第二章）

①少泽：在手小指末节尺侧，距指甲根角 0.1 寸（指寸）。

②鱼际:在手拇指本节(第1掌指关节)后凹陷处,约当第1掌骨中点桡侧,赤白肉际处。

③膻中:在胸部,前正中线上,平第4肋间,两乳头连线的中点。

④肩井:在肩上,前直乳中,当大椎穴与肩峰端连线的中点上。

⑤足三里:在小腿前外侧,当犊鼻下3寸,距胫骨前缘1横指(中指)。正坐屈膝位,于外膝眼(犊鼻)直下1夫(3寸),距离胫骨前嵴1横指处取穴。或用手从膝盖正中往下摸取胫骨粗隆,在胫骨粗隆外下缘直下1寸处是穴。

2. 灸法提示

(1)麦粒灸:取少泽、鱼际、合谷等腧穴,先于腧穴局部涂抹万花油,把一个如麦粒大小的艾炷置腧穴上,线香点燃艾炷尖顶端施灸,至患者感觉灼热难忍时,用镊子将艾炷挟去,此为一壮,接着更换新炷继续施灸,每穴各灸7壮。灸治完毕后涂抹万花油保护皮肤。

(2)陶瓮灸:取鱼际穴,将直径6~10cm、长8~10cm陶瓮或陶瓷杯,瓮身(杯身)靠近底部琢1~2个透气小孔,直径0.2~0.3cm,取一小截艾条或艾绒点燃置于陶瓮中,双手架于瓮沿,鱼际穴对准艾条,使艾烟绕鱼际穴熏灸,灸热缓缓渗入。因为透气孔较小,艾条燃烧缓慢,热力温和,如果感觉灼热不适,可适当拉长距离,以感觉温暖舒适为度,每天1次,每次5~10分钟。

(3)温和灸:取上述腧穴,点燃艾条,将燃着的一端对准腧穴,距离皮肤2~3cm进行熏烤,以感觉温热舒适而无灼痛为宜,每穴灸2~5分钟,灸后避风寒。可以配合乳房局部悬灸,能温经通络下乳,操作时要小心谨慎,防止烫伤。

3. 其他疗法

(1)刮痧疗法:疏通乳络。肩部皮肤涂抹适量万花油,手拿干净刮痧板,刮板与皮肤成45°~60°角,从脊柱往天宗穴方向刮拭,力度由轻至重,刮拭10~20分钟,以局部皮肤微微发热,红点显现为度;每周1次。

(2)食疗方:猪蹄1只,通草60g,炖汤吃,能益乳通乳。

4. 腧穴小知识

少泽穴:位于手小指末节尺侧。距指甲角0.1寸处,手太阳小肠经之井穴;少,指小指,泽,指光泽、润滑,水之所钟、广阔低洼有水之处曰泽,凡物之有光泽者亦曰泽,少泽穴,顾名思义,名为水液润泽之处。中医学认为,乳汁由气血津液化生而来,少泽为手太阳小肠经之井穴,能激发小肠经气,吸收水谷精微化生气血,化生乳汁,故《针灸大成》载:"无乳,膻中、少泽此二穴神效。"少泽穴的催乳通乳作用已得到了广大医家的认可。现代实验研究表明,电针少泽穴可使垂体后叶素分泌增加,针刺少泽配膻中穴,可使缺乳妇女血中催乳素含量增加。

5. 温馨提示

(1)产后调理对于泌乳非常重要,需注意营养,多摄取高蛋白、易消化食物,放

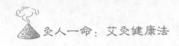

松精神。

(2)产后尽量做到早吸吮、早开奶。

(四)医案

张涛医案：张某，女，26 岁。

患者产后半月尚未见乳汁，平素身体较虚弱，嘱家人为之熬鲫鱼汤，配以红枣、黄芪，服用三天后始觉两乳胀痛，但乳汁仍未下。遂取合谷、少泽、三阴交三穴，针到乳出，随之即可哺乳，后又为之灸脾俞、足三里 1 周，哺乳期间乳汁充足。

十二、乳腺炎——鱼际泻肺热，肩井清肝胆，共治乳腺炎

(一)概述

乳腺炎是指发生于乳腺组织的炎症性疾病，包括单纯性乳腺炎和急性化脓性乳腺炎，好发于产后 3～4 周内的初产妇女。临床表现为乳房及皮肤明显的红、肿、热、痛，乳房出现硬结或肿块，触痛明显，腋窝淋巴结肿大疼痛，伴有发热、寒战、口臭、便秘等全身不适症状。

西医学认为产后抵抗力下降、乳汁瘀积，局部皮肤破损，细菌入侵乳房是导致乳腺炎的最常见因素，治疗上以消炎回乳为治疗原则。乳腺炎属于中医乳痈范畴，认为乳汁郁积、肝胆胃郁热是本病发生的主要病机，治疗上以回乳消滞、清热消肿镇痛为主要治疗大法。

(二)治疗

1. 艾灸处方

(1)主穴：鱼际穴、合谷穴、肩井穴、期门穴、太冲穴、内庭穴、足临泣。

(2)腧穴定位(详见第二章)

①鱼际：在手拇指本节(第 1 掌指关节)后凹陷处，约当第 1 掌骨中点桡侧，赤白肉际处。

②合谷：在手背，第 1、2 掌骨间，当第 2 掌骨桡侧的中点处。以一手的拇指指间关节横纹，放在另一手拇、食指之间的指蹼缘上，当拇指尖下是穴。

③肩井：在肩上，前直乳中，当大椎穴与肩峰端连线的中点上。

④期门：在胸部，当乳头直下，第 6 肋间隙，前正中线旁开 4 寸。

⑤太冲：在足背侧，当第 1 跖骨间隙的后方凹陷处。正坐垂足或仰卧位，于足背第 1、2 跖骨之间，跖骨底结合部前方凹陷处，当踇长伸肌腱外缘处取穴。

⑥内庭：在足背，当 2、3 趾间，趾蹼缘后方赤白肉际处。

⑦足临泣：在足背外侧，当足 4 趾本节(第 4 跖趾结节)的后方，小趾伸肌腱的

外侧凹陷处。正坐垂足或仰卧位,在第4、5跖骨结合部的前方凹陷中取穴,穴当小趾伸肌腱的外侧。

2. 灸法提示

(1)陶瓮灸:取鱼际穴,将直径6～10cm、长8～10cm陶瓮或陶瓷杯,瓮身(杯身)靠近底部琢1～2个透气小孔,直径0.2～0.3cm,取一小截艾条或艾绒点燃置于陶瓮中,双手架于瓮沿,鱼际穴对准艾条,使艾烟绕鱼际穴熏灸,灸热缓缓渗入。因为透气孔较小,艾条燃烧缓慢,热力温和,如果感觉灼热不适,可适当拉长距离,以感觉温暖舒适为度,每天1次,每次5～10分钟。

(2)麦粒灸:取足临泣、合谷等腧穴,先于腧穴局部涂抹万花油,把一个如麦粒大小的艾炷置腧穴上,线香点燃艾炷尖顶端施灸,至患者感觉灼热难忍时,用镊子将艾炷挟去,此为一壮,接着更换新炷继续施灸,每穴各灸7壮。灸治完毕后涂抹万花油保护皮肤。

(3)温和灸:取上述腧穴,点燃艾条,将燃着的一端对准腧穴,距离皮肤2～3cm进行熏烤,以感觉温热舒适而无灼痛为宜,每穴灸2～5分钟,灸后避风寒。可以配合乳房局部悬灸,能温经通络下乳,操作时要小心谨慎,防止烫伤。

3. 其他疗法

(1)湿敷疗法:取50%芒硝溶液50～100ml,无菌纱布浸润湿敷乳房疼痛、肿块处,10～20分钟后更换纱布继续湿敷,每天3～5次,能清热消肿镇痛。

(2)内服外洗方:生麦芽60g,漏芦、赤芍、蒲公英各30g,路路通15g。煎水(30分钟)内服及外洗乳房,每天1～2次。能回乳通络、清热消肿。

4. 腧穴小知识

鱼际穴、肩井穴:鱼际穴位于手拇指本节后凹陷处,约当第1掌骨中点桡侧,赤白肉际处,为手太阴肺经荥穴,能清肺泻火;肩井穴位于肩部,乳头直上,当大椎穴与肩峰连线中点处,是足少阳胆经、手少阳三焦经、足阳明胃经和阳维脉的交会穴,有清泻肝胆实火、通经活络的作用,是治疗乳腺疾病的经验效穴。鱼际穴、肩井穴合用,能清泻肝胆肺火,疏经通络,治疗乳腺炎。

5. 温馨提示

(1)必要时加用抗生素治疗,青霉素类抗生素为首选。

(2)身体其他部位有化脓性感染时应及时治疗。若乳头有擦伤、皲裂时注意清洁保护。

(三)医案

王雪苔医案:范某,女,30岁,左乳房肿痛7天。

患者1周前左乳房发生肿胀疼痛,疼痛牵引左上肢,因青霉素过敏,故改用针灸治疗。查:左乳房乳头外侧红肿,触之发硬,肿块如鸡卵大,无波动感,舌红,苔

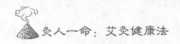
黄,脉数,诊为"乳痈",证属肝胃郁热,治以疏肝清胃,通络散结。取大椎、肩井、极泉等腧穴针刺后留针,加灸阿是穴,每天1次,7天而愈。

十三、乳腺增生病(附:乳腺纤维瘤)肩井膻中乳根穴,三针治疗乳增病

(一)概述

乳腺增生病是乳腺组织的既非炎症也非肿瘤的良性增生性疾病,好发于25—45岁的中青年妇女。临床表现为单侧或双侧乳房疼痛并出现肿块,乳痛和肿块与月经周期及情志变化密切相关,常于月经前数天出现或加重,行经后减轻或消失;或随情绪变化而波动。

乳腺增生病因复杂,尚未完全明确。西医学认为乳腺增生病的发生可能是卵巢内分泌激素水平失衡所致,与情志、遗传、饮食因素相关。乳腺增生病属于中医学乳癖范畴,中医学认为其发病主要和肝脾肾相关,情志不畅伤及肝气,肝气郁滞不通;思虑过多或者饮食不节损伤脾胃,脾虚湿盛,痰瘀凝结乳络;或年老冲任失调,气血不足,均可导致乳癖,治疗上以疏肝解郁、健脾益肾、通络镇痛为原则。

(二)临床表现

1. 肝郁气滞型

多见于青壮年妇女,除乳房疼痛和肿块外,常伴有情绪郁闷,烦躁易怒,乳房胀痛与肿块随情志波动而变化,胸胁疼痛不适,失眠不安、口干口苦,大便秘结等。舌苔薄白或薄黄,脉弦细或弦滑。

2. 脾虚痰瘀型

以一侧或双侧乳房出现边界不清的坚实肿块,可无自觉疼痛,局部触痛甚轻,肿块大小与月经周期变化无关。伴有纳少神疲,肢体倦怠乏力,口腔溃疡,口淡不渴,不欲饮水,大便稀烂等症状,舌淡胖或淡暗,有瘀点或瘀斑,苔白滑,脉濡滑或细涩或弦。

3. 冲任不调型

多见于中老年妇女,乳房疼痛较轻,或者无明显肿块,常伴有面色淡白,腰酸腿软,耳鸣耳聋,失眠健忘,月经失调,经期延长或超前,甚或闭经,月经量少色淡,或色紫伴有血块,或有不同程度的痛经,亦有不孕者。舌淡,苔白,脉濡或者沉细。

(三)治疗

1. 艾灸处方

(1)主穴:乳三针、期门穴、天宗穴、内关穴、足三里、三阴交。

(2)配穴:肝气郁滞证加太冲、阳陵泉疏肝解郁;脾虚痰瘀证加中脘穴、神阙、血

海、丰隆穴祛痰化瘀；冲任不调证加气海穴、关元穴、肾俞、命门补益肾气。

（3）腧穴定位（详见第二章）

①乳三针：包括肩井穴（双）、膻中穴、乳根穴（双）。肩井：在肩上，前直乳中，当大椎穴与肩峰端连线的中点上。膻中：仰卧位，在胸部，前正中线上，平第4肋间，两乳头连线的中点。乳根：在胸部，当乳头直下，乳房根部，第5肋间隙，距前正中线4寸。

②期门：位于胸部，乳头直下，当第6肋间隙，前正中线旁开4寸。

③天宗：在肩胛部，当冈下窝中央凹陷处，与第4胸椎相平。正坐或俯伏位，在冈下缘与肩胛骨下角的等分线上，当上、中1/3交点处。

④内关：在前臂掌侧，当曲泽与大陵的连线上，腕横纹上2寸，掌长肌腱与桡侧腕屈肌腱之间。伸臂仰掌，在腕横纹上2寸，掌长肌腱与桡侧腕屈肌腱之间取穴。

⑤足三里：在小腿前外侧，当犊鼻下3寸，距胫骨前缘1横指（中指）。正坐屈膝位，于外膝眼（犊鼻）直下1夫（3寸），距离胫骨前嵴1横指处取穴。或用手从膝盖正中往下摸取胫骨粗隆，在胫骨粗隆外下缘直下1寸处是穴。

⑥三阴交：在小腿内侧，当足内踝尖上3寸，胫骨内侧缘后方。

2. 灸法提示

（1）温和灸：取上述腧穴，点燃艾条，将燃着的一端对准腧穴，距离皮肤2～3cm进行熏烤，以感觉温热舒适而无灼痛为宜，每穴灸2～5分钟，灸后避风寒。乳根穴位于乳房局部，组织娇嫩，施灸时要小心谨慎，防止烫伤。

（2）麦粒灸：取合谷、太冲、内庭等腧穴，先于腧穴局部涂抹万花油，把一个如麦粒大小的艾炷置腧穴上，线香点燃艾炷尖顶端施灸，至患者感觉灼热难忍时，用镊子将艾炷挟去，此为一壮，接着更换新炷继续施灸，每穴各灸7壮。灸治完毕后涂抹万花油保护皮肤。

3. 其他疗法

（1）梳通乳络法：取干净梳子，以齿沿厚钝者为佳，从乳房四周向乳头中央方向轻轻梳理乳房，以舒适无疼痛为度。可以疏通乳络、理气镇痛。

（2）刮痧疗法：疏通乳络。肩背部皮肤涂抹适量万花油，手拿干净刮痧板，刮板与皮肤成45°～60°角，从脊柱往天宗穴方向刮拭，力度由轻及重，刮拭10～20分钟，以局部皮肤微微发热。

4. 腧穴小知识

（1）乳三针：包括肩井穴（双）、膻中穴、乳根穴（双），是岭南针灸名医靳瑞教授临床40余年经验积累的治疗乳腺疾病的效穴，以其取穴简单、疗效显著得到广大医家的认可和推崇。

（2）期门穴：期，时也，会也；门，开通的意思，出入的地方；期门，汉代之负责守卫的武官名，用以比作肝为将军之官的比喻，也指为气血运动周期的出入门户；期

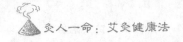

门穴还是肝经募穴,中医学认为肝有藏血的功能,妇女月潮按期而至,期门与之相通,故期门穴能调理肝气、疏肝解郁。

5. 温馨提示

(1)保持心情愉快、情绪稳定,及时治疗月经失调等妇科疾患和其他内分泌疾病有助于乳腺增生病的预防和治疗。

(2)对于乳腺增生高危人群(乳癌家族史、月经不调合并乳腺增生、多囊卵巢综合征等)要重视定期检查,谨防恶变。

(四)医案

笔者医案:何某,女,37岁,2010年6月15日就诊。

患者双乳隐痛、自扪肿块1年余,经前加重,经后减轻,乳腺B超示:双乳腺增生伴多发乳腺小囊肿,大者约3mm×5mm,双腋下未见肿大淋巴结。舌暗红,苔白厚腻,脉细滑。诊断为乳腺增生,证属脾虚痰瘀,取肩井穴、膻中穴、期门穴、足三里、三阴交、太冲穴,电针20分钟,温和灸神阙穴、中脘穴20分钟,隔天1次,治疗5次后疼痛缓解,肿块变软变小,继续治疗12次后治愈,随访未见复发,嘱其每半年到1年例行乳腺B超检查,预防恶变。

附:乳腺纤维瘤

乳腺纤维瘤是发生于乳腺组织内的纤维组织和腺上皮的混合性瘤,是乳房良性肿瘤中最常见的一种,可发生于青春期后任何年龄的女性,但以20—25岁的青年女性最为多见。临床上以无痛性乳房肿块为主要症状,约75%为单发,少数为多发,肿块质地坚韧,表面光滑,边界清楚,活动度可,一般不伴有乳房疼痛及乳头溢液。乳腺纤维瘤通常生长缓慢,但在妊娠、哺乳期可迅速增大,同时应排除恶变的可能。

第六节　儿科疾病

一、小儿咳嗽——温灸风门肺俞穴,祛风宣肺止咳嗽

(一)概述

咳嗽是小儿常见的呼吸道疾病的主要症状之一,有声无痰谓之咳,有痰无声谓之嗽,有声有物谓之咳嗽。本病四季均可发生,冬春两季多见,任何年龄小儿皆可发病,其中以婴幼儿为多见。本病相当于西医学的气管炎、支气管炎。

临床上小儿咳嗽可分为外感咳嗽和内伤咳嗽,外感咳嗽较为多见,内伤咳嗽多

由外感咳嗽迁延不愈而成。中医学认为，小儿咳嗽的原因，主要为感受外邪所致，其中又以感受风邪为主。咳嗽的病位在肺，与脾相关。小儿脏腑娇嫩、形气未充，肺、脾、肾皆不足，各种生理功能尚未健全。小儿肺气不足、卫外不固，外邪乘虚侵袭，故容易反复感冒，肺气不宣、清肃失职而发生咳嗽；脾胃虚弱，饮食水谷不能化生精微物质而酿生为痰浊，上贮于肺，或咳嗽日久不愈，耗伤正气，可转为内伤咳嗽。

(二)临床表现

1. 外感咳嗽

常由感受风寒或风热邪气引发，症见咽痒不适，咳嗽顿作，鼻息声重，流涕清稀，咯痰色白清稀，恶寒怕冷（风寒证）；或者咳嗽不止，痰黄而稠，鼻塞，流浊涕，发热明显，咽部红肿疼痛。

2. 内伤咳嗽

症见咳嗽日久不愈，咳声无力，或痰多清稀，咳甚呕吐清涎，面色淡白，自汗不止，容易反复感冒，食少体瘦；或无痰干咳，声音嘶哑，常见患儿形体消瘦，不欲饮食，烦躁少寐，寐则盗汗，手足心热，大便干结等。

(三)治疗

1. 处方

（1）主穴：风门、肺俞、中府、孔最、列缺、丰隆。

（2）配穴：外感咳嗽加大椎穴、风池穴、曲池穴疏风解表，内伤咳嗽加脾俞、肾俞、足三里补肺气、健脾胃。

（3）腧穴定位（详见第二章）

①风门：在背部，当第2胸椎棘突下，旁开1.5寸。

②肺俞：在背部，当第3胸椎棘突下，旁开1.5寸。俯卧位，肩胛冈内侧缘平对第3胸椎棘突，于棘突下旁开1.5寸处取穴。

③中府：在胸外侧部，云门下1寸，平第1肋间隙处，距前正中线6寸。仰卧位，在胸壁的外上部肩胛骨喙突下凹陷中取穴。

④孔最：在前臂掌面桡侧，当尺泽与太渊连线上，腕横纹上7寸处。伸臂仰掌，于尺泽与太渊的连线上，距太渊穴7寸处取穴。

⑤列缺：在前臂桡侧缘，桡骨茎突上方，腕横纹上1.5寸，当肱桡肌与拇长展肌腱之间。两手虎口自然交叉，一手食指按在另一手的桡骨茎突上，当食指尖到达之凹陷处取穴。

⑥丰隆：在小腿前外侧，当外踝尖上8寸，条口外，距胫骨前缘2横指（中指）。

2. 灸法提示

（1）温和灸：取上述腧穴，点燃艾条，将燃着的一端对准腧穴，距离皮肤2～3cm

进行熏烤,以感觉温热舒适而无灼痛为宜,每穴灸 2～5 分钟,灸后避风寒。

(2)隔姜灸:适用于外感咳嗽风寒证,取上述腧穴,选择合适体位,使腧穴充分暴露,取直径约 2cm、厚约 0.3cm 生姜片,用牙签在中间扎 6～8 个小孔,放置于腧穴上,直接点燃艾条,将燃着的一端对准姜片中央,距离皮肤 1～2cm 施灸,以感觉温热舒适而无灼痛为宜。此法在原始隔姜灸法上演变而来,操作更简便,适用于小儿。

3. 其他疗法

(1)小儿推拿:①运内八卦(内八卦穴定位见腧穴小知识):以小儿手掌掌心为中点,做顺时针的推揉,持续 2～3 分钟。②分推肩胛骨:用两手拇指指面由肩胛骨内侧面向外侧面分推 100 次。③点揉膀胱经腧穴:用手拇指从上往下点揉膀胱经背部腧穴,重点点揉风门穴、肺俞穴、心俞穴、脾俞穴、胃俞穴、肾俞穴,以小儿感觉舒适为度。

(2)拔罐疗法:取风门、肺俞穴,一手用镊子或者止血钳夹紧 95% 酒精棉球,点燃,一手握罐体,将棉球快速伸入罐内闪火即退出,速即将火罐轻轻吸扣于腧穴上,留罐 3～5 分钟后取下,能宣肺气、驱邪实。

(3)贴敷疗法:大蒜捣碎,贴敷于双涌泉穴 1～2 小时后取下,每天 1 次,9 天为 1 个疗程,用治小儿久咳不愈。

4. 腧穴小知识

(1)风门穴:位于背部,当第 2 胸椎棘突下,后正中线旁开 1.5 寸,是足太阳膀胱经和督脉的交会穴。风,指风邪;门,指通道,出入之处;风门即指风邪出入的通道。足太阳膀胱经主一身之表,督脉为阳脉之海,风门穴为两经交会穴,且位于肺俞穴之上,是肺气出入的所流经之处,也为风邪出入的通道,用治风邪外感、咳嗽气逆诸病,具有重要意义。

(2)内八卦:小儿特定腧穴之一,位于手掌面,以掌心(劳宫穴)为圆心,以圆心至中指根横纹内 2/3 和外 1/3 交界点为半径,画一圆,内八卦穴即在此圆上。

5. 温馨提示

(1)保持室内空气清新、流通,室温舒适温和(18～22℃),湿度适中(60%),有助于防治小儿咳嗽。

(2)小儿咳嗽痰多者,经常变换体位及拍打后背,有助于痰液的排出。

(3)小儿脏腑娇嫩,阴阳稚弱,卫外不固,易受邪气而出现咳嗽,若治疗不及时,易成缠绵难愈,影响小儿发育。艾灸、推拿、贴敷等疗法安全无副作用,可用于小儿咳嗽的预防和辅助治疗。

二、小儿夜啼——健脾胃、清心火、定心神,灸治小儿夜啼

(一)概述

夜啼是指小儿经常在夜间啼哭不眠,甚至通宵达旦,民间俗称"哭夜郎",多见

于半岁以内的婴儿,白天如常,入夜则啼哭,或每夜定时啼哭。

啼哭是新生儿和婴儿的一种生理活动,在表达要求或者痛苦,如饥饿、惊恐、尿布潮湿、衣被过冷过热时都可以啼哭,此时若喂以食物、安抚亲昵、更换潮湿尿布或者调整衣被后啼哭可以很快停止,不属于病态。另外,小儿因为发热、腹痛等疾病引起的啼哭,应当积极治疗疾病,不属于本病证论述的内容。

中医认为夜啼多由于小儿脾寒气虚、心经积热或暴受惊恐所致。治疗上以健脾养心,安神定志为法则。

(二)临床表现

1. 脾寒气虚
表现为小儿夜间啼哭不宁,哭声低弱,时哭时止,精神疲倦,四肢欠温,吮奶无力,胃纳欠佳,大便溏烂,小便量多,睡觉喜欢蜷曲而卧等。

2. 心经积热
症见小孩夜间啼,声音响亮,见灯火则啼哭更甚,哭时面红目赤,烦躁不宁,时有口舌生疮,大便秘结,小便黄赤短少等症状。

3. 受惊夜啼
症见小儿夜间突然啼哭,似见异物,神情不安,时作惊惕,哭声时高时低等。

(三)治疗

1. 艾灸处方
(1)主穴:隐白穴、厉兑穴、大敦穴、神阙穴、中脘穴。

(2)配穴:脾胃气虚者加中脘穴、足三里健脾益气,心经积热者加大陵穴、内庭穴清心泻火,惊恐夜啼者加四神聪、膻中穴、巨阙穴安神定志。

(3)腧穴定位(详见第二章)

①隐白:在足大趾末节内侧,距趾甲角 0.1 寸。

②厉兑:在足第二趾末节外侧,距趾甲角 0.1 寸。

③大敦:在足大趾末节外侧,距趾甲角 0.1 寸。

④神阙:在腹中部,肚脐中央。

⑤中脘:在上腹部,前正中线上,当脐中上 4 寸。仰卧位,在肚脐与胸骨剑突连线中点处取穴。

2. 灸法提示
(1)温和灸:取上述腧穴,点燃艾条,将燃着的一端对准腧穴,距离皮肤 2～3cm 进行熏烤,以感觉温热舒适而无灼痛为宜,每穴灸 2～5 分钟,灸后避风寒。适用于小儿夜啼所有证型。

(2)隔姜灸:取上述腧穴,选择合适体位,使腧穴充分暴露,取直径约 2cm、厚约

0.3cm生姜片,用牙签在中间扎6～8个小孔,放置于腧穴上,直接点燃艾条,将燃着的一端对准姜片中央,距离皮肤1～2cm施灸,以感觉温热舒适而无灼痛为宜。适用于脾寒气虚证。

3. 其他疗法

(1)捏脊疗法:小儿俯卧位,充分暴露后背,施术者位于小儿身后,双手搓至温暖,分别放置小儿脊柱两侧,拇指在前,食指在后,轻轻捏起小儿背部皮肤,一边提捏一边向前推动,从腰骶部一直捏到颈部,重复3～5遍。能调理脏腑、安神定志、舒缓小儿情绪。

(2)中药外洗疗法:①乌药、炮姜、艾叶、石菖蒲、蝉蜕各30g,煮水30分钟,放至适宜温度后洗浴每天1次,病愈即止。能温脾散寒,行气定惊。适用于脾寒证。②生地、淡竹叶、夜交藤各30g,黄连、通草、莲子心各10g,煮水30分钟洗浴全身,每天1次,病愈即止。可清心泻火、除烦安神,适用于心经积热证。

4. 小知识

捏脊疗法是推拿按摩疗法的一种,施术部位主要为背部,捏脊疗法多用于小儿。具体操作方法为:受术者俯卧位,充分暴露后背,施术者位于其身后,双手搓至温暖,分别放置受术者脊柱两侧,拇指在前,食指在后,轻轻捏起其背部皮肤,一边提捏一边向前推动,从腰骶部一直捏到颈部,重复3～5遍。

中医学认为,人体背部的正中为督脉,督脉的两侧均为足太阳膀胱经的循行路线,督脉和膀胱经统率人体一身之阳气,是卫护机体、抵御外邪的第一道防线;人体五脏六腑的背俞穴均位于足太阳膀胱经上,能调理脏腑;故通过捏脊疗法,可以疏通经络、调理阳气、调整脏腑。现代医学认为,捏脊疗法可以刺激人体的自主神经干和神经节,通过神经体液调节,并双向地调节内脏活动,提高机体免疫功能,防病保健。

5. 温馨提示

(1)小儿晚餐不宜喂养过饱。

(2)注意保持周围环境安静,勿惊吓小儿。

(3)小儿夜啼时适当的亲昵、安抚可稳定小儿情绪、培养安全感、增强心理承受能力,有助于本病的治疗和预防。

三、小儿厌食(附:小儿疳证)——艾灸推拿相结合,调理肠胃治厌食

(一)概述

厌食是指小儿食欲不振,食量减少,甚至拒食的一种病症,常见于1—6岁儿童,多由于平时饮食不加节制,喂养不当所致,每当夏季暑湿之时,可使症状加重。

中医学认为,小儿厌食病变脏腑在脾胃,病机主要为脾胃的运化功能失调,治疗原则为运脾开胃。

(二)治疗

1. 艾灸处方

(1)主穴:四缝穴、中脘穴、天枢穴、脾俞穴、胃俞穴、足三里、上巨虚。

(2)腧穴定位(详见第二章)

①中脘:在上腹部,前正中线上,当脐中上4寸。仰卧位,在肚脐与胸骨剑突连线中点处取穴。

②天枢:在腹中部,脐中旁开2寸。

③脾俞:在背部,当第11胸椎棘突下,旁开1.5寸。

④胃俞:在背部,当第12胸椎棘突下,旁开1.5寸。

⑤足三里:在小腿前外侧,当犊鼻下3寸,距胫骨前缘1横指(中指)。正坐屈膝位,于外膝眼(犊鼻)直下1夫(3寸),距离胫骨前嵴1横指处取穴。

⑥上巨虚:在小腿前外侧,当犊鼻下6寸,距胫骨前缘1横指(中指)。正坐屈膝位,于外膝眼(犊鼻)直下2夫(6寸),距离胫骨前嵴1横指处取穴。

⑦四缝:在手指掌侧,第2～5指近端指关节的中央,一侧四穴。

2. 灸法提示

温和灸:取上述腧穴,点燃艾条,将燃着的一端对准腧穴,距离皮肤2～3cm进行熏烤,以感觉温热舒适而无灼痛为宜,每穴灸2～5分钟,每天1次,7天为一疗程。

3. 其他疗法

(1)小儿厌食食疗

①开胃茶:炒山楂10g,炒麦芽10g,麦冬10g,加清水煎煮30分钟,代茶水饮用,连服3天。有健胃消食之功效,适用于小儿食欲不振、形体消瘦者。

②山药谷芽瘦肉汤:山药15g(或鲜山药100g),谷芽20g,瘦肉300g;将瘦肉洗净,滚水去腥,与山药、炒麦芽、谷芽同煮30分钟,调味即可食用。能健脾开胃,适用于小儿厌食。

③茯苓扁豆粥:茯苓30g,扁豆30g,粳米50g,共洗净熬粥,以粥代饭,早、中、晚餐服用,连服3天。能健脾和胃,适用于小儿食欲不振、倦怠乏力、大便稀烂者。

(2)小儿推拿疗法

①摩腹疗法:小儿仰卧位,充分暴露腹部,施术者位于小儿身侧,右手搓至温暖,放置小儿肚皮上,以肚脐为圆心,做顺时针推摩,以小儿感觉舒适为度,做50～100圈,能调理肠腑,健胃消食。

②捏脊疗法:小儿俯卧位,充分暴露后背,施术者位于小儿身后,双手搓至温

暖,分别放置小儿脊柱两侧,拇指在前,食指在后,轻轻捏起小儿背部皮肤,一边提捏一边向前推动,从腰骶部一直捏到颈部,重复3～5遍,能调理脏腑。

摩腹疗法和捏脊疗法交替使用,每天1次,能充分调养小儿脏腑,促进小儿生长发育。小儿推拿按摩宜在温暖安静的环境中进行,避风寒潮湿。

(3)点刺四缝穴:取四缝穴(位于手指掌侧,第2～5指近端指关节的中央,一侧四穴),75％酒精消毒后,用注射针头或三棱针快速点刺,刺破皮肤,挤出淡黄色液体或者少量血液。能健胃消食、消除疳积、治疗小儿厌食、小儿疳证。

4. 小知识

摩腹疗法是推拿按摩疗法的一种,主要是通过对腹部进行有规律的刺激而起到防病治病作用的一种方法。一般认为,顺时针摩腹能协调肠腑、健胃消食;逆时针摩腹能培植元气、止泻止遗。

5. 温馨提示

(1)纠正不良饮食习惯,做到"乳贵有时,食贵有节",不挑食、偏食,不强迫进食,饮食定时定量,鼓励多吃蔬菜水果,多运动。

(2)遵照"胃以喜为补"原则,先从小儿喜欢的食物入手,来诱导开胃,待其食欲增进后再按照营养的需求供给食物。

(3)厌食患儿既厌食又厌药,适宜艾灸、推拿等外治疗法。

(三)医案

(1)笔者医案:患儿李某,男,5岁,2007年5月就诊。

患者近半月来厌恶进食,胸闷倦怠,时时泛恶,小便量少色黄,大便时干时黏。予温和灸中脘穴、神阙穴后行推拿按摩治疗,按揉中脘、天枢、足三里、上巨虚等腧穴,摩腹和捏脊交替使用,每天1次,连续治疗7次后患儿胃口明显好转,继续治疗1周巩固疗效,1个月后随访未见复发。

(2)张若芬医案:刘某,女,2岁。

患儿厌食4个月,伴有形体消瘦、头发稀黄成撮、干呕、睡时汗出、烦躁易惊醒、大便干结如羊粪、小便黄等症状。诊断为小儿厌食症。取四缝穴、天枢穴、足三里穴针刺,隔天1次,10次为1疗程,并结合饮食调节。经治疗3个疗程后诸症消失,体重增加2kg,随访2年,饮食、发育均正常。

附:小儿疳证

疳证是由于喂养不当导致小儿脾胃受损,出现全身虚弱、精神不振、面黄肌瘦、头发稀疏、饮食异常、腹部胀大如鼓或凹陷如舟、青筋暴露等症状,是影响小儿生长发育的慢性疾病,相当于西医学的小儿营养不良。中医学认为,可以分为疳气、疳积和干疳三个时期。

（1）疳气：症见小儿食欲不振，大便干稀不调，精神疲倦，形体消瘦，面色暗黄或者淡黄，好发脾气，多见于疾病的早期。

（2）疳积：症见小儿食欲明显减退，或嗜食生米、泥土、煤渣、头发等异物，形体明显消瘦，面色萎黄，头发稀疏易于脱落，腹部胀大，青筋暴露，烦躁不安，喜撕扯头发、吮吸手指、磨牙等。多见于疾病的中期。

（3）干疳：患儿精神萎靡不振，极度消瘦，甚者皮包骨头，皮肤干燥甚至干枯，呈老人貌，或见肢体浮肿、出鼻血、牙龈出血等，见于疳证的后期。

小儿疳证的治疗以健脾和胃、消食导滞为原则，常用针灸推拿疗法，如点刺四缝穴、摩腹、艾灸等，具体治疗参照小儿厌食。

四、小儿腹泻（附：小儿脱肛）——小儿腹泻易脱肛，艾灸按摩其效良

（一）概述

小儿腹泻是以大便次数增多，粪质稀烂，夹有未消化食物，或者便下清水为特征的一种小儿常见疾病。一年四季均可发生，以夏秋季最为多见，常见于 2 岁以下的婴幼儿。

现代医学认为，小儿腹泻可由饮食不当或细菌、病毒感染引起，小儿免疫功能尚未健全，肠道菌群失调是导致反复腹泻的常见因素。

本病属中医泄泻范畴，"泄泻之本，无不由于脾胃"。小儿泄泻的病机，以感受外邪、伤于饮食及先天不足导致脾胃功能受损最为多见。

（二）治疗

1. 艾灸处方

（1）主穴：神阙穴、脾俞、胃俞、大肠俞、关元俞。

（2）腧穴定位（详见第二章）

①神阙：在腹中部，肚脐中央。

②脾俞：在背部，当第 11 胸椎棘突下，旁开 1.5 寸。

③胃俞：在背部，当第 12 胸椎棘突下，旁开 1.5 寸。

④大肠俞：在腰部，当第 4 腰椎棘突下，旁开 1.5 寸。俯卧位或坐位，髂嵴最高点约平第 4 腰椎棘突，于棘突下旁开 1.5 寸处取穴。

⑤关元俞：在腰部，当第 5 腰椎棘突下，旁开 1.5 寸。

2. 灸法提示

（1）隔盐灸：取神阙穴，将食盐 20g 放入肚脐内填平，点燃艾条，将燃着的一端对准肚脐中央，距离皮肤 1～2cm 施灸，以感觉温热舒适而无灼痛为宜。适用于小

儿腹泻、精神疲倦、嗜睡喜卧者。

(2)隔姜灸：取上述腧穴，选择合适体位，使腧穴充分暴露，取直径约 2cm、厚约 0.3cm 生姜片，用牙签在中间扎 6～8 个小孔，放置于腧穴上，直接点燃艾条，将燃着的一端对准姜片中央，距离皮肤 1～2cm 施灸，以感觉温热舒适而无灼痛为宜。适用于小儿感受风寒湿邪引起的腹泻。

(3)温和灸：取上述腧穴，点燃艾条，将燃着的一端对准腧穴，距离皮肤 2～3cm 进行熏烤，以感觉温热舒适而无灼痛为宜，每穴灸 2～5 分钟，灸后避风寒。适用于各种原因导致的腹泻。

3. 其他疗法

(1)推拿疗法

①摩腹疗法：小儿仰卧位，充分暴露腹部，施术者位于小儿身侧，右手搓至温暖，放置小儿肚皮上，以肚脐为圆心，做逆时针推摩，以小儿感觉舒适为度，做 50～100 圈，能培元气、止腹泻。

②推上七节骨：小儿俯卧位，充分暴露后背，施术者位于小儿身后，右手搓至温暖，食指和中指并拢，指腹放置于小儿腰骶部，从尾骨端往上推擦至第 4 腰椎，以小儿感觉舒适为度，重复 100～200 次，能温阳止泻。

摩腹疗法和推上七节骨疗法交替使用，每天 1～2 次，能充分培植小儿元气，温阳止泻。小儿推拿按摩宜在温暖安静的环境中进行，避风寒潮湿。

(2)中药外洗方：新鲜番石榴叶 500g，鬼针草 100g，煮水 30 分钟，放至适宜温度后洗浴全身，能祛湿止泻，适用于小儿腹泻。

(3)热熨疗法：食盐炒热，布袋或毛巾包好，熨贴于肚脐周围，能温阳止泻，适用于各种原因导致的腹泻。

4. 腧穴小知识

七节骨是小儿特定腧穴之一，位于腰骶部，当脊柱上，第 4 腰椎至尾骨端成一直线。用拇指桡侧面或者食指、中指二指面自下往上或者自上往下直推，分别称为推上七节骨和推下七节骨。推上七节骨能温阳止泻，多用于小儿腹泻，尤其是脾肾阳虚或感受寒湿邪气所致腹泻。推下七节骨能泻热通便，多用于小儿便秘，尤其是热性疾病导致的便秘。

5. 温馨提示

(1)婴幼儿为稚阳之体，脾胃功能虚弱，内伤饮食，感受外邪均能使脾胃运化功能失调，而发生腹泻；若腹泻迁延不愈，可导致营养不良、维生素缺乏，影响生长发育。艾灸、按摩等中医外治疗法操作简便，对本病有良好疗效，适用于腹泻的预防和辅助治疗。

(2)对于重症腹泻患儿，可出现脱水、酸中毒、电解质紊乱等现象，应及时送医院就诊。

(三)医案

(1)笔者医案:叶某,女,3岁,2009年5月27日就诊。

患儿未足月出生,体质虚弱,从小易患腹泻,每因天气变化或饮食稍有不慎即发作,经中西医治疗后能好转,但仍反复发作。两天前因为进食少量西瓜后出现腹泻,每天4~5次,便质稀烂,夹有未消化食物,伴有腹痛,自服抗生素及藿香正气水后未见明显好转,症见患儿形体瘦小、面色苍白、精神疲倦,舌淡红,苔白,脉细弱。诊断为脾肾虚寒腹泻,予隔盐灸神阙穴,温和灸中脘、关元、脾俞、肾俞、大肠俞、足三里穴约30分钟。次日复诊,诉腹泻已止,今晨解大便1次,便质尚成型,偏烂;继续予艾灸治疗巩固疗效,连续治疗20多次后患儿精神状态及胃口明显好转,腹泻发作次数减少。

(2)梁立安医案:李某,男,18个月,1990年5月10日上午就诊。

患儿平素肠胃欠佳,纳食少,大便溏烂。5天前因家长喂食西瓜后出现腹泻,反复发作,今晨出现直肠脱出。症见:患儿哭闹不止,哭声较小,精神疲倦,面色青白,形体消瘦,腹部松弛,皮肤弹性减退,直肠脱出肛门外约3cm,黏膜充血,略呈暗红色,微肿,局部见少量黄白色黏液。舌淡红,苔白,脉细弱。治疗:令其母将患儿横伏于双膝上,臀部稍高于头部,左手轻轻揉按龟尾穴(位于尾椎骨端),右手持无菌纱布缓缓推助直肠回纳于肛门内。予快速针刺长强、上巨虚、孔最穴,快进快出不留针,点燃艾条悬灸足三里、神阙穴、七节骨、长强穴各5分钟。

次日复诊,其母诉未见小儿直肠再脱出,共治疗4次,3个月后随访未见复发。

附:小儿脱肛

小儿脱肛也称小儿直肠脱垂,一般发生于断乳以后的儿童。因为小儿的骨盆腔内的支持组织发育不全,不能对直肠承担充分的支持作用,加之小儿骶骨弯曲尚未长成,直肠成垂直状态,因久病、体弱、营养不良、腹泻、用力大便等因素,直肠黏膜下层与周围组织、肛门括约肌松弛而成脱肛。中医学认为幼儿脏腑娇嫩,形气未充,如饮食劳逸失调,久病体弱,则脾胃受损,中气亏虚下陷而收摄提托无力,致肛肠不固而脱出。治疗上宜补益中气、升阳举陷,是艾灸的功效之一,故宜用艾灸治疗。同时,因为小儿肌肤娇嫩,灸疗期间应注意温度,谨防烫伤,可以配合局部腧穴按摩以促使幼儿放松配合治疗。

五、小儿遗尿——揉灸丹田与肾俞,宝宝晚上不尿床

(一)概述

小儿遗尿是指3岁以上小儿,在发育和智力正常的情况下,在夜间或白昼仍不

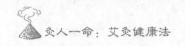

自主地排尿的一种病证,俗称"尿床"。

3岁以下的小儿,由于脑髓未充,智力未健,或正常的排尿习惯尚未养成,产生尿床者不属病理现象;3岁以上儿童偶因疲劳或临睡前饮水过多出现遗尿,也不作病态论。

现代医学认为小儿遗尿是大脑皮质功能失调所致,中医学认为尿液的正常排泄,主要决定于肾的气化和膀胱的制约功能。小儿遗尿主要由于肾气不足,下元虚寒,或脾肺气虚,不能制约水道等致膀胱不能固摄所致。治疗本病应温肾固摄、补中益气为主。

(二)治疗

1. 艾灸处方

(1)主穴:丹田穴、神阙穴、中极穴、肾俞穴、膀胱俞。

(2)腧穴定位(详见第二章)

①丹田:位于小腹部,脐下2～3寸之间。

②神阙:在腹中部,肚脐中央。

③中极:在下腹部,前正中线上,当脐下4寸。

④肾俞:在腰部,当第2腰椎棘突下,旁开1.5寸。俯卧位,腰围最小处一般平对第2腰椎棘突,于棘突下凹陷旁开1.5寸处取穴。

⑤膀胱俞:在骶部,当骶正中嵴旁1.5寸,平第2骶后孔。俯卧位,髂后上棘内下缘约平第1骶后孔,往下适对第2骶后孔、后正中线旁开1.5寸处取穴。

2. 灸法提示

温和灸:取上述腧穴,点燃艾条,将燃着的一端对准腧穴,距离皮肤2～3cm进行熏烤,以感觉温热舒适而无灼痛为宜,每穴灸2～5分钟,灸后避风寒。每天1次,10次为1个疗程。

3. 其他疗法

皮肤针叩刺:皮肤针用75％酒精浸泡30分钟消毒后,75％酒精消毒背部夹脊穴(后正中线旁开0.5寸)、足太阳膀胱经第1侧线(后正中线旁开1.5寸)。先轻轻叩刺头顶四神聪穴,再从第7颈椎往下轻轻叩刺至腰骶部,以微微发红为度,隔天1次,能益脑充髓、调理脏腑,治疗小儿遗尿。

4. 腧穴小知识

丹田穴:小儿特定腧穴之一,位于小腹部,脐下2～3寸之间,能培肾固本、温补下元,多用于治疗小儿遗尿、脱肛、疝气、脑性瘫痪等疾病。

5. 温馨提示

(1)每晚定时叫醒患儿起床排尿,养成良好习惯。有尿意时勿马上排尿,以锻炼膀胱括约肌的收缩功能。

（2）遗尿症必须及早治疗，如病延日久，会妨碍儿童的身心健康，影响发育。

（三）医案

张少珍医案：王某，男，4 岁，2008 年 2 月就诊。

患儿自幼患遗尿症，每晚尿床 2～3 次不等，睡眠饮食尚可，精神一般，大便稀烂，夹有未消化食物。诊断为小儿遗尿，证属脾肾阳虚，取穴：第一组：四神聪、气海、关元、中极、足三里、阳陵泉、三阴交、太溪；第二组：四神聪、脾俞、肾俞、膀胱俞、委阳、昆仑，针灸并用，隔天 1 次，连续治疗 9 次后患儿遗尿次数减少，继续治疗至 20 余次，痊愈，巩固治疗 1 周，一年后随访未见遗尿。

六、小儿汗证——汗出不已，艾灸可止

（一）概述

汗证是指小儿在安静状态下、正常环境中，全身或局部出汗过多，甚则大汗淋漓的一种病证，常见于 5 岁以内的儿童。

西医学认为小儿汗证属于自主神经功能紊乱，而维生素 D 缺乏性佝偻病、风湿病也常见多汗症状。

中医学认为，汗是由皮肤排出的一种津液，有润泽皮肤、调和营卫的作用。小儿形体未充，腠理疏松，加之生机旺盛，清阳发越，较成人易出汗，若天气炎热或衣被过多或剧烈运动导致小儿汗出较多，而无其他不适症状的，并不属于病态。小儿汗证包括自汗和盗汗两种类型，主要为禀赋不足、肺脾气虚所致，治疗上以补虚止汗为治法。

（二）辨证分型

1. 自汗证

不论睡眠与否，无故汗出过多，动则尤甚，常伴有反复感冒，神疲乏力，面色淡白，畏寒怕冷等。

2. 盗汗证

睡觉时汗出明显，醒来即止，常伴有形体消瘦，心烦失眠，惊悸不安，手足心热，低热等症状。

（三）治疗

1. 艾灸处方

（1）主穴：气海、关元、风门、肺俞、脾俞、肾俞、足三里、涌泉。

（2）配穴：自汗证加百会穴、神阙穴补中益气、升提止汗；盗汗证加复溜、太溪穴

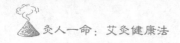

养阴止汗。

(3)腧穴定位(详见第二章)

①气海:在下腹部,前正中线上,当脐中下 1.5 寸。

②关元:在下腹部,前正中线上,当脐下 3 寸。仰卧位,在肚脐直下 1 夫(3 寸)处取穴。

③风门:在背部,当第 2 胸椎棘突下,旁开 1.5 寸。

④肺俞:在背部,当第 3 胸椎棘突下,旁开 1.5 寸。俯卧位,肩胛冈内侧缘平对第 3 胸椎棘突,于棘突下旁开 1.5 寸处取穴。

⑤脾俞:在背部,当第 11 胸椎棘突下,旁开 1.5 寸。

⑥肾俞:在腰部,当第 2 腰椎棘突下,旁开 1.5 寸。俯卧位,腰围最小处一般平对第 2 腰椎棘突,于棘突下凹陷旁开 1.5 寸处取穴。

⑦足三里:在小腿前外侧,当犊鼻下 3 寸,距胫骨前缘 1 横指(中指)。正坐屈膝位,于外膝眼(犊鼻)直下 1 夫(3 寸),距离胫骨前嵴 1 横指处取穴。

⑧涌泉:在足底部,卷足时足前部凹陷处,约当足底 2、3 趾趾缝纹头端与足跟连线的前 1/3 与后 2/3 交点上。

2. 灸法提示

温和灸:取上述腧穴,点燃艾条,将燃着的一端对准腧穴,距离皮肤 2～3cm 进行熏烤,以感觉温热舒适而无灼痛为宜,每穴灸 2～3 分钟,灸后避风寒。每天 1 次,10 次为一疗程。

3. 其他疗法

中药外洗疗法:黄芪、白术、防风各 30g,浮小麦、麻黄根、桂枝、白芍、升麻各 10g;煮水 30 分钟后洗浴,每天 1 次,治愈即止。有益气固表,调和营卫,适用于自汗证。

4. 腧穴小知识

关元穴、气海穴:关元穴又名丹田,位于下腹部,前正中线上,当脐下 3 寸。关,指关藏、关闭、机关;元,指元气。本穴位居脐下 3 寸,正当丹田,此处为人体真气、元气生发之地,为人之根源,下焦元阴元阳关藏出入之所,故名关元穴。气海穴位于关元穴正上方,前正中线上,当脐下 1.5 寸。气,为人体呼吸出入之气息,指人体得元气;海,有广大深远之意。顾名思义,气海穴位于关元穴之上,是元气出入的广大而深聚的海洋。因此,气海、关元穴能培植元气、补益虚损。中医学认为,小儿汗证主要为禀赋不足、肺脾气虚所致,故温灸气海穴、关元穴能温阳、益气、止汗。

5. 温馨提示

(1)积极锻炼身体,增强体质,有助于小儿汗证的预防和治疗。

(2)小儿病后注意调理,汗出后避免直接吹风,以防止变生其他疾病。

七、小儿智力低下、小儿脑性瘫痪——艾灸捏脊加食疗，益智健脑变聪明

(一)概述

智力低下是指小儿智能明显低于同龄儿童正常水平，即智商低于均值以下两个标准，在 70 以下。

脑性瘫痪简称脑瘫，是指小儿在出生前后因产伤、多胎、低体重、高龄妊娠、窒息、高胆红素血症等原因所致的非进行性脑损伤，常有中枢性运动障碍及姿势异常表现，见：多卧少动，颈项、肢体、关节活动不灵，感觉障碍，共济失调等，常伴有智力迟缓、视听障碍及学习困难等。

小儿智力低下、脑性瘫痪属中医五迟、五软。五迟指小儿 2～3 岁还不能站立、行走，为立迟、行迟；初生无发或少发，随年龄增长，仍稀疏难长为发迟；12 个月时尚未出牙以及此后牙齿萌出过慢为齿迟；1～2 岁还不会说话为语迟。五软指小儿周岁前后头项软弱下垂为头项软；咀嚼无力，时流清涎为口软；手臂不能握举为手软；2～3 岁还不能站立、行走为足软；皮宽肌肉松软无力为肌肉软。五迟、五软病证既可以单独出现，也可以同时存在。本病是由于先天禀赋不足(包括遗传因素影响、怀孕期间营养不足或误服禁用药物、生产时损伤等)或者后天调护失当(如过早断奶、营养不足、外伤、误食药物、饮食呛塞等)所致。若症状较轻，由后天调护失当所引起者，治疗及时，常可恢复；若病程较长，先天禀赋不足与后天调护不足者，证候复杂，往往成为顽固疾病，预后不良。

中医学认为，五迟五软多属于虚证，以补虚为治疗原则，具体以补养肝肾、益精填髓、健脾养心、益智开窍为具体治疗方法。

(二)治疗

1. 艾灸处方

(1)主穴：四神聪、脑清穴、内踝尖、涌泉穴。

(2)配穴：惊悸失眠、惊风抽搐者加太溪、阳陵泉益肾养肝；心神不宁、纳少神疲者加神阙、中脘、足三里健脾安神。

(3)腧穴定位(详见第二章)

①四神聪：在头顶部，当百会前后左右各 1 寸处，共 4 个穴位。坐位或仰卧位，先于两耳尖连线的中点取百会穴，在其前后左右各 1 寸处取穴。

②脑清穴：位于小腿前外侧，踝关节横纹中点直上 2 寸，胫骨前嵴外缘。

③内踝尖：在足内侧面，足内踝高点处。

④涌泉穴：在足底部，卷足时足前部凹陷处，约当足底 2、3 趾趾缝纹头端与足

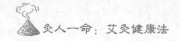

跟连线的前 1/3 与后 2/3 交点上。

2. 灸法提示

(1)温和灸:取处方中的主穴及 1～2 个配穴温和灸,每穴 5～10 分钟,每天 1 次,30 天为 1 个疗程。

(2)隔盐灸:取神阙穴,将干净细盐置于肚脐中抚平,盐上放置直径约 2cm、厚约 0.3cm 的生姜片,姜片中间扎数小孔,在姜片中央放置艾炷(大小如半截橄榄核),现象或者火柴点燃艾炷上端,任其慢慢燃烧完毕,此为一壮,接着倒去艾灰,更换新艾炷继续施灸,连灸 3 壮。或者直接点燃艾条,将燃着的一端对准姜片中央,距离皮肤 1～2cm 施灸,以感觉温热舒适而无灼痛为宜。此法在原始隔姜灸法上演变而来,操作更简便,适用于长期治疗。每天 1 次,30 天为 1 个疗程。

3. 其他疗法

(1)饮食疗法:益智仁猪心汤。益智仁 10g,核桃肉 50g,猪心 1 个。制法:猪心洗净切片,加入益智仁、核桃肉及适量清水,隔水小火炖 2 小时,加入调味即可使用;每周 1～2 次,佐餐或者随时服用,能益智健脑,补血养心。

(2)捏脊疗法:小儿俯卧位,充分暴露后背,施术者位于小儿身后,双手搓至温暖,分别放置小儿脊柱两侧,拇指在前,食指在后,轻轻捏起小儿背部皮肤,一边提捏一边向前推动,从腰骶部一直捏到颈部,重复 3～5 遍。能调理脏腑、安神定志,辅助治疗小儿智力低下、脑性瘫痪。

4. 腧穴小知识

四神聪穴:原名神聪,在百会前、后、左、右各开 1 寸处,因共有四穴,故又名四神聪。有镇静安神、清头明目、醒脑开窍之功效,可治疗头痛、眩晕、癫狂、痫症、失眠健忘、中风、脑瘫后遗症、内耳眩晕症等疾病。四神聪穴名最早见于《银海精微》,现在的定位源自《太平圣惠方》,位于脑部顶端,围绕在百会穴周围。脑为元神之会,百会穴为百神之会,共同调节全身之神识。"经穴所在,主治所及",四神聪穴的功效也是腧穴近治作用的体现。

5. 温馨提示

(1)婚前健康检查,优生优育,孕妇注意养胎护胎,不乱服用药物,有助于本病的预防。

(2)婴儿应合理喂养,注意预防各种急慢性疾病。

(3)重视脑瘫性功能锻炼,加强智力训练教育有助于本病恢复。

第七节 养生保健灸

一、健脑益智——提高记忆力,延缓痴呆症

(一)概述

痴呆,又称痴证、呆病,是指意识清楚的病人由于各种躯体疾病而引起的持续性高级神经功能的全面障碍,包括记忆力、理解力、已掌握的解决日常生活问题和控制情绪反应的能力,最终导致精神功能衰退的一组后天获得的综合征。多发生于老年人,常见于西医学的老年性痴呆、早衰性痴呆、脑血管性痴呆等。

本病起病缓慢、隐匿,早期仅仅表现为记忆力、思维敏捷性和创造性的减退,对环境适应能力下降,容易疲惫、焦虑、失眠、情绪激动、强哭强笑等;继而出现记忆障碍、认知障碍、人格改变、精神异常、情感障碍、言语障碍,并可出现各种神经功能障碍如行动迟缓、表情呆板、肢体失用、共济失调等;最后生活完全不能自理,无自主运动,缄默不语,成为植物人状态。

(二)治疗

1. 艾灸处方

(1)主穴:百会穴、四神聪、脑户、神阙、关元、悬钟、涌泉。

(2)腧穴定位(详见第二章)

①百会:在头部,当前发际正中直上 5 寸,或两耳尖连线的中点处。正坐或俯伏,于两耳尖连线的交点处取穴。

②四神聪:在头顶部,当百会穴前后左右各 1 寸处,共 4 个穴位。

③脑户:在头部,当后发际正中直上 2.5 寸,枕骨外隆凸上缘凹陷处。

④神阙:在腹中部,肚脐中央。

⑤关元:在下腹部,前正中线上,当脐下 3 寸。仰卧位,在肚脐直下 1 夫(3 寸)处取穴。

⑥悬钟:在小腿外侧,当外踝尖上 3 寸,腓骨前缘。

⑦涌泉:在足底部,卷足时足前部凹陷处,约当足底 2、3 趾趾缝纹头端与足跟连线的前 1/3 与后 2/3 交点上。

2. 灸法提示

温和灸:取上述腧穴,点燃艾条,将燃着的一端对准腧穴,距离皮肤 2~3cm 进行熏烤,以感觉温热舒适而无灼痛为宜,每穴灸 2~5 分钟,灸后避风寒。

3. 其他疗法

(1)皮肤针叩刺:皮肤针用 75%酒精浸泡 30 分钟消毒后,75%酒精消毒上述腧

穴及背部夹脊穴(后正中线旁开 0.5 寸)、足太阳膀胱经第 1 侧线(后正中线旁开 1.5 寸)。先从头顶百会穴向四周叩刺,重点叩刺四神聪、脑空穴、脑户穴,再往下叩至颈背部夹脊穴、背俞穴,至局部皮肤微微发红,隔日 1 次,能益脑生髓、调补脏腑。

(2)饮食疗法:鹿脚筋 100g,干龟裙 100g,枸杞子 10g,人参 10g。将龟裙用清水浸发 2 个小时,后用热水浸泡冲洗干净,然后用姜、绍酒放入锅内加入清水滚泡去腥味。捞起龟裙,和鹿脚筋等一同放于锅内,隔水炖煮 2 个小时,调味后即可服用。能益肾填精、补益脑髓。

4. 温馨提示

(1)痴呆症目前尚无明确定论,西医学认为痴呆的发生与神经递质、受体、神经肽有关,动物实验表明针灸可以调节神经递质和神经肽,对延缓痴呆病的紧张有一定作用。

(2)对于知觉减退或者不能言语者,艾灸时应注意安全,谨防烫伤。

二、美容养颜(附:雀斑)——改善脸部气血,淡化黄褐斑,艾灸不简单

(一)概述

黄褐斑是发生于面部的一种色素代谢障碍性皮肤病,表现为对称性色素沉着,轻者为淡黄色或浅褐色,点片状散布于面颊两侧,以眼眶外下侧多见;重者呈深褐色或浅黑色,面罩般遍满整个面部,多发于青中年女性。

中医学认为本病病机为瘀血阻滞、脉络不通所致,治疗上以活血通络化瘀为原则;艾灸具有温通经络、活血化瘀的功效,可以作为黄褐斑的长期治疗方法。

(二)治疗

1. 艾灸处方

(1)主穴:局部腧穴、气海、关元、三阴交。

(2)腧穴定位(详见第二章)

①气海:仰卧位。在下腹部,前正中线上,当脐中下 1.5 寸。

②关元:在下腹部,前正中线上,当脐下 3 寸。

③三阴交:在小腿内侧,当足内踝尖上 3 寸,胫骨内侧缘后方。

2. 灸法提示

(1)温和灸:取上述腧穴,点燃艾条,将燃着的一端对准腧穴,距离皮肤 2～3cm 进行熏烤,以感觉温热舒适而无灼痛为宜,每穴灸 2～5 分钟,每天 1 次,30 天为 1 个疗程。

（2）隔姜灸：取上述腧穴，选择合适体位，使腧穴充分暴露，取直径约 2cm、厚约 0.3cm 生姜片，用牙签在中间扎 6～8 个小孔，放置于腧穴上，在姜片中央放置艾炷（大小如黄豆），点燃艾炷上端，任其慢慢燃烧完毕，此为一壮，接着倒去艾灰，更换新艾炷继续施灸，连灸 3 壮。或者直接点燃艾条，将燃着的一端对准姜片中央，距离皮肤 1～2cm 施灸，以感觉温热舒适而无灼痛为宜，每穴灸 2～5 分钟。

注：面部肌肤娇嫩，极易烫伤，施灸时应注意安全，谨防烫伤；行隔姜灸时可以通过拖动姜片减轻热度，同时也能促进疏通气血，加强化瘀作用。

3. 其他疗法

（1）闪罐疗法：一手用镊子或者止血钳夹紧 95％ 酒精棉球，点燃，一手握罐体，将棉球快速伸入罐内闪火即退出，速即将火罐轻轻吸扣于应拔部位，随即取下，再吸扣，直至局部潮红。

（2）饮食疗法：红糖生姜茶。生姜 10g，红糖适量，清水煮开即可饮用。每天 1 次，能温经散寒、调补气血。

附：雀斑

雀斑是一种浅褐色小斑点，针尖至米粒大小，常出现于前额、鼻梁、脸颊、手背、颈肩等处。关于雀斑的病因尚未明确，有研究认为和遗传、日晒等因素有关，中医学认为其病机仍为瘀血阻滞、脉络不通，治疗上可参照黄褐斑。

三、塑形美体——温阳利水，治疗肥胖症

（一）概述

单纯性肥胖症是指无明显内分泌-代谢原因，排除妊娠等因素，实际体重超过标准体重 20％ 以上的一种症状。

目前我国常用的正常体重指数（BMI 指数）[计算公式为：体重（kg）/身高（m）^{2}]为 18.5～23.9，大于或者等于 24 为超重，大于或者等于 28 为肥胖。男性腰围大于或等于 85cm，女性腰围大于或等于 80cm 为腹部肥胖标准。

正常人的能量摄入和机体的能量消耗长期维持在平衡状态，脂肪量也维持在一定水平，使体重保持相对稳定。任何导致能量摄入增多和机体能量消耗减少的因素均能导致肥胖，如多吃、贪睡、少动。中医学认为，肥胖的病机主要为肺失宣降、胃肠湿热、脾肾阳虚、痰湿闭阻，其中痰湿闭阻最为多见，治疗上以温阳利水，化痰祛湿为原则。

（二）治疗

1. 艾灸处方

（1）主穴：中脘、下脘、天枢、大横、带脉、上巨虚、丰隆、阴陵泉。

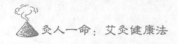

(2)腧穴定位(详见第二章)

①中脘:在上腹部,前正中线上,当脐中上 4 寸。

②下脘:在上腹部,前正中线上,当脐中上 2 寸。

③天枢:在腹中部,脐中旁开 2 寸。

④大横:在腹中部,脐中旁开 4 寸。

⑤带脉:在侧腹部,章门下 1.8 寸,当第 11 肋骨游离端垂线与脐水平线的交点上。侧卧位,在第 11 肋骨游离端做垂直线,与脐相平处取穴。

⑥上巨虚:在小腿前外侧,当犊鼻下 6 寸,距胫骨前缘 1 横指(中指)。正坐屈膝位,于外膝眼(犊鼻)直下 2 夫(6 寸),距离胫骨前嵴 1 横指处取穴。

⑦丰隆:在小腿前外侧,当外踝尖上 8 寸,条口外,距胫骨前缘 2 横指(中指)。

⑧阴陵泉:在小腿内侧,当胫骨内侧髁后下方凹陷处。正坐屈膝或仰卧位,在胫骨内侧髁后下方约胫骨粗隆下缘平齐处取穴。

2. 灸法提示

(1)温和灸:取上述腧穴,点燃艾条,将燃着的一端对准腧穴,距离皮肤 2～3cm 进行熏烤,以感觉温热舒适而无灼痛为宜,每穴灸 2～5 分钟,灸后避风寒。

(2)隔姜灸:取上述腧穴,选择合适体位,使腧穴充分暴露,取直径约 2cm、厚约 0.3cm 生姜片,用牙签在中间扎 6～8 个小孔,放置于腧穴上,在姜片中央放置艾炷(大小如黄豆),点燃艾炷上端,任其慢慢燃烧完毕,此为一壮,接着倒去艾灰,更换新艾炷继续施灸,连灸 7 壮。或者直接点燃艾条,将燃着的一端对准姜片中央,距离皮肤 1～2cm 施灸,以感觉温热舒适而无灼痛为宜。此法在原始隔姜灸法上演变而来,操作更简便,适用于长期保健治疗。

3. 其他疗法

(1)摩腹疗法:仰卧位,充分暴露腹部,以肚脐为圆心,单手或双手做顺时针推摩 100～200 圈,以感觉温热为度,能通调肠腑,健胃消食。注意配合适当节制饮食。

(2)饮食疗法:消脂茶。鲜冬瓜皮 50g,荷叶 10g,薏苡仁 30g,煮水 30 分钟,当茶水饮用,能利水消肿、健脾祛湿。

4. 温馨提示

(1)所有能减少能量摄入和增加机体能量消耗的方法都有助于治疗肥胖症,如坚持运动、适当节制食物摄入、低脂饮食、保持大便通畅等。

(2)针灸对单纯性肥胖症有较好疗效,注意配合调控饮食、坚持运动。

四、增强体质——补益正气,治疗体虚感冒

(一)概述

体虚易感是指体质虚弱,频繁感冒,以咳嗽不止、鼻塞流涕、咽喉不适、恶寒畏

风等为主要症状,甚至一波未平,一波又起,迁延不愈。

西医学认为本病是由于机体免疫功能低下,抵抗力不足所引起,治疗上以提高免疫力,增强抵抗力为主。中医学认为,"正气存内,邪不可干……邪之所凑,其气必虚",故治疗上宜扶正祛邪为治疗原则。

(二)治疗

1. 艾灸处方

(1)主穴:风池、大椎、风门、肺俞、神阙、气海、关元、曲池、足三里。

(2)腧穴定位(详见第二章)

①风池:在项部,当枕骨之下,后发际正中直上1寸,胸锁乳突肌与斜方肌上端之间的凹陷处。正坐或俯伏,在项后,当胸锁乳突肌与斜方肌上端之间的凹陷中取穴。

②大椎:在项部,当后正中线上,第7颈椎棘突下凹陷中。俯伏或正坐低头位,于第7颈椎棘突下凹陷处取穴。

③风门:在背部,当第2胸椎棘突下,旁开1.5寸。

④肺俞:在背部,当第3胸椎棘突下,旁开1.5寸。俯卧位,肩胛冈内侧缘平对第3胸椎棘突,于棘突下旁开1.5寸处取穴。

⑤神阙:在腹中部,肚脐中央。

⑥气海:在下腹部,前正中线上,当脐中下1.5寸。

⑦关元:在下腹部,前正中线上,当脐下3寸。仰卧位,在肚脐直下1夫(3寸)处取穴。

⑧曲池:在肘横纹外侧端,屈肘,当尺泽与肱骨外上髁连线中点。屈肘成直角,当肘弯横纹尽头处取穴。

⑨足三里:在小腿前外侧,当犊鼻下3寸,距胫骨前缘1横指(中指)。正坐屈膝位,于外膝眼(犊鼻)直下1夫(3寸),距离胫骨前嵴1横指处取穴。或用手从膝盖正中往下摸取胫骨粗隆,在胫骨粗隆外下缘直下1寸处是穴。

2. 灸法提示

温和灸:取上述腧穴,点燃艾条,将燃着的一端对准腧穴,距离皮肤2～3cm进行熏烤,以感觉温热舒适而无灼痛为宜,每穴灸2～5分钟,灸后避风寒。

3. 其他疗法

玉屏风散:黄芪、白术、防风1:1:1磨成粉末,混合均匀,每天冲服一小勺,能益气固表,治疗体虚易感。另有成药玉屏风颗粒。

4. 温馨提示

积极锻炼,增强体质,出汗后注意保暖,避免风寒,有助于预防本病。

五、健体提神——调脏腑，化痰湿，祛除慢性疲劳综合征

(一)概述

慢性疲劳综合征是以无明显劳累性工作或者活动而反复出现肢体疲惫不堪，肌肉酸楚疼痛，精神焦虑抑郁，头晕失眠，记忆衰退，精神不聚，食欲不振等为主要表现的临床综合征，临床检查常无明显器质性病变，又称为"亚健康状态"。在"21世纪走出亚健康"学术研讨会上，专家指出目前全国每 20 个人中，仅有 1 人处于完全健康状态；除去患病人群约占 20％以外，亚健康人群高达 75％。

中医学无此病名，但其病症与"虚劳""不寐""心悸"等疾病相类似，故治疗上可以相互借鉴，以调理脏腑功能为主。

(二)治疗

1. 艾灸处方

(1)主穴：中脘、神阙、关元、脾俞、胃俞、肾俞、足三里。

(2)配穴：嗜睡者加百会、四神聪醒脑提神；失眠者加安眠、内关穴安神助眠；痰多者加丰隆穴化痰除湿；抑郁者加太冲、内庭清肝泻火。

(3)腧穴定位(详见第二章)

①中脘：在上腹部，前正中线上，当脐中上 4 寸。仰卧位，在肚脐与胸骨剑突连线中点处取穴。

②神阙：在腹中部，肚脐中央。

③关元：在下腹部，前正中线上，当脐下 3 寸。仰卧位，在肚脐直下 1 夫(3 寸)处取穴。

④脾俞：在背部，当第 11 胸椎棘突下，旁开 1.5 寸。

⑤胃俞：在背部，当第 12 胸椎棘突下，旁开 1.5 寸。

⑥肾俞：在腰部，当第 2 腰椎棘突下，旁开 1.5 寸。俯卧位，腰围最小处一般平对第 2 腰椎棘突，于棘突下凹陷旁开 1.5 寸处取穴。

⑦足三里：在小腿前外侧，当犊鼻下 3 寸，距胫骨前缘 1 横指(中指)。正坐屈膝位，于外膝眼(犊鼻)直下 1 夫(3 寸)，距离胫骨前嵴 1 横指处取穴。

2. 灸法提示

(1)温和灸：取上述腧穴，点燃艾条，将燃着的一端对准腧穴，距离皮肤 2～3cm进行熏烤，以感觉温热舒适而无灼痛为宜，每穴灸 2～5 分钟，灸后避风寒。

(2)隔姜灸：取上述腧穴，选择合适体位，使腧穴充分暴露，取直径约 2cm、厚约0.3cm 生姜片，用牙签在中间扎 6～8 个小孔，放置于腧穴上，在姜片中央放置艾炷(大小如黄豆)，点燃艾炷上端，任其慢慢燃烧完毕，此为一壮，接着倒去艾灰，更换

新艾炷继续施灸,连灸 7 壮。

(3)麦粒灸:取太冲穴、内庭穴,先于腧穴局部涂抹万花油,把一个如麦粒大小的艾炷置腧穴上,线香点燃艾炷尖顶端施灸,至患者感觉灼热难忍时,用镊子将艾炷挟去,此为一壮,接着更换新炷继续施灸,每穴各灸 3 壮。灸治完毕后涂抹万花油保护皮肤。

3. 其他疗法

(1)安神茶:玫瑰花 3g,素馨花 3g,菊花 3g,枸杞 10g,沸水冲泡,当茶水喝,7 天为 1 个疗程。能疏肝解郁、补益肝肾,适用于症见精神焦虑、头痛头晕、胸胁胀痛,盛怒或者情绪激动后症状加重者。

(2)参芪谷芽瘦肉汤:党参 30g,黄芪 15g,葛根、谷芽各 20g,瘦肉 500g;将瘦肉洗净,滚水去腥,与党参、黄芪、葛根、谷芽同煮 1 个小时,调味即可食用。能补中益气、健脾开胃,适用于症见精神疲倦、食欲不振、少气懒言、肢体酸楚者。

(3)茯苓扁豆粥:茯苓 30g,扁豆 30g,粳米 50g,共洗净熬粥,以粥代饭,早、中、晚餐服用,连服 3 天。能健脾和胃、化痰除湿,适用于症见嗜睡神疲、脘腹痞闷、恶心欲呕、食欲不振、大便稀烂或者黏腻不爽者。

4. 温馨提示

(1)合理安排工作、生活,劳逸结合,有助于本病的防治。

(2)慢性疲劳综合征通过自我保健调节是完全可以恢复的,不必有过重心理负担。

六、调养心肾——清心火,滋肾水,摆脱熬夜综合征

(一)概述

熬夜综合征是指晚睡、彻夜不眠甚至日夜生活颠倒后出现的一系列神经症候群,表现为:身体疲劳、精神不振、视力下降、皮肤干燥,面色暗淡、焦虑不安、免疫力下降、容易反复感冒、胃肠过敏,甚至肝肾功能损害等。

中医学认为,熬夜伤阴,易致阴精亏损,虚火上炎,故保健治疗宜以养阴泻火为主。

(二)治疗

1. 艾灸处方

(1)主穴:涌泉、太溪、内庭、太冲、大陵。

(2)腧穴定位(详见第二章)

①涌泉:在足底部,卷足时足前部凹陷处,约当足底 2、3 趾趾缝纹头端与足跟连线的前 1/3 与后 2/3 交点上。

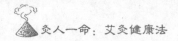

②太溪：在足内侧，内踝后方，当内踝尖与跟腱之间的凹陷处。

③内庭：在足背，当2、3趾间，趾蹼缘后方赤白肉际处。

④太冲：在足背侧，当第1跖骨间隙的后方凹陷处。正坐垂足或仰卧位，于足背第1、2跖骨之间，跖骨底结合部前方凹陷处，当姆长伸肌腱外缘处取穴。

⑤大陵：在腕掌横纹的中点处，当掌长肌腱与桡侧腕屈肌腱之间。伸臂仰掌取穴。

2. 灸法提示

（1）陶瓮灸：取宽口陶瓮或者瓦盆，取一小截艾条或艾绒点燃置于陶瓮中，双脚架于瓮沿，涌泉穴对准艾条，使艾烟绕涌泉穴熏灸，灸热缓缓渗入。如感觉灼热不适，可适当拉长距离，以感觉温暖舒适为度，每天1次，每次10～15分钟。

（2）麦粒灸：取内庭、太冲等腧穴，先于腧穴局部涂抹万花油，把一个如麦粒大小的艾炷置腧穴上，线香点燃艾炷尖顶端施灸，至患者感觉灼热难忍时，用镊子将艾炷挟去，此为一壮，接着更换新炷继续施灸，每穴各灸3壮。灸治完毕后涂抹万花油保护皮肤。

（3）温和灸：取上述腧穴，点燃艾条，将燃着的一端对准腧穴，距离皮肤2～3cm进行熏烤，以感觉温热舒适而无灼痛为宜，每穴灸2～5分钟。

3. 其他疗法

（1）足浴疗法：睡前温水浸泡双足，配合局部按摩（涌泉穴、太溪穴等），可引热下行、滋养肾阴，缓解熬夜后出现口舌干燥、生疮口臭等。

（2）养肝明目茶：菊花5g，枸杞子10g，莲子心3g，沸水冲泡，当茶水喝，7天为1个疗程。能清肝养肝、泻火明目，适用于熬夜后出现头痛眼红、视力下降者。

4. 温馨提示

（1）尽可能保证正常作息，使身体各项功能的正常运转。

（2）熬夜前可以多吃一些富含维生素或含有胶原蛋白的食物，及时补充水分。